JN123225

看護職の働き方から考える
ジェンダーと医療の社会学

―感情資本・ジェンダー資本―

佐藤　典子

専修大学出版局

序　文

超高齢社会における看護職の過労の実態をジェンダーの視点から考える

　日本が世界一の高齢化率の国になって超高齢社会と呼ばれるようになった。2020 年の統計では、65 歳以上人口が、28.7％で、3 人に 1 人が 65 歳以上だ。それは、たとえば、電車の 3 人掛けの座席に必ず高齢者が座るようなイメージである。100 歳の長寿もそれほど珍しくなくなった。

　とはいえ、健康で長寿でいられるわけではない。75 歳以上のいわゆる後期高齢者による医療費の消費は多く、2018 年では、全人口の医療費の約三分の一、2020 年には、四分の一を占めるようになっている。このことは、少子高齢化社会と言われていた時代からさらに少子化も高齢化も進み、現在進行形の超少子高齢社会日本の大きな問題と言えるのではないか。それは、特に、医療費という経済的な課題ととらえることもできるが、他方では、その医療自体を行っている医療関係者の問題ととらえることもできるであろう。たとえば、2007 年、2008 年には若年看護師の過労死が相次いだが、それは、過労による自殺ではなく、本人も意図しない突然死であった。過労死という言葉は、Karoushi [1] とそのまま国際的な用語となっているほど、日本特有の現象ととらえることができるが、それにしても、この過労死について知るまでは、過労死とは、長年働いてきた中高年の男性が過労により亡くなってしまうことだと思っていた。なぜ、命を守る仕事をしている看護師が、しかも働いて間もない看護師が過労死となってしまったのか。私はその理由が知りたいと思った。

　ところで、この日本の若年看護師の過労死について、私は、国際学会等で発表する機会が何度かあった。英語で経済系の国際学会とフランス語で社学科学系のものだ。いずれの反応も日本の看護師、しかも若手が死に至るまで過労するという状況がよくのみ込めていなかったと思う。日本人が

勤勉で日本の労働環境がそれに依存する形で長時間労働となっている状況は、日本の労働実態をある程度知る研究者なら知らなくはない。しかし、これほどまでにということは考えていなかったのであろう。ここまでの過労の状況が現在進行形で起きていることが信じがたいと口をそろえていた。事実、日本人でもこの件について周知されているとは言い難い。

　なぜこれほどまでに過労してしまうのだろうか。それは、この実態が、黙認されるというより、それとなく強要されるもしくは、それ以外のことが許されない状況が作られている長労働の中にあり、その多くが支払われないことが常態化しているからではないか。そして、何よりも問題であることは、看護師たち自身が、最初のうちは疑問に思いながらも声を挙げることを他者からの言葉によって事前に抑止されたり、それが許されない環境を見たり、聞いたりする。これらを繰り返すことによって萎縮し、その状況に慣れ、長時間労働かつ支払われない労働であることを自明視してしまうからではないか。さらに、その状態が長く続くことで、仕事そのものに魅力を感じ、働く意欲や経済的要請がありながらも、離職する看護師も少なくないといわれ、厚生労働省の推定では、70万人以上が離職したままとなっているという。

　もちろん、こうした長時間労働やサービス残業は、他の職種でも見られ、とりわけ、医師の長時間労働は問題となっているが、医療職の中でも看護業務は、「医師の診療上の補助」と「療養上の世話」であるがゆえに、前者においては、医師職と協働する中で、とりわけ、業務内容が細分化し、多岐にわたっており、また、後者においては、「何をどこまでするか」は患者の状況によって変化し、役割は増加している。さらに言えば、医師職と看護職の関係性は、なり手のジェンダーともリンクして、男女の伝統的と言われる主従の関係性と社会構造的に絡み合って、より強固な性別役割分業を自明のものとしているのではないか。というのも、2018年には、医学部の入試で、長らく男性受験者と女性受験者で入学基準を変えていたことが明るみになり、女性を一律減点していた医学部が複数あったことが広く知れ渡った。こうした「日本の医学部入試のダブルスタンダードの伝統」は、単に、入試の公平性の問題というというより、女性が医師を選択

4

することの壁がすでにできていたことを浮き彫りにした。それは、翻って言えば、医師＝男性なのであって、実力ではなく、女性というジェンダーだけで、日本の医学部は、入学を制限し、拒んできたという事実である。その一方で、看護に関しては、現在でも 90％以上は、女性が資格取得しているという極めてジェンダー化された仕事と言える。

看護職の働き方とジェンダーの関係性

　では、なぜ、看護職は、ジェンダー化されているのか、しかも、圧倒的なジェンダー化＝女性化である。この事実は、看護職の過労に何か関係があるのだろうか。女性であるがゆえに、こうした厳しい労働環境を強いられることがあるのだろうか。

　女性が就業している仕事という視点で見てみると看護職以外にも、労働環境の厳しさは、世界中、どの職種の仕事においても簡単に見つけることができた。その最も分かりやすい一例は、平均給与額であろう。もちろん、女性が役職に就いていないという事実もこの金額を下げる一因となっている。また、ジェンダーエンパワーメント指数において先進国（というより世界中で）驚くほど下位に位置する日本では、平均的に男性の労働者より、管理職が「少ない」こと、その積み重ねの誤認によって、女性は仕事が（男性より）「できないとされている」ことが多い。これらの事例は、枚挙にいとまがない。

　2021 年の東京オリンピックにおいても、ジェンダーに関する不適切発言や行為によって、たびたび世界的にひんしゅくを買っている。しかし、それに関して国を挙げて改善していこうという機運は、残念ながら感じない。世界がそうしているから先進国らしくマネしなくてはいけないという流れに反発したい気持ちになる人が現れているだけでなく、これがおかしいことなのだということに、男性はもとより、それほど、女性たち自身も比較対象がなくて気づいていないのではないか。#Me-too 運動は自分とは違う誰かがやるもの、ということなのだろう。しかし、その社会的な不平等によって、心身の健康が損なわれたり、命を失ったりしている人が大勢いることも事実だ。その究極的な要因が、その人の個人の能力や性格、考

え方ではなく、社会におけるジェンダーとそのあり方だったとしたら、人は簡単に「自己責任」だからと他人事のように切り捨て、捨象できるだろうか（2020年の秋から一年間、パリにいた私は、他の国よりも圧倒的に新型コロナウイルスによる感染が少ない日本を称賛される一方、例年以上に多い、女性と若者の自殺率について聞かれ、「新型コロナ感染症より多い死亡原因」として、増加する日本の自殺にフランス人と一緒に心を痛めていた）。

　社会学やジェンダー論、権力論は、こうして周囲の環境に疑問の声を表立って挙げることなく、現状を追認し、それが常識として定着してしまう事象をたびたび取り上げてきた。ネオリベラリズムが自明視された世界で、本人以外に要因があることを自らが招いたこととして心身に傷を負ってしまうことが増えて来ているように思う。それが、若い世代、とりわけ、女性にとって、「頑張っても変わらない」「努力しても無駄」といった諦念に至るまで絶望させているものの正体は何か、第1章では、看護職の過労について、第2章でジェンダーについて考えていきたいと思う。

感情労働と感情資本

　第1章では、看護職がなぜ、過労するまで働くかについて検証する。まず、看護職とは何か、また、超高齢社会における過労の現状について述べる。さらに、従来の看護職研究では、ジェンダー化されているという特徴があるにもかかわらず、これまでの研究においても看過されてきた視点があった。その際に重要となってくる概念が、上記のジェンダー概念と感情労働、感情資本である。看護の仕事は、細かい感情規則の下に成り立っていることは容易に想像できる。ゆえに、看護本来の仕事を行う上で、適切な感情表現ができることが必須である。そのため、看護の仕事は、アーリー・ホックシールドの言う「感情労働」の代表と考えられるのであるが、それは、単に感情を顔面に表出させるという程度のことではなく、心から、そのようにふるまうことが求められる。さらにこれらの論を発展させ、表面的なものではなく、その看護師が本来持っている、そして訓練によって持ちえた感情は、資本として看護労働をスムーズに行わせると述べたエヴァ・イ

ルーズの「感情資本論」をもとに考えたい。それは、「労働者の主体性を管理したい」という企業側の欲求によって生まれた「感情資本主義」であり、感情が資本主義と結びつけられる方法の一つは、「企業において、労働過程の効率を上げるために感情へ呼びかけ、利用すること」や「ハッピーワーカー」といった新しい倫理の中にあるのではないかと主張する。「感情資本」は、「経済生活の感情化と感情生活の経済化」と考えられるものであり、私たちに日常の場面の多くに見られるからである。

文化資本とは何か

　また、看護職の過労を分析するにあたって取り上げたジェンダー概念について、ピエール・ブルデューの「文化資本」を援用して考えていきたいと思う。その根幹にあるのは、歴史家で経済学者のカール・ポランニが『大転換』で資本主義の進化が市場とは無縁だと思われていたものを市場に取り込むことで進んでいったということである。資本主義社会で何が流通しているのかは時代とととともに変わっているのだが、交換価値があるものということで言えば、経済資本だけでなく、目に見えない象徴としての資本がどのような役割を果たしていくのかを本書では考えていきたい。

　これまで、多くの経済学者が、資本主義システムが何世代にもわたって自己増殖していく様子を説明してきたことにブルデューも影響を受け、資本とは蓄積された労働であり、この蓄積のプロセスには時間がかかるが、資本は自己増殖する能力を持っているからこそ、資本は個人の生活を可能にし、また制約する社会構造の一部であると結論付けた。経済理論を文化圏にまで拡大させたのである。そしてブルデューの理論には、その人のいる「場（champ）シャン」に応じて、その人が実際にどう行動しようとするか決定する「ハビトゥス（性向）」を獲得し、「プラティック（実践）」を為すという一連の概念がある。その運用に必要な資源が、経済資本、文化資本、社会資本といった目に見えない象徴資本と考えられているのだがそれがどのような役割を果たしていくのかを考えていきたい。

文化資本とジェンダー資本

　第2章で考えるジェンダーは、ブルデューが論じた資本のすべての形態に関連するものであり、私たちが日々の生活をどのように経験するかに影響を与えるものである。たとえば、子供は生まれた瞬間から、その性別は社会化において重要な役割を果たす。たとえば、人生の早い時期から女の子と男の子の扱いは異なり、名づけから着るものまで決まっていて、おもちゃやそれらの色まで性別に従って選択する訓練は生まれた時あるいはその前から始まっている。「ジェンダー化された」文化資本は、あらゆる社会集団や階層を横断し、他のすべての社会的不平等の存在を証明するにはうってつけである。文化資本が「その性らしさ」を重視するのであれば、ジェンダーとの関係性は、明らかであろう。なぜなら、ジェンダーは文化的な性だからである。文化資本は、社会資本とともに、現実の経済資本と組み合わせて、いかにして、いずれもが、最も高くなるように、設定するかを考えるものとされている。その文化資本の中に帰属する「ジェンダー規範」は、むしろ、それが、一つの資本として存在していると言っていいのではないか。つまり、ジェンダーの「らしさ」は、資本として十分に流通してしまっているのではないか。消費可能、やり取り可能。それでしか買えないと思われるものもあるのではないか、という仮説を考えてみたい。本書では、第2章でこの「ジェンダー資本」について述べたいと思う。

科学と医療化

　イヴァン・イリッチやミシェル・フーコーらの業績は、権力と身体といった点で、医療社会学においてしばしば論じられてきた。第3章においては、看護の現場でもある医療について論じる。それだけでなく、科学の観点から医療を取り扱いたい。このように書くと、医学は、すなわち科学で、それ以外の方法はないといった考えは、あまりにも自明であるという声も聞こえてきそうであるが、本書で行うことは、現代医学、現代医療の元となった西洋近代医学が科学の名のもとに脱宗教化したという様相を呈しているが、実は、そのような理解では、歴史的な事実を誤って解釈したことに過ぎず、実際には、むしろ、宗教的とくに一神教的な文脈で科学を理解する

ことで、現在の医療の在り方を理解することができるのではないかという試みである。議論を先取りして言えば、答えが一つである一神教であるキリスト教は、答えは常に普遍的なもの、唯一のもの "uni" を求めてきた。ところが、世俗化してからもそのような姿勢は維持された。それは、かつての医学部が神学部の傘下にあったこととは異なり、独立した一つの学問となっていくことを示す。とはいえ、宗教的な価値観は失われたのではなく、唯一神の救い、教えを求めるがごとく、科学の名によって科学者は唯一の答えを求めようと科学的な研究にいそしむようになる。

　人間の身体は、同じようなものでできているが、顔が一人ひとり異なるように、その在り方は個々で異なる。このことは、多くの人が理解しているはずである。しかし、現代医療においては、一定の数値で異常と正常が決定し、それこそが正しいあり方と考えられ、多様性はできるだけ考えないようにすることで効率化してきた。そこに疑問の余地はほとんどなかった。そのことが、前述の女性の孤立と同じように、個人の問題とみなされることで、分断され、矮小化され、排除されてきた。それどころか、その流れが個人にとって不利であるにもかかわらず、その流れに逆らうことこそが社会的に排除されると思うのか、その沼にむしろ、自らを投じていくような動きさえある。それは、なぜか考えていきたい。

医療化と科学資本

　第3章では、医療のあり方が西洋近代医療こそ、唯一の正解と見られるようになった背景を考え、医療化する社会がもたらす変化——たとえば、こころが過度に注目され、医療的な分野に回収されていくこと、人の生も性も死も医療化されている様子——とその意味について考えたい。また、科学も資本として私たちの生活に大きな影響を与えていることを、近年、開発が進むバイオテクノロジーから考えたい。人間の目に見えない遺伝子情報もメディカルなものとして所有され、利用され、巨利を得ることができることを取り上げ、バイオ・キャピタルとして取り上げているラジャンの議論からそれがもたらす社会的な意味を探りたいと思う。

象徴的支配が示す今日の社会

　以上のように、私たちは、自分たちのあずかり知らぬところで、性のらしさも感情も遺伝子情報もあらゆるものが資源として徴収され、うまく利用すれば、資本として、リターンが見込める。しかし、もう生産も消費もすることがなくなった社会で、私自身を社会の好みに合うように「整えて」、感情すら、切り売りすることによってしか生きていけないともいえる。

　このような新自由主義的な現代社会を生きていくうえで、第４章では、看護と感情労働、ジェンダー、医療化などの議論を通して、一見、ばらばらに見える一つ一つのテーマから共通することは何かを考えたいと思う。とくに、現在とその先に待ち受ける社会を監視社会、管理社会などをキーワードとして考察し、フーコー、ドゥルーズ、エスポジート、アガンベンらの論考を振り返りながら象徴的な支配によって知らないうちに（あるいは知ったうえで戦略的に）ある方向に向かわざるを得なくなっている──それは、個人にとって必ずしも幸福な選択ではないとしても──ことについて考えていきたいと思う。自らが手を差し出すことによって、自らが社会に管理されやすくなる運命を背負う現代社会について考察を行う。

　本書では、「看護とはこうあるべき」、「医療とはこうあるべき」、「ジェンダーとはこうあるはず」といった規範的な考察ではなく、むしろ、①これらは、どのように行われているのか、すなわち、それは、表層的な見た目だけではなく、「そう」なっている、あるいは、「そう」思われている実態について考察する。②次に、①は、なぜ、「そう」なのか、あるいは、「そう」思われているのか、考えてみたいと思う。つまり、どのような文脈の中でそれが、「そう」と言える（思われる）のか、「そう」である時と「そう」でない時を考えながら、その実態に迫りたいと思う。なぜなら、同じ言葉を使いながらも、時代や地域によってその使い方、あり方は異なり、そのようなことが起こりうることを私たちは頭の中では理解しているのだが、実際の場面では、それらの細かい差異や違和感、問題と思われることは捨象して生きている。これらを丁寧に拾い集めていきながら、その実態に迫りたいと考えているからである。

10

注

1)　オックスフォード英語辞典に掲載されたのは、2002 年である。https://www.lexico.com/definition/karoshi（取得日 2022 年 4 月 15 日）

2)　フランスでもアメリカでも、日本の看護師資格によって行っている業務内容は、複数の資格に分かれて行われている。一人の看護職が多くの業務やその他の仕事（本来は看護職の仕事ではないこと）を抱え込まないで済むため、こうしたことも過労を防止する抑止力になっていると考えられる。

3)　病院勤務医師の長時間労働の現状は、実態調査に基づけば、1 週間あたりの平均で 61-66 時間であり、労働基準法に定められた週 40 時間を大幅に上回っている。「提言　病院勤務医師の長時間過重労働の改善に向けて」平成 23 年（2011 年）9 月 27 日、日本学術会議。この実態を受けて、2024 年からは、医師の時間外労働規制が始まる。「医師の働き方改革について」厚生労働省医政局 医療経営支援課、令和元年 6 月 7 日。https://www.mhlw.go.jp/content/10800000/000516867.pdf（取得日 2022 年 4 月 15 日）

4)　2018 年に発覚した大学の医学部入試において女性、浪人の受験生を一律減点していたこと。また、文部科学省の局長が、長男を合格させる見返りに東京医大に便宜を図っていたことが判明した一連の事件。

目　次

第1章　看護職はなぜ過労するまで働くのか
——超高齢社会日本の看護

第1節　看護職の置かれた状況

1．問題の所在

　2007年に出版した『看護職の社会学』では、人々が看護を宗教者など
の他者にゆだねる歴史的な状況やその後、いかにして女性の役割となって
いったかについて論じた。そして看護がジェンダー化する時代は、近代西
洋医学が宗教や呪術に変わる身体を治す実践として認められていく時代で
もあった。さらに、看護の医療化の過程は、職業化の過程でもあった。また、
近代化の過程で、西洋社会は、啓蒙思想の隆盛により、「自由と所有」の
考えを手に入れ、市民社会を形成していくことになる。もちろん、フラン
ス社会を例にとっても、世俗化は、一直線に昔返りすることなく進んでいっ
たわけではなく、帝政時代や王政復古を経て、共和制の時代を迎えている。
しかし、今日につながるような科学的な見方はなくならず、あたかも宗教
にとって代わるような価値観として現在も君臨している。一方、いかにし
て現在も女性の仕事として認識され、実践されているのか、その歴史的な
分析から社会者ピエール・ブルデューの理論を使ってどのように説明でき
るか考えた。本書では、その延長上に、今も根強く存在する「女性の仕事」
という側面が、看護職の過労（死）などさまざまな困難を引き起こしてい
るのではないかと仮説を立て、分析している。これまで、科研費の調査に
よって、インタビューを中心に調査や研究会などを行ってきたのだが、そ
こに参加していただいた看護職の方々の話を総合すると勤務時間通りに帰
宅できることはほとんどなく、それは、上司に強制されてということだけ
ではなく、「周囲の人も同じようにサービス残業しているから」帰宅でき

なかったという答えが多かった。

　そこで、最も中心的になる課題というのは、看護のニーズがこれほど高まっている超高齢社会の日本で、なぜ、看護職は過労しているのかということである。より詳細に述べるとするなら、①看護職はなぜ過労するまで働くのか。②また、それは、長時間労働であるのだが、なぜ、容認されているのか。③なぜ、それらは、不払い労働となっているのか、などについて考察を重ねた。とはいえ、解決方法を探るというよりは、社会学という学問の性質上、看護労働、看護行為の文脈化、なぜそのようにあるのかということを考察する。ある文脈の中で、看護はどのようにみなされているのか、この文脈の中では、本人の意思ではない形で看護を行っている、や、その文脈の中では、自発的な看護行為が行えているなどである。

　歴史的に見て、『看護職の社会学』で明らかにしてきたように、看護は、そもそも、労働ではなく、修道士らの修練の一環としての慈善行為であり、当然、「支払われる労働」ではなかった。それが、近代化以降、医療化とともに、医療のニーズが高まると、医師のキュアと対比させて、看護はケアとして患者に関わるようになる。よって、『ケアの社会学』を著した上野千鶴子によれば、「ケアのニーズの充足は、第三者に代替してもらうことはできないが、サービスの提供は第三者に代替することができる。この「家事労働の第三者基準」が、サービス（提供）が労働である根拠である」としているが、看護を一つの労働ととらえることで見えてくることがある。というのは、「『労働』と定義することで、他のあらゆる労働との共約可能性を獲得すること」で「その交換価値、市場価格」を論じることが可能となった［同:10］からである。従来、看護は、慈善行為であったと述べたが、同時に、家事などと同一の次元で看護などのケアが家庭で「無償の行為」となったのは、後述するが、エミール・デュルケームも『社会分業論』で記している通り、性別による分業が行われるようになった近代化以降、すなわち、身分社会の消滅と近代家族の形成以降である。決して女性の役割であることは自明ではなかったし、女性が行うことが自明視されることが「太古の昔から」でもないことは『看護職の社会学』の中で明らかにしてきた。つまり、近代化以降の看護には、ジェンダーが変数として大きくか

かわっていたのである。この傾向は、看護が職業化してからも色濃く残っているが、看護職の研究においては、このジェンダーの視点がほとんど見られず、むしろ、経営学や組織論からのアプローチに終始している。

　本書では、看護職の明らかな属性しかも歴史的な特性ともいえる、ジェンダーの視点から過労の理由が見えてくるのではないかと考えたのであるが、それは、看護職の離職理由の理由が結婚、出産、育児など女性が仕事をする際に抱える問題だからである。本章では、三部構成とし、第 1 節で、看護の置かれている超高齢社会の状況と看護職について説明し、第 2 節では、その看護職が過労している現実とその原因としての長時間労働の実態、また、それに伴う離職について述べる。さらに、こうした過労と離職がいかにして起こるのか、また、それが、従前の対策ではなぜ機能しなかったのかについてジェンダー的視点から考察する。第 3 節では、これまで看護職の過労が、病院内など、働く環境の問題（組織上の問題）、看護保険点数の問題（医療保険制度上の問題）、個人の能力の問題（仕事に時間がかかり、長時間勤務となるのは個人の努力不足であり、それによる個人の過労は、個人の問題であり、明言はしなくても自己責任といった考え方ととらえることが病院に限らず、組織においては多い）といった点に絞られていた。しかし、ジェンダー化されたことが過労の要因であるとするなら、それは、本人の選択できないジェンダー要件に起因する社会的要因であり、個人の資質の問題とは言えない。よって、本章では、ジェンダーの視点を中心にこれらを考えていきたい。

２．看護職の過労——長時間労働を促進する社会的背景：超高齢社会という現実

　国勢調査によると、2020 年の日本の総人口は約 1 億 2600 万人で、5 年前と比較して約 86 万 8000 人の減少を示している。これは 1920 年の国勢調査が始まって以来 10 年連続の人口減少をである。一方、日本人の平均寿命は伸び、65 歳以上の人口は約 3600 万人となっている。日本では、歴史上、これまでにない速度で高齢化が進んでおり、2018 年の統計では、

世界最高の高齢化率（人口における高齢者の割合）28.7%となっている。日本の総合住宅メーカーでは、5世帯住宅のモデルルームを示し（https://www.lixil-jk.co.jp/5sedai/index.html）、「人生100年」が健康なまま実現すると考えているようだ。今や、100歳人口が、7万人となり、それほど珍しくなくなり、平均寿命も男女ともに世界最高水準だが、それは健康寿命（健康なままで年齢を重ねること）と同義ではない。したがって、今日、ケアの供給を確保することが急務である。医療および介護保険制度を通して福祉の社会化が行われた日本は、ケアは社会の責任と見られているが、後期高齢者（75歳以上）になれば、健康的に自立した生活を送れる健康寿命と平均寿命は、平均して約10歳以上の差があり、高齢者の増加によって、ケアのニーズも増加している。厚生労働省が発表した2017年度の「医療費の動向」によれば、前年度より9500億円増加して、42兆2000億円と過去最高を記録、中でも、医療費増加分の70%以上は後期高齢者医療に起因し、前年度比6800億円増の16兆円を占める[2)]。1人あたりの医療費は、75歳未満が4000円増の22万1000円であるものの、75歳以上は1万2000円増の94万2000円となり、75歳未満人口の約4倍以上の額となっている。2020年では、新型コロナウイルス感染症拡大により前年より1兆円ほど医療費が減っているものの、42兆円にのぼり、そのうち3分の1は後期高齢者に充てられている。

　さらに、団塊の世代が後期高齢者となる2025年には、200万人の看護職の需要があると見込まれているものの、現在の看護師就業者数は、160万人であり、40万人の開きがある。一方、厚労省の推計では、潜在有資格者[3)]は、71万人（2012年の統計）とされる。

　人口統計学的政策の観点から戦略的に重要な看護は、男性看護師が増加しているとはいえ、多くの人の看護職のイメージ通り、90%が女性である。過労は、ケアの主体となる看護師の長時間労働などの大きな問題であるが、この大きな問題を解決する効果的な手段がなく、毎年10%が辞職している。この超高齢社会は、限られた医療関係者（特に看護職などのケアラー）の数から考えれば、その長時間労働によって成立しているといっても過言ではない。このような時代に必要なことは、高齢人口が増加したことによ

る若い世代へのしわ寄せを放置することではなく、多様な働き手の持続的な包摂なのではないか。折しも、2015 年に成立した「女性活躍推進法」により、様々な職種で女性の活躍が謳われ、以来、毎年、多くの取組みがなされている。しかし、多くの潜在看護師が示す通り、働く機会を得ていない。それは、個人的な問題なのか、あるいは、構造的な問題なのだろうか。

　本来、看護などのケアの行為は、個々の親密な人間関係の中に埋め込まれていて他者から受ける行為という点で、社会的交換の要素を常に持っている。それが、西洋においては、宗教的な文脈で他者の手によるものとなり、その後、医療化、産業化とともに親密圏の中の社会的行為から、資本主義の進化が市場とは無縁だと思われていたものを市場に取り込んでいった。その流れは日本でも踏襲している。つまり、地域における人間関係維持の社会的行為を、貨幣を媒介に需要と供給における均衡点で交換が決定される経済的交換の文脈に落とし込んだのである。フローレンス・ナイチンゲールは、それを、後に述べる身分制から性別役割分業へのシフトする時代に、17 世紀のフランスの世俗女性看護人をモデルとして、工業化の過程で労働力化した。具体的には、社会に進出することを認められ始めた女性をリクルートし、かつ、宗教的な文脈から、切り離し、現在につながる一つの職業と位置づけたのである。その結果、私的なあるいは宗教的な、限定されたコミュニティ社会における実質的な意味で交換不可能であった看護を公的あるいは制度的に交換可能なものに変え、衛生を福祉の文脈で社会化することを世界中に広めた貢献者とされている。

　2020 年はそのナイチンゲール生誕 200 年を記念し、WHO が「看護師と助産師の国際年」として世界中の看護職を称えることを呼びかける記念すべき年であった。衛生行政報告例によると、看護職の数は 10 年間で10.4 倍（34 万人増で、3 万人〜 3.5 万人増／年）になり、OECD の統計によれば、日本の新卒看護師資格取得者数も 10 万人当たり、53 人と加盟国の平均以上である。また、看護師数の国際比較では、人口 1000 人当たりの看護師数は平均を上回り、日本の 11.3 人（2016 年）は決して少なくない。ところが、病院ベッド 100 床あたりで見ると、フランス、ドイツの約半分、イギリスの三分の一、アメリカの四分の一以下となる。もちろ

ん、制度自体が異なる国同士を比べて、その多寡を論じることはできない。しかし、日本では、看護職の勤務先として病院が最多である（73.9%[10]）が看護師一人が受け持つベッド数即ち患者数が多く、負担になっている。本章では、病院勤務の看護職を中心に取り上げるが、働く女性の 20 人に 1人が看護職と言われていることから、看護職の過労を減らすことはどのようにしたら可能になるのか、この考察が女性全体の働き方を考えることにつながると思っている。

3．看護職を取り巻く環境の変化と女性労働への影響

・看護職の状況

　近年、看護職のキャリア形成にも変化がみられる。養成課程別では、3年課程他、4 年制大学卒業者も増加している。また、就労経験を経て資格取得する看護職も増加するなど、年齢や経歴、異なる価値観や労働観を持った多様な人材が入職している。就業看護師は、2018 年時点で 121 万 8606人[11]、うち男性の割合は過去最高の 7.8%となった[12]（男性看護師については5 で詳述）。都道府県別では、最多の高知県（1500 人）と最少の埼玉県（693.6人）[13]では 2 倍以上の開きがある。平均年齢は、43.1 歳（2016 年）となっており、社会全体の高齢化の影響がみられる。雇用形態は、保健師、助産師、看護師は、正規雇用は 80%以上だが、准看護師は、70%にとどまる。

・看護の業務とは

　保健師助産師看護師法（第 203 号第 5 条昭和 23 年）によれば、看護職の仕事には、「医師の診療の補助」と「患者の療養上の世話」がある。実際の業務の他に、病院では、配膳、残食チェック、薬剤の分包、点滴注射液ミキシング、薬剤・衛生材料の在庫管理と搬送、ベッドメーキング、心電図モニターの保守点検などの周辺業務も主に看護職によって行われている[14]。無資格者でも可能なことも含まれるが、知識と経験がある看護職が行うことで患者に対してより安心感を与えることができるであろう。一方、経済学者の角田由佳[15]（2007）によれば、病院経営的に、最低限の雇用だ

けで済むというコストダウンのメリットもある。患者の要求などにより、日本の利他的な看護師がこれらの作業を無料で行うので、病院は状況を利用する。こうしたことが、この後に述べる看護職の過労につながっているのではないか。

・診療報酬と看護職

看護職の働き方は、看護行為を点数化する、2 年ごとの診療報酬改定で決まる。他業種のように企業努力だけでは変えられない。そして、何に重きを置いている病院か（たとえば急性期病院かなど）、どのような患者を受け入れるかによって経営状況が変わり、また、看護師自身も転職の契機になる。2020 年度 4 月からの改定では、看護師の業務にも変更点がある。それは、①看護補助者の配置によって報酬がアップ（よって、看護師から看護助手へのタスクシフトがなされる）し、②医師から看護師への業務分担にも報酬が（とくに、「特定行為の研修を修了した看護師」がいることで）増加し、医師の業務の負担軽減が評価の対象となったことである。

・看護職の高学歴化・専門化・高資格化[16]について

看護は、医療・福祉制度の中で質の向上が求められてきたが、従来の 3 年制専門学校と、近年では、4 年制大学が増加し[17]、学士看護師が誕生している。今日、社会全体の ICT 化もあり、業務は多様化しているが、日本看護協会は、現在、基礎教育の 4 年制化を考えている[18]。また、池田梨恵子 (2016) の研究によれば、大卒資格取得後、看護外の進路選択が見られるようになってきた[19]。

高学歴化と共に論じられるのが、高資格化である。日本看護協会は、「質の高い医療の提供」を目的に、「専門看護師」「認定看護師」「認定看護管理者」[20]の三つの資格の認定と 5 年ごとの認定更新を行っている[21]。一方、こうした、資格の問題は、「エンプロイアビリティ」と「社会的承認」をもたらすが、反面、ネオリベラリズムの社会においては、実は、このような上位資格があることは、働きながら資格取得を目指すために、過労の原因となってしまうこともある。そして、そこから脱落しないために、さらな

る競争にさらされるという構造的な問題が生じるのではないか。

とはいえ、病院組織では、医師以外の専門職は、指示命令系統に二つの
ラインがあり、直属の長である看護師の長と医師からの指示に基づいて各
専門職が仕事を行う、マトリックス組織となっている。看護職は、医師の
なり手に男性が多いことからも、また、「医師の診療の補助」といった業
務特性からも医師のパターナリズムの中で萎縮することなく、今後、さら
に求められるチーム医療においても適切な関係性を結ぶことが課題として
考えられる。

4．他業種との分業：倫理の問題と自律性のジレンマ

組織社会学者ダニエル・チャンブリスは、著書『ケアの向こう側』
［Chambliss 1996=2002］で、全米において 15 年にわたるフィールドワー
クと 100 人を超える現役看護師へのインタビューを通じて、病院組織の
中で看護職がいかにして日常業務で直面する道徳的・倫理的矛盾に対処し
ているかを明らかにした。その内容は、当然、日本とアメリカにおいての
制度や法的な違いだけでなく、文化的な差異はあるものの、医師の仕事と
看護師の仕事における違いを述べることによって、倫理の問題と自立の問
題に向かう姿勢の違いを明らかにしている。というのは、道徳や倫理を問
うのであれば、選択の自発性と責任が伴うはずであるが、まず、「倫理的
ジレンマ」に直面しても、病院組織の中に雇用されているという点におい
て、決定権は持たない。また、看護の仕事が「医師の診療の補助」である
以上、看護職の置かれている状況は、他業種である医師との関係性の中で
不均衡であると言わざるを得ない。たとえ、看護職が専門性を高め、高学
歴化しようとも、この規定の中にある限り、医師と同様な自律性を看護職
は望めない。そうである以上、看護職は「自律的な意思決定者」とは言えず、
よって、看護職に倫理を問うことは困難になり、「何を為すべきか」はわかっ
ていたとしても、組織の中で、あるいは、医師などとの関係性の中で、打
破できない状況に陥っている。それゆえ「倫理的な」というより、「政治
的な」問題が生じている。言ってみれば、看護労働は、法的に医師との関

係において従属的なものにならざるを得ず、権力関係の中で理解されなければならないのである。こうした考察は、経験科学である社会学ならではのものであり、「看護はどうあるべきか」といった視点では見えてこなかった「看護とはどのようなものか」について調査できたことから明らかになった。

　さらに、チャンブリスが指摘するのは、医療が病院などの組織において行われることによって、自律した専門職であるはずの医師にとっても、従来の倫理学が考えるような「自律的な個人のための行動規範」ではなく、分業化の中で、倫理学は、政治学に取って代わられようとしていると述べている。つまり、医師であれ、看護師であれ、どちらも組織の中では、責任が分散化する中で、個人がジレンマにさらされることはなくなってきていると述べている。それは、個人のジレンマという文脈で語ってしまうことによって、組織全体の政治的な闘争、政治的問題から目をそらさせる効果があるという。このように、資格を持つ仕事は、その業務において、個人の問題と見られがちなことであっても、組織の政治学、権力バランスに左右され、組織がかじ取りをしない場合、個人の自己責任問題として遇されてしまう危うさがある。それは、チャンブリスの研究を見る限り、専門職である医師にとっても、看護職にとっても同じことのように思える。アメリカにおける研究であるが、看護が医師との不均衡な協働関係にあるという点でその考察は多くの場合、日本にも当てはまるといえる。こうした、責任の所在のあいまいさ、不明確さによって、実際に病院組織に存在する倫理的な課題を不可視化することが日常的に起きていることをチャンブリスは指摘している。また、社会学者の目には、問題が山積しているように見える現場で「倫理的課題は何も思い当たらない」、「『退屈していないですか』、と逆に質問される」など、インタビューによって問題を明らかにしていく手法に限界を感じて、参与観察によって、問題を掘り起こすことになるのだが、この方法の変更を余儀なくされたことにこそ、看護師というより、病院組織がそこで働く人々や患者との関係性における問題をいかに抽出することが難しいかということの証左となるであろう。

　もちろん、現場では、常に問は立てられており、とりわけ、「患者の非

人格化」に抵抗しようとする努力は行われているという。こうした環境は、勉強会が多くの病院で行われている日本の病院組織も同じであろう。しかし、そうは言っても、組織化に抗うことは難しい。特に、昨今のデジタル化は、こうした組織化と親和性が高いことは、どの業界の者たちも首肯するであろう。そのため、日々の業務に熟練してくることによって、延命措置など、人の死や倫理的ジレンマを考えさせることがらについてルーティン化することや組織として動くことで、自らの問題として倫理的な問いを考え、答えを出すことを放棄してしまうこと、そして何より、そのことに気づかなくなっていくこと、立ち止まる時間がないことが多くの問題の解決を妨げているといえよう。

5．男性看護師の状況

2014 年には全国男性看護師会が発足する[22]など、2004 年に約 5 万 5000 人だった男性看護師は、大卒看護職の増加に伴い、2018 年には約 9 万 8000 人と 1.7 倍となっている。妊娠・出産などのライフイベントに左右されない男性は、長期就業ができ、キャリアの断絶もなく、また、夜勤の回数なども多いため、結果として、所得も高く、管理職につくことも少なくない[23]。また、男性看護職が多い職場は、その後も男性が入職しやすくなり、そのような場合にも管理職に就く男性看護師が増える傾向がある。厚生労働省「医師・看護師等の働き方ビジョン検討会[24]」では、「男性看護師の活躍の場の拡大による、看護師の働き方の多様化」の項目では 75％が「男性看護師を増やした方がよいと思う」と回答している。近年、男性看護師に関する研究も進んでいる[25]。

男性看護師をリクルートする人材派遣サイト[26]などでは、男性看護師が活躍する診療科として、精神科、救急科、手術室、整形外科、リハビリテーション科、外科一般など、一般的な看護業務のなかでも体力や腕力を重視する科に配属されることが多いと書かれている。また、女性看護師には相談しにくいことも男性看護師になら打ち明けられるという患者の存在も男性看護師のニーズを後押ししているといえよう。興味深いことは、このような

サイトに「男性看護師が良好な人間関係を築くためのポイント」といった項目があることである。共通して書かれていたことは、「性別によって差別的な境界を作らない」「清潔感のある身だしなみ」といったことである。看護職は、他の職種と違って、女性ジェンダーに偏った仕事であるが、同じ資格の同じ業務であるのに、男性看護師にわざわざ「性別によって差別的な境界をつくらない」ように伝えようとすることが、男女のジェンダーの非対称性を考えさせられる。看護職の女性が 9 割以上といっても、ブルデューの言う、社会全体の男性優位の支配構造を思い起こさせる。もし、男女比率が男性に偏っている他の仕事であれば、それが当たり前なことなので、このようなことは書かれない。

　一方、女性が多いことで、平等とは言えない環境もある。たとえば、「男性なんだからこれ（ものを運ぶなど）やって」といった差別的言動や寮設備が女性向けのみなど待遇面での課題は多い。厚生労働省の「看護職のキャリアと働き方支援サイト」においても、トップページには、男女が描かれているものの、「ライフイベントごとに働く」の項目では、イラストのすべてが女性であるなど、「介護の必要性」や「体調を崩す」といった男女両方にあてはまる場合でも担い手は女性と考えているからではないか。つまり、ここに、男性のイラストを描いた場合、男性看護師ではなく、他の男性医療職を想起させてしまうからである。それほどまでに、看護職は女性にジェンダー化された職業なのであろう。

第 2 節　看護職の過労

1．看護職の過労の状況——長時間労働が問題となったきっかけ

　2008 年、若手看護師が過労死認定される事件が相次ぎ[28]、同年の日本看護協会の調査では、23 人に 1 人、約 2 万人の看護師（特に、経験の浅い20 代の看護師）が過労死危険レベル（残業時間が月 60 時間となった当時の判例から日本看護協会が定義している）で働いていることがわかった[29]。

20代の看護師は、月間平均29.5時間の超過勤務をしていて、他の世代よりも過重労働となり、経験豊富な看護師よりも高い離職率を有する。また、看護師が申告する平均時間外労働時間は8.3時間であるため、多くの若手看護師が時間外労働の全額を報告していない・できなかった可能性がある。

　勤務時間インターバルは、ホワイトカラー全体では、11時間未満が10.4%、教員が26.3%だが、日本看護協会によれば、2交代制、3交代制勤務の看護師は、3交代制ではインターバルが実質4時間、2交代制の場合、80%以上の看護師が15時間以上、17時間の長時間夜勤を行っているなど、シフトが厳守されないことによる長時間労働となっていることが示された。長時間労働は、時間外勤務によって行われているが、そのうち最も問題となることは申告するものとしないもの＝「サービス残業（サビ残）」があるということである。「前残業（就業時間前に来て行う。それなしでは当日の業務が行えない）」、「院内研修」、「持ち帰り仕事」などが該当する。これは、作業に時間がかかる若手が、自主的に行うこともあれば、組織の慣習的に、たとえば、手術の準備などの時間をあらためて確保することなく、暗黙の了解によって、事前の準備時間をカウントしないことで生じると言われている。とくに、若手看護師は、現場での経験も少なく、結果として低賃金にもかかわらず、勤務時間が長く、給与にも反映されていないことが病院によっては自明のこととなっているという。サビ残、すなわち、未払い残業の問題は、看護職員が「時間外勤務として申告しない」または、「病院が時間外勤務として扱っていない」ため、手当が支払われない（日本看護協会調査による）。これまでの佐藤の聞き取り調査（2015-2019）においても、「時間外勤務として申告しない・あるいはできない雰囲気なのでしていない」という回答が多かったことを付け加えたい。そして、このように申告されないできた「サービス残業」、文化としての長時間勤務は、どのようにして可能となってきたのか。それは、システム（保険医療の仕組みや人員配置）が変わっていないにもかかわらず、一見、仕事を定時に終えられない個人の能力の問題（で処理してしまっているよう）に見え、これまで組織文化の問題として捨象されてきた。このように、長時間勤務は、自らの健康を損ねる可能性があっても、サービス残業という形で

存在する。しかし、日本看護協会は、協会ニュースを読む限り、長時間労働を抜本改革しようとするよりは診療報酬改定のなかで改善しようとしているようで、個人の問題としてみなされる下地は残っている。

　そこで、看護職の過労（死）は、なぜ、生まれるのか。長時間労働は、いかにしてなされるのか。また、サービス残業の問題など、看護師の働き方を時間の観点から考えることで新たな視点を示したい。というのは、看護職の時間外労働による過労が常態化し、それに見合った手当がなされていないこと、それ以外にも、看護職本来の業務以外に行うことが自明視されていることが看護職にとっての大きな負担となっているからである。それでは、なぜこのようなことが起きているのか、ということについて、いくつかの視点から考察する。とりわけ、これまで研究されてこなかった、日本での看護職の過労や離職の原因がジェンダーにあるという仮説を立てて見ていきたい。

2．女性の職業としての看護——ジェンダー化された離職理由

　看護職の仕事は、ジェンダー化されていて、目には見えない、また予想できない質と量からなっているため、イヴァン・イリッチがの言うシャドーワークになりがちである。この仕事を行っている看護師とその看護サービスの受け手である患者（とその家族）も、女性の労働力が十分に評価されているとは言えない現在の社会において、プロフェッショナルである看護の仕事を——女性の仕事の帰結として——社会的な評価ではなく、自然なもの・当たり前のものと見なす傾向がある。仕事は公正にまた社会的に評価して支払われるべきだが、その社会の中にこそ、看護をシャドーワークに変えてしまう社会構造が存在してしまう矛盾がある。

・具体的な問題
　まず、看護職の離職の理由を見てみたいと思う。2010 年の厚生労働省保健局看護課の看護職職務実態調査によると、転職の最も一般的な理由は、育児 22.1％、その他 19.1％、結婚 17.7％、他の医療の円滑化への関心は

15.1％であった。コミュニケーション不足、残業、休暇取得の難しさも10％を上回った。出産・育児など、母親として育児を優先する（権利を行使）することで、経済的にまた社会的にも損失を被ってしまうことを「ケア・ペナルティ」と呼ぶことがある。母親が子どもや家庭の世話をすることは、社会的に評価されることが多い。一方で、これらを「脱家族化」していない、すなわち、制度の上で子どもの養育などを社会全体で請け負う制度や慣習のない国では、子どもの誕生や養育のために、母親が離職もしくは、雇用関係の安定しないパートタイムや非正規雇用にシフトせざるを得なくなっている。これは、もちろん、看護職に限らないのであるが、夫の転勤に帯同することで、妻や子どもがその地を離れ、結果的に妻の離職を促してしまうといったことも日本的な特徴と言えよう。このように、社会的に称揚されている家事・育児を妻・母が選択したことで、女性は生涯にわたって損失を受けざるを得ない。[32]

　2016年のニッセイ基礎研究所では、二人の子供を出産・育休を2回取得し、フルタイムで復職した場合、生涯年収は、2億3000万円と試算されている[33]が、第二子出産後に退職し、専業主婦となった場合、3795万円と算出されている。看護の分野に限らないが、高齢者は増加するものの、少子化によって、働いて所得を得る者、すなわち、納税する者が減少する中で、外国人労働者の必要性なども喧伝されているが、それ以上に、離職して働いていない女性を復帰させる仕組みだけでなく、そもそも、離職したくはないのに、就業保障などがないために離職せざるを得ない状況になっている現状の打破が必要であろう。この国では日本的経営すなわち夫が主な稼ぎ手として必要な賃金を稼ぎ出し、育児・介護・家事労働は専業主婦である妻がすべて行うことが標準と考えられてきた。いわゆるワンオペと呼ばれる状況について、第2章の第3節で伊藤氏の論考から考察するが、給与が右肩上がりで終身雇用ということであれば、可能であったかもしれないし、それが当たり前と考えられてきたのが、20世紀であった。しかし、1986年に男女雇用機会均等法が施行され、実際に、21世紀になってみると、女性はフルタイムで働き続けることが増え[34]、その結果、男性が育児・介護・家事労働を担当して、ということは日本においては、ほとん

どなく、女性が育児・介護・家事労働の主たる担当者となり続け、それに
加えて、仕事も行うという状況が発生している。これを政治学者の三浦ま
りは、新自由主義的母性といった。「女性活躍」という文脈で、結局、生
活を維持するために必要な育児・介護・家事労働の大変なところはシェア
されず、さらなる負担として女性のほうに存在し続けるのである。こうし
たあり方は、ブルデューも著書『男性支配』のなかで「両性間の平等に最
も好意的な男性も、ほかの男性とおなじく家事労働に参加しない」［ブル
デュー 1998=2017:138］と述べているように、先進国では、日本の女性が
有償労働も無償労働（育児・介護・家事）も最も長く、日本の男性の無償
労働は最も短かった。次項の 3 で取り上げているアーリー・ホックシール
ドは、この無償労働を「セカンドシフト」と呼び、世界の多くのところで
ジェンダー非対称に見られる現象：男性が仕事、女性が育児・介護・家事
労働＋仕事となっていることを指摘する。女性、いわゆる「ワーママ（ワー
キング・マザー）」は、ファーストシフトの仕事部分が終わると、直ちに、
家事や育児といったセカンドシフトに移らなくてはならないのである。そ
れも、多くの場合、100％に近い「ワンオペ」で。こうした状況は、他の
先進国においては、往々にして、セカンドシフトの役割を他者に移譲する
ことが行われる。それは、多くの場合、移民など、いわゆる発展途上国出
身の女性の手に委ねられる。その結果、母国には、その女性の子どももい
るので、その子どもは、女性の親戚やさらに安い賃金で雇える現地の女性
が面倒を見る。こうした現象を前述のホックシールドは、サプライチェー
ンから取った造語で、「グローバル・ケアチェーン」と呼んだ。つまり、
家庭内の役割が、家庭外に持ち出されただけでなく、国境を越えて遂行さ
れているのだ。近年、日本では、外国人労働者は増加しているものの、他
国ほどには、このようなシステムを利用している家庭は少ないであろう。
もちろん、日本人によるサービスを受けて、家事等をアウトソーシングし
ている例についても同じである。このように、女性の役割と見なされてき
た育児・介護・家事は、看護職に限らず、男性と同様に働いていても女性
の手に委ねられていることが多い。

・看護労働の困難

　さて、看護労働は、出産・育児による離職の問題だけでなく、仕事その
ものの困難さも存在する。ここでは、①身体的な問題と②生涯賃金に関し
てだけではない経済的な問題の２点から考えてみたい。平成13年から看
護師という呼称になるまで、「保健婦・助産婦・看護婦法」の中の一つであっ
たことからもわかるように、看護職最大の特徴である女性性は、産む性で
あるがゆえの問題を露呈させる。①に関して言えば、流産率の高さは、他
の職業の２倍とされている。経済学者トーアス・セドラチェク(2018)は、「女
性が再生産（妊娠）すると本当の意味での人間にとっての財産を生産して
いるのに、その女性は、生産性がないと考えられてしまう」と述べているが、
看護師不足を盾に医療組織は、流産の危機があっても勤務状況を緩和しな
いなど、この問題を長年、解消しないでいる。セドラチェク流に言えば、「生
産性」を下げないために、なのであろう。また、②については、日本の看
護師の大多数は女性であり、ジェンダーの規範を参考にして、夫と子供の
ニーズに合わせて専門的な職業と私生活のスケジュールを調整している。
なぜなら、日本の高度経済成長は、男性中心の正規雇用と女性が私的な再
生産労働に性別役割的に分業し、女性の家庭外での労働は、あくまで補助
的なものでしかないと考える者が多かったからである。たとえば、前述の
角田によれば、夫の転勤により、妻である看護師がキャリアを中断した場
合、夫が高所得の場合は、主婦への優遇税制があるため、仕事に戻る意欲
は低くなる。さらに、再就職後のいわゆる第二市場では、彼女は、質的に
悪い条件のもとで再開しなければならないことを知っておかなければなら
ない。たとえば、第一市場よりも相対的に低い就労条件の下で働くことに
なり、ある程度の収入を得るには、夜勤の回数を増やしたり、賃金水準な
どの問題で恵まれない条件で働いたりするといったことが予想される。こ
のように、看護職の大きな問題である長時間労働、過労、離職の問題は、ジェ
ンダー属性が関係しており、後半で詳述するが、女性であるがゆえの性別
役割規範の強さの問題とも言えるであろう。

・思いやりのある人ほど看護師に適性があるのか──行動経済学の知見から

　行動経済学の概念に「利他性」という言葉がある。意味は、「思いやり」
に近い。利他性というのは、「他人の喜びを自分の喜びのように感じたり、
他人を支援する行為そのものから自分の喜びを見出したりする性質」とい
える。経済学者の大竹文雄らのグループによる研究では、2016 年の調
査では、「日本語版バーンアウト尺度」を利用し、日本国内の医療機関に
勤務している看護師を対象に実施、501 名の解答を使用してデータ分析を
行った。それによれば、利他的な看護師、特に、「純粋な利他性」をもつ
看護師がバーンアウトしやすいことが明らかになった。バーンアウトは、
「燃え尽き症候群」とも呼ばれ、長期間、自分の対処能力を超える過度の
ストレス状況が続くと、疲れ果ててしまうことであり、直接、人と接する
看護職だけでなく、教員にも多いと言われている。というのも、先述した
ように看護の業務は多岐にわたっており、患者も同じ病名であっても様々
で、それ以外にも、看護師には、一緒に働く医療職たちもいて、過労にな
りやすい。さて、一般的なイメージとして、利他性がある人の方が向いて
いると考えられ、患者側からすれば、そのような人にケアしてもらえたら
よいのではと思ってしまう。しかし、あまりに利他的な人は、思い入れが
強すぎてしまい、かえって向かないのだという。

　このような調査は、当然のことながら社会学、心理学分野においても同
様な研究結果が出ている。しかし、これらの研究との大きな違いは、経済
学研究という点である。というのも、経済学では、通常、賃金が低いとそ
の賃金でしか働けないような低技能の人しか働いてくれないだろうと考え
る。ところが、その看護師に利他性や使命感が備わっていた場合、やりが
いを感じるため、賃金の水準が低くてもその労働環境が成り立ってしまう
というのだ。看護師の賃金が上昇しないままでいる局面は、経済学的に考
えて、看護師らの利他性に依存していると言えるだろう。しかし、現状は、
雇用者や患者側がそれに甘えることで、バーンアウトする、つまり、離職
したり、心身を壊したりしてしまう看護師が少なくない。それでもなお、
なぜ、看護職が過労してしまうのか、次項は、その利他的な感情の面に焦
点を当てて考えてみたい。

3．感情労働と呼ばれる看護の側面

　何らかの疾患、不調を抱えた患者との関係性において、看護職が通常の
コミュニケーションとは異なる形で患者を遇することなどが、一種の感情
労働として取り上げられることがある。この"emotional labor"は、アーヴィ
ング・ゴフマンの「自我は社会的な相互作用を通じて作り出される」といっ
た儀礼的相互行為論や自己のドラマトゥルギーを批判的に継承した社会学
者のホックシールドの造語であり、彼女は、『管理される心――感情が商
品になるとき』において、「感情労働を公的に観察可能な表情と身体的表
現を作るために行う感情の管理」という意味で用いていて、感情は「賃金
と引き換えに売られ、したがって〈交換価値〉を有する」［ホックシール
ド 1983＝2000:7］と考えた。

　彼女は、それまでの労働者の感情に関する研究として、1920 年代以降
打ち立てられた「相互作用説」――感情の生物学的要素と社会的要因によっ
て変化する――に影響を受けた。特に、前述のゴフマンはもちろんのこと、
チャールズ・ライト・ミルズの『ホワイト・カラー――中産階級の生活探
求』の「人はモノやサービスを売るときに自分の人格を売っている」との
言説を知る。それに加え、シモーヌ・ドゥ・ボーヴォワールらフェミニス
トの影響も受け、1960 年代のアメリカのサービス業を取り上げて、労働
者の感情を市場の商品とみなし、賃金を支払う雇用形態を「感情労働」と
呼んだ。人はモノやサービスを売るとき、自らの感情のスタイルがサービ
スに含まれているのであり、顧客に満足を与えるためには、感情こそが商
品だと主張した。

　彼女は、感情は人が他者と相互作用を起こそうとするときに経験される
ものであると考え、それゆえ、「人は感情から自分の世界の見方を発見する」
と指摘した。つまり、相手と接する時にどのような感情を持つかによって
相手との関係性が考えられる側面があり、出来事と現在の状況を一致させ
るこころの要素を生み出すものが感情と考えたからだ。一方で、自己表現
の方法として、感情は、自己管理の対象となるものだと考えた。実際、感

情は、第一次社会化を通して、自らの生まれた「場（champ）シャン」に
ふさわしいハビトゥス[40]（性向）によってプラティック（実践）、振る舞い
を、「躾られる」と考えられる。つまり、感情は、「自然と湧いてくる」の
ではなく、ホックシールドいわく、感情を「出す」ことを学ぶ。言ってみ
れば、感情の意味を理解することを学び、感情を管理するようになるので
ある。ホックシールドによれば、感情に対して、人は受け身ではなく、む
しろ、積極的に感情の生成を行っていると考えた（とりわけ、子どもの頃
から感情表現することを良しとされている女性こそ感情労働に向いている
とも述べている）。よって、感情的に行動することは意図的に演じられる。
このプロセスを、「感情機能」と名付け、いかにして特定の感情を強化し、
あるいは、抑制しようとしているかなど変化させているのかについて論じ、
これを三つの機能に分類した[41]。

　感情が労働と結びついているといった議論をさらに前進させたホック
シールドの新しさは、それまでは、対人の仕事では、クライアントに対し
て、目に見える範囲の身体的動作や言葉による合図と言った「表層演技」
をしていると考えられていたが、彼女は、デルタ航空の客室乗務員の働き
方を見て、「本物の感情を表に出して顧客を満足させることが求められて
いる」と考えたことである。彼女は、「筋肉があるからといって陸上競技
の選手になれるとは限らない」［同：ⅷ］、つまり、「メソッド演技法」と
いう「その役を演じてそれらしく見せる」のではなく、客室乗務員たちは、
「自らの本物の感情」となるように、「自然に感情を表す演劇の手法」に基
づいた「深層演技」を行っていて、たとえば、「お客様にサービスするこ
とが私の喜び」といった「心からの」感情を呼び起こして接客しているこ
とが感情労働における感情管理であると見て取った。実際、客室乗務員は、
深層演技の訓練を課されていて、「その感情が実在するとき」の方が、ずっ
と演じやすいことをデルタ航空は認識していた。なぜなら「表層演技」で
はなく、「本当にその気持ち」になってしまえば、逆に「誠実なふり」を
する必要がなくなり、それに関するストレスが無くなると考えられるから
だ。ホックシールドは、「感情作業」──明確にパターン化された、しか
し目には見えない感情システム［同：ⅷ］であり、感情〈に対して働きか

ける〉行動つまり感情に対する〈意志〉の表れ——が「深層演技」だとしている［同：65］が、感情が行為に先立つものであることから「感情に対する規則や道徳的スタンスは、文化が行為を方向づけるための最も影響力のある手段の一つである」と述べ、それを「感情規則」と呼んだ［同：64］。

　また、ホックシールドが指摘する感情労働の難しさは、それに対して人間が払う代償である。それは三つのタイプがあって、そのうち最も「有害」と思われる例は、「一心不乱に仕事に献身」［同：214］することにより私的な自己の感覚と労働者として公的に演じる役割の自己が融合し、「燃え尽き症候群（バーンアウト）」になりやすくなるタイプである。このタイプは、「自分の職務を演技とは理解していない。『偽りの自分』にほとんど、あるいはまったく気付いておらず」、客室乗務員の例では、「会社の〈代表として〉も、他者に対して心を込めている。〈個人〉化したサービスを提供していながら、自分自身は、〈商業的〉な役に同一化してしまう」、そのため、脱個人化できずに、「燃え尽きてしまいがち」［同：215］になるのだという。ホックシールドいわく、そのようなタイプは、「『自己』という観念を意志や技術によって職務から切り離す代わりに受動的な反応を示す」。それによって、「自分が接客している相手に対して注意を払うことをやめ、そこから気持ちがそれ、よそよそしくなる」。当の客室乗務員によれば、「私は何も感じていませんでした。まるでほんとうはそこにないような感じで。その男性は私に話しかけてきました。それは、聞こえていたのです。でも私が聞いたのは、死んだような言葉だけでした」。ホックシールドは、「感じるという人間的な能力は、燃え尽きてしまった労働者にもまだ『備わっている』が、しかし、彼らは、内的シグナルを感じないことや、それに対する感覚を麻痺させることに慣れてしまうかもしれないのである。感情へのアクセスを失う時、私たちは、自分の周りのものごとを解釈するための主要な手段も失ってしまう」。いかにして、こうした環境に適応するのかという問題は、「職務環境に対する労働者のコントロールが利かないことでさらに深刻化する」という。いわば、「見方、感じ方、装い方についての『方法』が上から与えられていればいるほど」——つまり、

所属する組織がいろいろなお膳立てをしていればいるほど——「労働者の裁量権は弱くなる」。よって、燃え尽きることへの耐性が弱体化してしまうのだ。

　このように感情が社会的構築物であることは、社会学者[43]だけでなく、人類学者、心理学者も多くの場面で明らかにしてきており、喜怒哀楽や感覚ですら、文化の影響を受けるということを比較文化論の文脈は論じてきた。よって、社会的構築物である感情は、本人のいわゆる「自然な」感情の発露として、個人的な経験なのではなく、とりわけ、仕事の場面では、これらをコントロールするということが、社会的な態度として自明のことと考えられている。しかし、それを一歩進めて、感情が労働の要件になっていることを喝破し、それが業務遂行上の困難をもたらすと指摘したことは、社会学界のみならず、大きな影響を与えた。彼女によれば、「感情に関する規則や道徳的スタンスは、文化が行為を方向づけるためのもっとも影響力のある手段の一つ」［同：64］であり、こうした「感情規則」を「同定するときの様々な仕方、自分がその感情規則に同調していないことに気付くときの仕方」によってかえってその「場」の「感情規則」がどのようなものなのかが分かる。彼女いわく、「『私が感じること』と『私が感じるべきこと』の切実なずれに注目すること」［同：65］によってそれが分かるという。つまり、社会には、感情を感じるべき場があり、感じるべき感情の種類があり、強度、持続性を設定する暗黙のルール＝感情規則がある。ある感情とそれに対応する最適な表出の場が社会的に決定されているのだ。感情規則に基づいて感情管理をしながら業務に当たること、それは、『感情の社会学』で岡原正幸らが「エモーション・コンシャスな時代」[44]と述べていたことに通じる。

　また、ブルデューは、著書『男性支配』の中で、女性の感情管理について述べている。「女性に期待されるのは、『女らしい』こと。すなわちほほえみを浮かべ、感じがよく、気が利いて、人の意見にしたがい、慎み深く、控えめであること、さらには目立たないことである」［ブルデュー1998＝2017：99］。こうした女性の姿勢は、感情労働を行う、最初の構えとなっているのだが、それはなぜか。それは、社会の中で常に行われて

いる「男性支配は女性を象徴的な対象すなわち知覚される存在に置かれている」ことが理由であり、女性は、「たえまない身体的不安、より正確には、象徴的依存の状態におかれている。女性は、まず他者の視線によって、他者の視線のために存在する。すなわち他者を受け入れ、惹きつける、他者が自由に扱ってかまわない対象として存在する」として、女性の感情管理が、男性支配ゆえに起こることだと指摘する。さらに、その延長上として、女性は容姿に常に気を配ることが要請され、それを女性自身も内面化し、実際にそのことで評価されることとつながっているというのだ。そして、「いわゆる『女らしさ』とは、しばしば男性側の期待への迎合の一形式にほかならない。男性が期待しているのか、そう推測されているだけなのかは別にして、とりわけ男性のエゴを増大させる点で、期待に迎合——これは、まさに、ホックシールドの言う感情管理になるのだが——しているのだ。その結果、他者（男性とは限らない）に対する依存関係が、女性の存在の不可欠な構成要素になりがちである」[同:99]。つまり、男性（他者）側が実際に期待していようといまいが、期待しているだろうと予想して行動することは、男性がもたらした女性規範の内面化、感情管理である。男性目線を先取りすることは、女性が女性にふさわしい行為を「忖度して」行うという意味で、男性や他者への目線に頼っているのだ（もちろん、それが望まれているという意味で、であるが）。

　感情労働の観点から看護研究を行う武井麻子は、看護師にバーンアウト（燃え尽き症候群）が多いのは、それが「感情労働」としての特質によるという。看護師に求められる「感情規則」である「その職業にふさわしい適切な感情の表出と、不適切な感情の抑制」[武井麻子 2001：40]によって、実際の場面では、看護師は、「個人的な感情の表出をしてはならない」、「患者のどのような要求に対しても言い返さない」など、本来の業務以外の場面においてもその感情規則の適応が望まれていることが分かる。それは、ホックシールドが、「その仕事が感情労働を要求しているかどうかという問題より」多くの労働者は、「自分の人柄の表示を、会社のシンボル、あるいはその商品への特性へと変形させている」と述べていることと重なる。一方、ジェンダーの視点からも感情労働と看護の関係を見ることもで

きる。看護労働におけるこのような感情規則の存在は、女性の多い職場ならではの女性労働として「気遣い」、「優しさ」などが付随することを自明視——場合によってははっきりと要求——されてきた（それを「感情労働」と名付けることで、報酬を支払うべき行為として俎上に載せることが可能になったとも言える）。ホックシールドの感情労働論は、デルタ航空の客室乗務員の感情管理の参与観察の記録という点からいってジェンダー論として見ることができるが、「昔からアメリカの中流階級の女性は、男性よりも感受性が高いと言われてきた」[同：188]。それは、感情労働の起源が家庭にあり、長年それを行うことが求められてきたことで、女性の本来の性質と見なされてきたからである。つまり、業務の中で感情規則に基づいて接していただけであるのに、——ブルデュー流に言えば、「誤認」と「再認」によって勘違いされ——もともと感情が豊かだと誤認され、感情規則を用いて労働に当たることで再認させてしまい、感情労働が必要であるからそうしているのだという認識を妨げてきた。つまり、女性が感情的な存在なのではなく、感情的な生き物となるべく教育してきたからにすぎず、いわゆる文化資本に必要なハビトゥスとして感情労働というプラティックが行われているのだ。それは、家父長的な名残りによる感情のポリティックであるともいえるのではないか。

　感情労働としての看護は、多くの病院で長時間勤務が自明視され、不払い労働＝サービス残業もあり、その責務の大きさに対して、報酬は十分とは言えない。それは、おそらく、後述するジェンダー化された労働の一面により、看護師の感情管理は女性特有の（と無根拠に思われている）人々とのコミュニケーションの図り方の延長と思われていて、それが、看護師自身が職務上必要と考えて行っている感情労働の一環と思われていないのかもしれない。それゆえ、看護職特有というよりは、女性特有のものを拠出したと錯覚された看護労働は、感情労働であっても、その面においては、支払われない労働となり、正当な対価を得ていないと言えるであろう（もちろん、感情労働そのものに対する正当な対価とは算出することは困難であろうが）。よって、看護労働における不払い労働を正当化する言説資源として感情労働という概念が使われていることを危惧している。それは、

後述する、日本看護協会での「感動した看護」についての表彰儀式が、十分に支払われない労働として看護を補って余りあると考えるのなら看護職の過労や長時間労働はなくならないのではないだろうか、と思うからである。

4．感情資本と看護行為

　現代の仕事は、仕事自体がどうであるかということに加えて、それをする人の見た目にも注目するようになったと思う。前述の「感情労働」の領域は拡大し、職務自体に関係なくても、ほほえみやちょっとした気遣いが感じられる一言など、職場では、常に、「職務＋感じがよく見えるようにふるまう」がセットになっている（あるいは、感じが悪そうでも、職種によっては、頑固一徹でよいと言ったように、あくまで、その外見がどうであるかも注目されている）。つまり、「感じのいい人」像を見せられるように、感情を感情規則によってコントロールしているのである。

　フランスの社会学者エヴァ・イルーズによれば、「二十世紀を通じて、感情は、ありとあらゆる流派の心理学者、精神分析学者」、「企業経営者」、「マーケティングのエキスパート」などにいたるまで「感情の専門的評価というマーケットにいるすべての人たち、多種多様な社会的アクター」［イルーズ 2017 ＝ 2021：94］によってつねに注目されてきた。ここで言う感情とは、「自我を包含し、社会関係と規範、信仰と意味作用を凝縮し、そして、つねに具体的な歴史的文化的コンテクストのなかに置かれている心理的実体」と定義され「ピエール・ブルデューの『ハビトゥス』の助けをかりて、私たちは、感情を、身体化された文化の学びのプロセスの産物として考察する」［同:812］と述べている。また、「ストア派の哲学者以来、感情は、理性を行使することの反対とみられてきたが、二十世紀の文化史によれば、哲学が成しとげられなかったことが、資本主義経済の実践や、心理学が展開する知の実践を介した行動の合理化によって成しとげられた」。ここで言う「合理性」とは、「人間存在には個人の利益に合わせて行動する能力があるという文化的信念」と定義している。そして、「心理現

象を望ましい方向に導く力を獲得し、感情をよく管理することを目標としてきた」。この目標には、構造的で文化的な理由があるという。前者の構造的な理由には、「他者を解読した情報を自分自身の目標達成ために利用する能力を証明するよう個人に求める限りにおいて、相互行為能力において格段に複雑化し、要求のより厳しい組織を目指す欲求」［イルーズ 2017 ＝ 2021：94］があるからだ。つまり、相手の状態・気持ちを自らの業務遂行のために利用——そのことを理解してその求めに応じる能力を示すことが求められているがゆえに、そうした能力を持つ者は、より要求の高い環境に身を置いて成功を手に入れるべきと考えること——を現代の資本主義社会における要請ととらえている。後者の文化的な理由に関しては、「宗教の衰退によって、自我やアイデンティティは、現代科学によって内容が定められる実体となった」と述べている（これについては、第 3 章の医療化の項で詳述するが、あらゆる場面で心理学化する社会になった）。ホックシールドは、感情管理に社会的秩序を与えているのは、感情規則の誘導によって交換されていて、その感情規則は、「感情の相場において何が貸しで何が借りなのかを決定するための感情の交渉に利用される基準」［ホックシールド 1983 ＝ 2000：19］であると述べた。つまり、「それを通じて、私たちは互いの関係、互いの役割のなかで何を『支払うべき』なのかを判断する。私たちは管理行為の相場で互いに貢ぎ物を納めているのである」［同］と指摘した。ホックシールドは、「感情資本」という言葉こそ使っていないが、「資本主義が、感情を商品に変え、私たちの感情を管理する能力を道具に変えるのではない。そうではなく、資本主義は感情管理の利用価値を見出し、そしてそれを有効に組織化し、それをさらに先へと推し進めた」［同：213］と述べ、「感情」の資本化を見通している。

　このようなホックシールドの「感情労働」論をさらに展開して、イルーズは、先述した前者の構造的理由、すなわち、「労働者の主体性を管理したい」という企業側の欲求と後者の文化的理由である「心理学者の提供するサービス」が出会ったことで、「『感情資本主義』が生まれた」と述べた。また、イルーズによれば、感情が資本主義と結びつけられる方法の一つは、「企業において、労働過程の効率を上げるために感情へ呼びかけ、利用す

ること」であり、「ハッピーワーカー」といった新しい倫理の中にあるのではないかと主張する。いずれにしても、「感情資本」は、「経済生活の感情化と感情生活の経済化」と考えられるものであり、私たちに日常の場面の多くに見られる。感情のやり取りによって、感情報酬を受け取り合っている私たちは、自己の感情を対象物として切り離し、それを人間関係のための元手としてお互いに消費しながら生きているように見える。

　イルーズは、資本主義社会、とりわけ、新自由主義社会の中で働くことにおいて、感情がいかに重視されているか、ポジティヴ心理学とレジリエンス概念について取り上げる。「1980年代以来、経済学者が幸福にますます関心を示すようになったが、それは、ミクロ経済学のレベルで経済的効用を計測し、個人の趣味と嗜好の関係、そしてその利益を分析することを可能にする指標として、また、マクロ経済政策を定めるための道具としてだった」と述べている。そして、ポジティヴ心理学は、1990年代に飛躍的に発展するのだが、「経済と心理学のプロジェクトは、ふたたび一致して、普遍的な人間の性質について新自由主義的なヴィジョンを採用する」。それは、次のような働き手を求めているからである。「自律的で、責任感を持ち、自由で戦略的で、自己の心理的傾向と他者との関係を管理して、自分自身の利益を可能な限り追求し、幸福へと到達することのできる個人」[同：100]といったように、いわば、「感情の領域を生産性の新たな論理学に包摂する」ポジティヴ心理学の目指す個人に他ならない。

　さらに、イルーズが指摘するのは、1990年代半ば以降、労働の不安定な経済情勢においては、「新自由主義の新たな要請に適応するために必要な主体性タイプ」が根底から覆り、「ポジティヴな感情志向や『レジリエンス（心のしなやかさ）』を示すことが必要だとする原則」[同：101]が出現し、「レジリエンスが、資本主義のあらゆる荒天から労働者を保護するとされる新概念」として今日の経済の適用分野となっていることを指摘する。というのは、「失業や雇用の解消によって生じる怒りや不安に抗して闘うことを可能にするのだから」。レジリエンスを持った人間のその「柔軟性」は、「『多様な要求』によく応えることができ、『役割の再構築』や『ポストの再配置』により耐えることができる」[同]からである。

　「コミュニカティブであること」が求められる仕事のトップといっても
いいであろう看護は、感情をその場のコードに従って適切に管理し、表出
できる能力が求められている。感情管理ができることは、相手への敬意な
どを表す一方で、そのようなことができる〈私〉も相手からの敬意を受け
てしかるべき人間であることを示す儀礼の一つといえる。これを行うこと
が、働く〈私〉を守ることにもつながる。とはいえ、このように、看護職
は、本来の看護業務以外にとても多くのスキルを求められている。従来の
「労働時間の短縮」や「賃金上昇」などを要求する労働運動では、人間の
感情が労働の一部として要求されている現実には太刀打ちできない。現在、
ILO（国際労働機関）では、「ディーセント・ワーク（働き甲斐のある人
間的な仕事）」が政策課題となっているが、効率を最大限に考え、それが
最も合理的と位置付けられてきた中では、目に見える「時間」や「賃金」
では推し量れないもっと人間の核にあるような事柄が捨象され、放置され
る現状を踏まえるなら、何を目指しているのであろう。ここで言う働き甲
斐というのも、イルーズの考えを念頭に置けば、企業や働いている組織の
要請として、「もっともっと働いて、でも、心身共に壊れないハッピーワー
カー」を目指させようとしているのか？と思うのは穿った考えだろうか。
　さらに言えば、ジェンダー化された社会的・文化資本の効果は、近代西
洋国家において女性を経済的に脆弱な立場に置くことにつながっている。
地位、常に価値の低い社会的ネットワーク、そしてしばしば非論理的と見
なされているハビトゥスによって、女性は男性と対等に競争する環境に置
かれていないことに気づいていない。看護という文化的役割を担う女性は、
しばしば雇用主に昇進させない、あるいは雇用しない理由として認識され
る。低い地位、低賃金、パートタイム雇用に集中する女性とその子どもた
ちは、最も経済的に不利なグループを構成している。
　では、なぜ、彼女たちは、このような困難な中で労働を続けることがで
きるのであろうか。次節以降で、仕事を賃労働として計測可能にした「時
間」概念について見ていきながら、さらに、看護労働について、ジェンダー
化、医療化、診療報酬の観点から考えていきたい。

第３節　「時間」と「賃金」から考える看護の仕事

１．看護をするとはいかなることか──「時間」から考える看護の仕事

　病院を中心として、看護の仕事は、病棟の２交代、３交代など、時間によって区切られている仕事でもある。一方、予測可能な業務内容というよりも、突発的に変更を強いられる仕事でもあり、また、専門性も高く、すぐに誰かにとって代わることができる仕事でもない。こうした時間的制約の中で、業務をこなすことは、非常に難しいと言わざるを得ない。歴史研究者で『時間・労働・支配──マルクス理論の新地平』を著したモイシェ・ポストンは、資本主義社会では、圧倒的な豊かさの中で、貧困や長時間労働が常態化しているが、その理由は、賃労働は交換可能な商品として「抽象化」されており、その労働を計測・制御するために「抽象的時間」が生み出されたと考えた。そこで、看護職の業務を考えるうえで、時間はどのような意味を持つのか、考えてみたい。

・神の時間から人間の時間へ
　かつて、時のはかどりは、日の出、日の入りによって見きわめられていた。西洋社会において、やがて、それは、教会が信仰上の聖務日課の時間を知らせるためにつく鐘によって示され、たとえば、ノルベルト・エリアスには、「神官は、日月の動きを観察し、民がいつ種をまき始めるかを指示した[48]」と指摘する。そして農作業に従事する者だけでなく、職人にとっても自然の生活リズムと合致したものであった。しかし、それは、そもそも単なる時間の知らせとしてではなく、教会が権威を持っていたからこそ、人の一日の行動を定めることができたといえる。
　パリ奉行、エティエンヌ・ボワローがまとめた『職業規則』を読むと、13世紀末、聖王ルイ９世の時代、王令によって、たとえば、「毛織物業の職人は、第一課の鐘の音で親方のところで食事をとる」といった規則が鐘

の音つまり時間で定められていたことがわかる。これは、また、王令を出してでも、各職人団体の活動、組織を把握する必要があるほど、従前の、日の出、日の入りといった自然のリズムによる労働慣行、すなわち、王権的、宗教的価値観が崩れ、独自の職業組織化（ある種の世俗化）が行われていたことを示している。

　また、14 世紀中ごろには、機械仕掛けの時計が登場することによって、[49]教会の鐘楼ではなく、大都市の塔の上の大時計の存在が人々の生活に影響を与えるようになる。その過程は、都市化とともに時間が世俗化されたかのように見せるものの、そのルーツが宗教的な鐘の音だったように、一見、宗教的と思えなくなるほど、（宗教性が自明化して）世俗化したといえるのではないか。

　このように、時間は、神に属すものであった。やがて、人々は、時間を計量し、操作するようになったが、それは、社会生活そのものの秩序を自らの手で形成することの表れともいえる。

・時計の誕生と人間（の行動）の管理

　このことが顕著に表れるのは、1830 年代から 80 年代にかけて地方にまで広がっていった鉄道の誕生においてである。正確さを決めるものは、電信だが、時計の存在こそが、離れた空間でも時を合わせることを可能にした。というのも異なる場所の二つの時計が同時に同じ時刻を指して初めて、時間の正確さが計られるからである。そして、鉄道の普及は、「正しい時刻の普及」を人々に要請し、時を同じくして行われるようになった、工場労働の組織化、教育界においても同様に行われた。無駄のない時間という概念は、工場内における「生産性」を向上させることに貢献し、たとえば、寄宿学校などの教育の場でも、たとえば、学校内の分刻みのスケジュールの存在は、同時に、「勉学に励む」こととセットとなっている。また、良妻賢母教育を受けるブルジョワの娘たちも、習い事で埋まった一日のスケジュールは、それをこなすことに目的があるだけでなく、時間に従って行動する重要さを内面化し、それを次の世代に母として伝える役目を果たす。

　このように、「時間厳守」を教えることは、その時間に決められた振る

舞いが規範として身体化されていく過程をも示しているのである。否、そもそも、時を定め、計量するという行為自体が、それを厳守することと対になっているのである。時間の可視化と時間の身体化、つまり、「時間の提示」は、ただの「お知らせ」なのではなく、「その時間になったら、そのように行動すること」とセットなのである。「規律」、「訓練」の場である監獄、軍隊、病院においてもそれは、例外ではなかった。時計が刻む時間が人々の生活に埋め込まれ、時間秩序を守ることが自明視されることによって、内面化、身体化されるのであれば、より効率よく、権力のありかが見えない形で社会生活の中の時間秩序が守られる。

　さらに言えば、時間という形で時を計ることの意味は、行動を規範化する、賃金支払いの物差しになるといった点だけでなく、近代化した新しい生活の中で誕生したしくみ（それは、次々と出現する道具や機械……病院では、患者の情報共有にパソコン入力を行っている）を使うことで、時間を節約するはずが、結果的には、その新しい生活様式が時間を奪ってしまうという側面がある。スウェーデンの言語学者、ヘレナ・ノーバーグ＝ホッジは、インドのカシミール州東部ラダックに 1975 年から滞在し、ラダック語―英語の辞書を制作したが、伝統的な自給自足生活がグローバルな資本主義の影響を強く受けていく様子を記している[50]。そこに記されていることは、テクノロジーによって時間は節約されるはずなのだが、余ったはずの時間は、人々の手元には残らず、現代の経済が、時間を売買できるような商品に変えてしまい、突如として計ったり、分割したりできるものしてしまったということである。

　近代的時間感覚の出現は、生活のゆとりを失わせることになったのだが、看護の現場では、どのような時間となって立ち現れているのか、宗教的文脈から人間の身体の医療化にとって代わる世俗化の過程について、また、19 世紀以降の生産性と時間の時代以降、医療制度の中で、看護の時間が組織的労働として診療報酬化される過程、そして、看護の属性として自明視される女性性が、分業が性別によって行われるようになったことで、女性の場で、女性のハビトゥスとして評価されることに連なっていく過程をケアの三つの時間として見ていこうと思う。

２．医療と看護の空間：①医療化された時間

　医療化とは、第３章で詳述しているが、イリッチによれば、医療が「現代のあらゆる局面に拡大し、それを自発的に受け入れること」と定義される。いまや、身体の不調だけでなく、予防的な面まで、医療が日常の中に根差していることを否定する人はいない。高齢社会で最も問題となるのは、人間の生命の時間の延長であり、長時間生き続ける間、医療を受けるか否かの健康の問題ともいえる。一方、まだ完全に人間になっていない存在である胎児ですら、どのように取り扱うか——つまり、生きていていい胎児、生きてほしい胎児、不都合な胎児つまり、胎児の生の時間を決定する基準の大きな部分——は、医療という分野にゆだねられている。すべての生きとし生けるものが、医療化された時間を生きていると言えるであろう。

　医療や看護を受けるということは、それを施す人にとっては、ルーティンであっても、その受け手にとっては、日常からかけ離れたことである。たとえば、その日初めて会った人に対して、体の不調を訴え、その人たちの前で服を脱ぐ。場合によっては、触れられ、注射をされ、切られたり、縫われたりする。そこで、流れる時間は、前者にとって、後者にとって、意味合いがかなり違うであろうし、時間感覚も異なるであろう。そして、病院の時間は、誰にとっても医療化された時間と言える。医療化は、時間によって何をすべきか決めていて、自ら、行動を律するからである。

　看護師にとっての夜勤は、日中よりも少ない人員で、入院患者の容態急変が起きないことを前提に（もちろん容易に急変が予想されていたり、すでに、厳しい状況にある患者もいたりするのだが）患者のケアを行う時間とされている。そこでは、仮眠時間は与えられているのだが、十分な睡眠がとれることはまずないという。超高齢社会における日本では、入院患者も高齢化し、90 代の入院患者も珍しくない。慢性疾患を抱えながら、認知症的な症状がある場合、数分おきにナースコールを押す患者もよくいると看護師のインタビューでは語られる。そこでは、限られた人員、時間の中で、多くの患者を看ていなくてはいけない看護師と、今は、就寝の時間

47

であり、ナースコールを押さないでいることを懇々と説得された高齢患者がいて、そこに流れる時間は、異なっている。そこを職場として、働く時間を過ごしている看護師と、自宅ではなく、病人のレッテルを貼られ、場合によっては、本人の自覚なしに病院で過ごすことを余儀なくされている高齢入院患者の時間感覚は異なる。看護師は、その職場で多くの命を預かり（ケアラーの仕事の多くはこのような表現において記されるが）ながら、自らの命も危険にさらしている。

　すなわち、「規律」「訓練」によって、身体化された結果、病院の「時間」に合わせて過ごすことをすべての存在が望まれている状態が、医療化された時間と言えるであろう。つまり、医療化における非対称な関係である。しかし、誰による、誰のための「力」なのか？患者、看護師、医師は、医療化された時空間の中で、それぞれの役割を持ち、異なる時間感覚を生きているが、それは、対等な関係性ではなく、力を振るう、振るわれる関係である。他方、高齢者の寿命を延ばすために、看護職だけでなく、応召義務をもつ医師もいまや連続30時間の勤務を強いられることもある（たとえば、「高齢化率46％の町、北海道松前町立松前病院」共同通信、2018年10月1日）。医療化された時間の中で、医療関係者の時間は、年々、負担の重いものとなっているといえるであろう。

3．診療報酬としての看護の時間：②テイラーの「科学的管理」と労働者の時間

　分業という点で言えば、デュルケームの『社会分業論』は、社会における分業の発達の原因をさぐり、その発達によって生じる社会的・道徳的変化を考察している。それによれば、分業は人口の増大・集中、環節的社会構造の崩壊、交通手段の発達にともなって進行し、日本では、看護師の他に看護助手も存在するものの、他国のケア役割の分業化に比べて他国が看護業務を細分化しているのに対して、看護職が多くの役割を担っている。一方で、保険点数化によっては、看護職の本来持っているスキルが十全に発揮されないような場面も多々出てくるであろう。というのも、その症状

に必要な看護業務がそれに充てられる時間や人員が変わることでその本質が変わってくる可能性が高いからである。なぜなら本来の看護は、同じ症状、同じ患者であっても、その時々に応じて、それを行う量や質が変わってくるはずだからである。

　ところでテイラーの「科学的管理法」は、工場勤務者の管理法である。工場の管理は、決まったものを決まった手順で決まったものに仕上げていく。こうした手法と看護業務の管理を比較して考えたい。

　テイラーの「科学的管理法」は、20 世紀初頭に、労使の対立を払しょくするために、客観的な基準と管理体制によって生産性を増大させ、信頼を築くことを目的に生まれた。それは、1．課業管理、2．作業の標準化、3．作業管理のために最適な組織形態からなり、作業に関する基準作業量の設定には、生産性を最大化し、コストを削減するため、作業工程を細分化し、各動作にかかる時間をストップウォッチで計測し、標準的な時間を作り出す「時間研究」という技法である。一日に完了できる仕事量をノルマとして設定し、達成した者には給与を割増した。また、生産管理における指揮、監督を現場任せにせず、「計画」と「執行」に分離させ、新たに計画管理の部署を作り、職能別組織の原型を構築した。つまり、職務内容を平準化することで、熟練していなくても、単純労働化することができ、時間ではかられたことが、労働の基準となり、労働時間こそが価値を生むようになったのである。この管理法は、一方で、労働者の従来のイメージである「適切なマナーを習得すべき無能者」を一変させ、科学的管理を受けることで、能力によってその適性が図られ得る存在となったことを示し、科学的精査の対象となることで、適性は証明されるべき能力となり、多くの者があらゆる仕事の現場で、この考えを持つようになった。

　このような労働管理の方法に似た保険点数化は、看護業務が、患者の多様性の中でその専門性が規定される仕事であることを考えると、なじまないように思えるのだが、実際の看護業務は、その配置によって診療報酬が変わり、たとえば、患者と看護師の比率が、7：1 と 15：1 などに変化する。それによって、診療報酬だけでなく、看護師の負担も異なってくる。交代制という時間軸とさまざまな患者や医療現場のニーズを平準化する保険点

数化という軸の存在によって、看護職は、その枠の中で、最大限に効率よく働くことを目指さなくてはならなくなった。

　現代社会において、働くことの物差しの一つが、労働の対価である賃金、所得であり、一方、その金額を設定する物差しの一つが、時間であることに異存はないであろう。人間の労働が商品化され、具体的な内容を捨象されると、給与と時間はまるで、車の両輪のように働くことを規定する。看護職の仕事はモンスターペイシェントやその家族からの苦情対応、認知症あるいは、入院や手術によるせん妄状態患者の１分おきのナースコール、モノを取ってほしいだけの呼び出し、トイレを掃除してほしい、トイレットペーパーを補充してほしいなどの訴え、閉院時間間際の患者家族対応、薬剤部からの入院患者の投薬の問い合わせなどに及ぶが、その多くが、いわば、「時間的圧力」の中で働いているのである。

　それだけでなく、働く者の環境が厳しさを増す中、日本は2025年には団塊世代が後期高齢者となることはすでに述べた。それは、すなわち、医療・看護消費の増大を示し、医療費が増加することと同義である。こうした中で、たとえば、病院などで支払う医療費以外の医療費は、国家予算の中から負担されており、医療費全体で、42兆円にも上るということは、文字通り、『時間稼ぎの資本主義』（ウォルフガング）として、次世代に引き継がれている。つまり、今、考えなくてはいけない問題を、いったん、借金で作られた税金によって、危機を先延ばしにするのである。先送りにして引き延ばして、実態を把握せず、ごまかされている状態は、ごまかす方にとっても、ごまかされている方にとっても、現状を把握しないことに慣れた身であれば、それほど居心地の悪くないのかもしれない。そのような中で、前述のように、決められた時間の中で業務をこなす看護師にとって、患者の状態に合わせて、日々、追加や変更を求められることが日常的であり、看護業務は、診療報酬によって決められている以上、看護師の意識、善意に頼るやり方によってかろうじて成り立っていると言えるのではないだろうか。これについて、フォーブルらは、看護の利他的で労働市場の価値に左右されない性質こそ、「労働搾取を円滑にする」と述べ、過労に至るプロセスを説明している。[52)]

　さて、70 年代の終わりに、フーコーは「統治性」という語を新自由主義の文脈で用いていた。新自由主義的主体の変容と未来について研究する中井亜佐子によれば、フーコーは新自由主義的主体とは、「自分自身の企業家」であると述べていて、マルクスが労働を時間によって測定され市場で賃金の支払いを受ける抽象化された労働力として分析するのに対して、新自由主義的労働を「労働する者の視点に身を置く」こと、「労働者を経済主体とする」［フーコー 2004 ＝ 2008］ことによって分析しようとする点が異なっているという。フーコーいわく、労働は時間によって計測され抽象化された商品ではなく、所得、そしてその所得をもたらす資本であると考えられる。そして、この場合に資本と呼ばれるものは、その資本を保持している者、すなわち労働者本人からは切り離すことができない。中井は、「この資本を構成するのは、『人的資本』概念の発案者であるシュルツの言葉を借りれば『経済的価値をもつ知識と技術』であり、労働者はそうした知識と技術を獲得することによって資本家となる」［中井亜佐子 2021：374-375］と指摘する。

　ところで、OECD が提示する教育に求められる「key competencies（主要能力）キーコンピテンシー」というものがある。それは、教育の成果と影響に関する情報への関心が高まる中で 1990 年代後半にスタートし、2003 年に最終報告された OECD のプログラム「コンピテンシーの定義と選択」に規定されており、PISA（Programme for International Student Assessment 生徒の学習到達度調査）の概念枠組みの基本となっている。単なる知識や技能だけではなく、「1. 社会・文化的、技術的ツールを相互作用的に活用する能力」、「2. 多様な集団における人間関係形成能力」「3. 自立的に行動する能力」に根ざしていることが求められている。文部科学省によれば、技能や態度を含む様々な心理的・社会的なリソースを活用して、特定の文脈の中で複雑な要求（課題）に対応することができる力であるコンピテンシー（能力）の中で、特に以下の性質を持つとして選択されたもので、①人生の成功や社会の発展にとって有益、②さまざまな文脈の中でも重要な要求（課題）に対応するために必要、③特定の専門家ではなくすべての個人にとって重要としている。2018 年には、日本の子どもの

読解力が PISA の中で低いとされたため、教育の現場で盛んに取り上げられてきた。変化や複雑な環境においても、自身の所属する文化や社会を絶対視することなく柔軟に、かつ協調的に、一方で、主体的に判断できるといった能力を個人が備えるべき資質が国際的な基準として掲げられていて、日本もそれに追随している。それは、どんなに大変でも辛くても、いつも笑顔で、前向きに、自分一人で対処し、将来的には、さらなるキャリアアップも目指そうとする超人的と思われる人物像だ。新自由主義的な世界ではこのような人材が求められているのであろう。

　感情労働で専門性の高い業務を、過労をものともせず、さらなる専門資格や高学歴化を目指しながら行っている現代日本での看護師や一方で、過労や離職をする看護師たちの多くは、どうであろうか。本来の看護業務に邁進することと時間で区切られる看護の現実に引き裂かれていることも少なくないのではないだろうか。前述のポストンによれば、商品化された労働は、「ある量の労働が投入された＝人がある時間働いた」以外、規定されなくなってしまう。このように考えれば、看護の配置や交代勤務は、看護の専門性が第一に問われなくなり、「抽象労働」としての困難に陥るのではないだろうか。

4．ジェンダー化された看護：③ジェンダー化された献身の時間

　上野千鶴子は、一貫して、アンペイドワークとしてのケアの歴史を見てきた[55]。これは、修道士が他者へのケアを修行の一つと規定したおよそ 6 世紀頃の歴史からも読み解くことができる[56]。当初は、修道士が男性のみであったことから、他者によるケアは、男性の仕事であったのだが、18 世紀ごろには、女性が聖母マリアにつながる母性を持った存在として脚光を浴びるようになる。言いかえれば、女性は母性を持たない限り、評価されえない存在になっていくのである（これについては、デュルケームも『社会分業論』において性別役割分業が起こってきた様子を記しており、第 2 章で述べる）。

　こうした状況は、永らく変わっていないのではないだろうか。また、ブ

ルデューも、女性であるからそうふるまうのではなくて、そうふるまうことが教えられていくことによって、そうなっていくのであると、著書『男性支配』の中で論じている。その根拠は、「男性と女性の身体の目に見える違いが、男性中心的な見方の実践的な図式にそって知覚され構築されているため、まさにこの違いが、男性中心的な見方の原理に合致した意味づけや価値づけを、いっさいの議論の余地なく完璧に保証するものになるということだ（中略）男性中心的な世界観が、男性と女性という関係によって定義されるジェンダーの分割にそって組織されているからこそ」なのであって、それゆえ、「生物学的な身体の差異が両性の差異の客観的な基盤として制定されうる」［ブルデュー 1998 ＝ 2017：40］という。そして、この「象徴的な構築の作業が完遂され完成するのは、身体（および脳）が根底から変容し、その変容が接続するときである。つまり、どんな身体の使い方が正統かという点についての、差異化された定義を〈各人に〉押し付けるような、実践的な構築の作業のなかで、その作業を通してである」［同：40―41］。その結果、ブルデューの考え方では、ジェンダーに応じたプラティックは評価され、そうでない場合は、評価を受けにくくなる[57]。それはまた、発達心理学者のギリガンが述べるように、女性は、ケアの倫理としての女性の振る舞いに特徴づけられる[58]という論にもつながっているであろう。というのも、女性は、相手のために自らを捧げる「愛他的行動＝世話」がアイデンティティの形成の一部となっており、世話という性役割を内面化することでそのことが、自身にとっても他者にとっても自明化しているからである。これを、看護師の道徳的なジレンマに当てはめてみれば、日本では看護師の 90％ 以上が女性である以上、このジレンマは、女性特有のやり方で解決される。それは、自身にとって過労になる状況であっても、患者が必要であるならば、身を削って看護を行うということになるのではないか。しかし、これらの研究結果はほとんど知られておらず、女性がそのほとんどを占める看護師の当然の振る舞いと考えられているので、看護師本人も意識せずとも、この規範に従っており、すなわち、看護師個人への負担増となって表れることは言を俟たない。

　第 1 節の 3 で、周辺業務は支払われない、と述べた。その中には、感情

労働もある。そして、その多くは、ジェンダー規範に拠っている。ジェンダー化された看護職は、看護業務だけでなく、よく気が付く・優しいといったこれまで女性らしさといわれていたある種の「ジェンダー資本」(ジェンダー規範によって生成された象徴資本の一つと考えられる。第2章で詳述)をもやり取りしているのではないか。それゆえ、日本の看護師は「それは私の仕事ではない」と言わない。人員配置が十分ではない場合でも仕事を行っている。そこに、白衣の天使イデオロギーによる献身という名のサービス残業が存在し、是正されないことで、その働き方こそは美徳とみられる向きもある。

・看護職の時間とケアの「予見可能性」

　前述の①医療化、②の診療報酬化、③のジェンダー化は、それ自体、それぞれ、規範を内包しているが、「看護」の時間として重層的に病院での看護を構成していると考えれば、それぞれの「時間」によって、文化や時代ごとの規範を備え、外部要因として、「『その時間』が決まっている」ことだけではなく、勤務時間に合わせて、①、②、③に合わせてそのようにふるまうことがセットになっていることを意味する。最後に、これら三つの看護の時間が、いかにして、サービス残業による長時間労働を生んでいるのかについて考察したい。

　そもそも、看護は男性が行うものから両性が行うものとなり、やがて、女性がふさわしいとみなされるにつれて、③の「ジェンダー化された献身」として価値を持つようになる。そして①の「医療化」が社会に浸透するにつれて、医療制度上、②の「看護の保険点数化」がもたらされる。①が自明となるにつれ、②の在り方も社会に定着し、看護職は、人員配置とシフト(時間制)によって構成される。一方、看護職本来の業務である、看護(療養上の世話、とりわけ、感情労働としての看護)は、②の中に納まりきらず、時として③を喚起する。そして、①、②、③は、どれもが、お互いにかかわりあいながら、看護職の時間を形成している。

　また、ブルデューは、ハビトゥスや場が醸成される条件の一つとして、時間と権力の関係について述べている。①、②、③は、規範として拘束力

を持っているが、この三つの時間の流れは、看護職にとって、ブルデューのいう、「受動者の『予見不可能性』」［ブルデュー 2009: 392］をもたらし、これが、過労（死）や離職につながっていると言えるのではないか。「後に回す、引き延ばす、気を持たせる、遅らせる、時期を待つ、延期する、先送りにする、遅刻する。あるいは逆に急がせる、不意を打つ」といったように、受動者を「絶望させることなく気を張らせておく」状態に放り込むことが、権力行使の重大な側面である［同: 389］。

　こうした時間感覚は、ある種の象徴的な暴力として、見出すことができるだろう。この予見不可能性の議論は、たとえば、どこまで耐えれば、楽になるのかといった将来の不透明性に身を預けた結果、過労（死）を誘発するほどの長時間労働が自明になっているという現実、それを、精神性、根性論によって、ふたをするということを示す。それは、白衣の天使への圧力時間、あるいは、ジェンダー規範時間であり、献身を無制限の忍耐にすり替えさせる時間ともいえる。

　また、看護師の 90％が女性であるがゆえに、③の時間が重視されるのだが、前述のように、②との関連で言えば、残業を申告しないことで、②も③も評価されるようになる。そして、③は、②のサービス残業を隠す作用がある。なぜなら、白衣の天使だからである。予見可能性の中にある②の時間を③は、簡単に予見不可能性の中に落とし込めてしまう。そして、離職理由の統計結果が、「結婚」「出産」「夫の転勤」であることが示すように、予見不可能性の果ての「離職」の先にある人生の地点もまた、結婚、出産という、ジェンダー化された「看護『職』」ではない方のジェンダー化であり、「家庭」というケア中心（とされている）の時空間なのである。

5．新自由主義的労働と子育ての見返りとしての「心的所得」（フーコー）

　看護職の離職理由のかなりを占める、子育てについて、前述の中井は、新自由主義的な見方から次のようなフーコーの言説を取り上げている。今日の新自由主義的なあり方も、以下の言説とほぼ同じような状況にあると

いっていいだろう。以下、母子関係に及ぼす影響として、フーコーが新自由主義者の見解として述べているのは、

> 母親が子供とともに過ごす時間。母親が子供に与える世話の質。母親が子供に示す愛情。母親が子供の発達、子供の教育、学業さらには身体における子供の進歩に払う警戒。母親が、子供に食事を当てるやり方ばかりでなく、食生活を様式化し、母親と子供との食事における関係を様式化するやり方。こうしたすべてによって具体的に特徴づけられる母親と子供との関係が、新自由主義者にとって、時間のなかで測定することの可能な一つの投資を構成します。では、この投資の方は何を構成することになるのでしょうか。それは、人的資本、子供の人的資本を構成し、それが所得を産出することになります。この所得とはどのようなものでしょうか。それは、子供が大人になったときの賃金です。では、投資した母親によってはどのような所得があるのでしょうか。新自由主義者たちによれば、それは心的所得です。子供の世話をすること、そしてその世話が実際に成功したのを見ることに、母親は満足を覚えるだろう、というわけです。したがって、投資、資本のコスト、投資された資本の経済的利益と心理的利益といった観点から、母親と子供とのあいだの非常に広い意味における育成的ないし教育的関係と〔呼ぶ〕ことのできるような関係の全体を分析することができるのです［中井亜佐子 2021：375-376］。

　ルソーの『エミール』は、男児である「エミール」をいかにして立派な人間として育てるか、母親をはじめとする周囲の女性の役割、あり方を説く。そして、「エミール」の周囲にいる女性たちが得られるものが、この「心的所得」なのである。現在では、やりがいととらえる向きもあるだろうか。
　さて、中井は、この言説を受けて、母親である女性が新自由主義的な社会の中でどのような存在であるか、自らの考えを述べている。「ここで想定されているのは、家庭内でもっぱらケア提供の役割を担い、そこから貨幣的な報酬を受け取らないばかりか貨幣的所得を得る時間を失うコスト

を支払うことになる、明確にジェンダー化された主体である」[同 2021：376]。つまり、母親である女性にとっては、そのハビトゥスであるジェンダー規範に従って、それにふさわしい行動を取る、とりわけ、女性において、今日も母親の役割を重視することはそのジェンダー規範に沿っていることから、子どもの養育、教育のことを第一考えることはむしろ良いことと考えられる、というものだ。しかし、そのことは、母親である女性にとってはどうか。「母親から子どもへのケアは一つの投資を構成するが、市場経済においてその投資が生み出すのはあくまで子どもの貨幣所得である」[同]。母親は、母親業に無給で従事する。母親自身には何の経済的な見返りはない。しかし、中井は指摘する。「だが、新自由主義者は、子どもの養育に多大なコストを支払った母親は、ケアすること、ケアの成功を見ることによって心理的利益を得ている、すなわち『心的所得』によって投資を回収していると主張する。ばかげた主張だと思われるかもしれないが、「心的所得」という発想こそはきわめて新自由主義的である。経済的ならざるあらゆるものが経済化されるということは、すべてが貨幣化されるということと同一ではない。むしろ貨幣によって想定不能なものが、市場経済のイディオムによって分析しつくされるということなのである」[同]。もちろん、これは、前述のように、日本の現在の税制においても、専業主婦家庭の方が税金を優遇されるのでよい、という話でもなければ、ジェンダー規範に則ってその規範らしく女性が母親をすることで、ジェンダー規範に則っているから女らしいと褒められてよかったという話でもない。新自由主義的な社会では、女性も含め、すべての人間が「人的資本」である。であるがゆえに、育児などを理由に競争価値の高い人的資本になりえなければ、新自由主義的主体としては高い評価は得られない。また、無償の育児家事の提供者として、従属的な存在であることを指摘されるかもしれない。しかし、さらに踏み込んで中井は分析し、「それは、むしろ、著しく適応した例なのではないか」と指摘する。フーコーの定義である「生―権力」の作用である、生きさせるか死の中へ廃棄するという二者択一を迫る権力であるから新自由主義の加速によって、後者のパターンを取る者が今後増えてくるであろう。中井が述べるのは、「富裕国にみられる疑似民主

主義で『穏健な』新自由主義は生きさせる政治であり、貧しい国々に押しつけられる露骨に搾取的でときに暴力的でさえある新自由主義は死の中へ廃棄する政治である」ことから、両者の原理はそれほど変わらないという主張である。中井は、アメリカの政治哲学者ウェンディ・ブラウンの著書を翻訳しているが、ブラウンは、「新自由主義的合理性による政治的なものの経済化、社会的なものという観念そのものの放棄、そして政治をガバナンスに置き換えることが能動的な市民性の占めるべき重要な場所や市民性の意味そのものを縮小させてしまう」［ブラウン 2015 ＝ 2017：243］と論じている。つまり、公共の利益という言葉の通り、一人ひとりの市民が主体的に関わって社会を作り上げていくという考えは、もはや持てなくなっていて、「能動的な市民性が衰退して自己を責任化された人的資本として育成するということに還元されるにつれて、自己犠牲的な市民性は拡大されて経済の要求や命令に関連するものなんでも受け入れるようになる」［同：243-244］と述べる。自由主義から新自由主義的民主主義へと移行する過程で、公共性を重んじる市民の美徳は、フーコーの言うように、一人ひとりが自分の企業家であるがゆえに、自己犠牲に基づいた、自己責任化された自己投資へと再編成され、「経済の要求や命令に関するものならなんでも受け入れる」ようになるからである。そこには、福祉国家体制におけるジェンダー分業を「女性活躍推進法」が推進されたことで、本来の業務にはない多大なる感情資本を要求されることで過剰な感情労働を行わざるを得ないケアラーの姿もあるであろうし、ジェンダーレス化させたように見えるが、その実、ホモ・エコノミクスによって仕事か家庭かではなく、仕事も家庭も、とさせ、政治学者の三浦まりが指摘するような「ネオリベラリズム的母性」もある。そのような意味で、男性の稼ぎ手モデルの中に女性も加えられたことによって、働く女性は、有給の仕事だけではなく、無償ケアの枠が大いに広がってしまった。前述のホックシールドは、これらを「セカンドシフト」と呼び、「働く女性の板挟み状態」を『タイム・バインド』という著書で示した。女性は、いまだ維持されるジェンダー分業を自明視する社会の中で、新自由主義的ホモエコノミクス男性並みにネオリベラリズム的母性をトッピングするか、無償の育児・家事に埋没する

のか。中井が指摘するように、貧しい国に見られる露骨な搾取と富裕とされている国の大人しい新自由主義は「地続き」なわけであるから、支払われない労働に要求されていることは、それが、看護職の業務時間内の仕事であれ、家庭の主婦の育児・家事であれ、過剰な搾取を示していることは間違いない。その新自由主義は、非正規労働、無償労働に依存する形で、しかし、「『自分自身の企業家』であれ」といい、その過労は、自己責任化で回収されるのである。

6．看護の「外部化」と看護職の未来

　冒頭で述べたように、私的で個人的な経験であった看護は、近代化の中で制度化し、医療化し、交換経済の素材となった。もちろん、職業化し、専門職化することで、技能の向上は図られた側面がある。一方、ケアの本質を維持したまま職業化することの難しさ——医療制度、診療報酬制度のシステムの中で取りこぼされるような事柄を人力で拾い続ける——もある。そして、実際の看護は、対象も行うのも人間である。現場で望まれていることは、従来通りの「心温まるケア」でありながら、その運営上のシステムは、経済活動と同様に、需要と供給の均衡点を考え（実際、定期的に「看護需給調査」が行われている）、診療報酬によって決定される。さらに、看護の高等教育化や先進的な現場では、組織運営という経営学の概念を導入し、看護管理者は、いかに効率的に行うかに目を光らせる。やがて量だけではなく、質も確保しなくてはならなくなった今日の看護は、自助努力により、患者の満足度、医師のタスクシフト、自身のレベルアップなどをすべて請け負う。新たなキャリアを目指すための多くの資格と、看護に直接関わらない、組織論も含めて勉強する。なぜなら、労働闘争は時代遅れと考えられていて「チーム意識」によって統合され、全体へと奉仕させられるからである［中井前掲書：381］。そして、労働力をジェンダー特性へと変化させることで、労働力の搾取が正当化されてきた。なぜなら、それは、「女性に向いている仕事なのだから」。

　看護師が国家資格でありながら過労死の危険にさらされていることすな

わち、看護職の不安定さは、ケアワークにおける倫理的暴力の問題と言いかえることができるのではないか。ジュディス・バトラーが、「ジェンダー化された主体は、社会的規範の呼びかけによって生産される[60]」と述べているように、倫理の問題は、道徳的自己と暴力との共犯関係に不可避的に取り組まざるを得ないことを示している。すなわち、道徳的な人であるために、ケアラーとしてケアの倫理を全うするには、自己の生命を犠牲にするような暴力にさらされても、それを全うすることがハビトゥスとして、とりわけケアを担う女性にとっては正しい行いであると信じ込まされているのである。それは、道徳と暴力という、一見、相反する組み合わせにおいて、支配を受容することで支配関係が成り立つのと同様、構造的な共犯関係によって結びつけられている。

　言ってみれば、一つの職業として、ケアの高度化、高学歴化、高資格化の一方で、患者などからは、ジェンダー特性に由来すると思われているケアを要求されることから、女性であることのサバルタン性が看護職には存在するのではないだろうか[61]。そこでは、高度資格化する看護職は、ジェンダー規範というブラックボックスに入ることで、フレックス化、過労（死）といった状況を生みだしていると考えられる。診療報酬制が行われる前、医療制度の下に置かれる前の看護は、必要な看護をその都度行うということに終始していた。つまり、看護として必要なことを医療・看護のプロセスの中で行っていればよかった。それを診療報酬化が看護を時間労働の過程の中に置こうとした。

　看護職は、『看護職の社会学』や本章で明らかにしたように、看護が、ジェンダー化された役割すなわち、性差の認識のもとに自明視された性別役割分業としてジェンダー・ブラインドネスの中に置かれている[62]。労働を扱う経済学においてさえ、長らく、家庭内の労働は、女性という身体を持って生まれた以上、女性の役割である家庭内の役割、家事・育児や看護ができる、それをすることが当たり前といった、性役割規範の存在の中にあった。それゆえ、家庭内の仕事であり、また、それが家族内の愛の行動であるから（といった理由の下に）「不払い」つまり無償であって構わない、否、むしろ高尚な愛情関係の中にあるがゆえにこそ、無償であるという論理が女性の

中でさえまかり通ってきた。その繰り返しによって、そのような価値観と行動の動機づけがより定着してしまう事態となった。それゆえ、看護が伝統的に長らく女性の役割である、女性が看護に向いているといった歴史的に根拠のない言説も実際にその実践を行っている女性が多くいることで、それが「真」であると「誤認」され、さらに、そのようにふるまう人を見続けることで、それが「真」であると「再認」される。

　看護職は、国家資格であろうと、どれだけ高学歴になろうと、どれだけ専門化・細分化しようと、「女が家庭でやっていること」とみなされている限りにおいて、看護の受け手にとって、職業としてのプロのサービスを受けている感覚は涵養されないのだろうか。たとえば、前述の日本看護協会が例年行っている「感動した看護」の表彰と日本看護協会が同様に推進している看護職の専門職化・高学歴化との両立は、感情労働がもたらす無償性と専門職の有償性とのはざまで看護の担い手にも受け手にも二律背反のイメージをもたらす。表彰行為は、「看護が愛の行為であってほしい」という思いにほかならず、それは直ちに、「愛の行為であるべきだ」という言説を呼ぶ。つまり、規範命題の提示であって、看護の職務以上の職務を強要する側面があると言わざるを得ない。しかし、こうした表彰式があることで、それ以外を選べない／選ばせない力の存在を感じてしまう。それは、日本看護協会は、日本の看護職の職能団体であるからだ。感動する看護、心に残る看護と言ったとたん、それが、これまでの「無償の行為」であった慈善事業を想起させる。当然報酬は少なくていい、もしくは、不要ということにはならないであろう。ところが、その担い手の多くが、無償行為の歴史や女性が家庭で行う仕事の延長とみなされてきた「短い」歴史があるがゆえに、実際に女性が行っていることもあり、感情的な報酬によって事足りると勘違いされているのではないだろうか。

　現在の診療報酬などの改定によって、かえって、看護師自身の勤務状況が厳しくなり、また、その専門性が正当に評価されていない事実について社会全体が自覚することが求められている。さらに言えば、看護職員需給状況調査や看護配置の変更などは、あくまでも、「供給側」から見た考え方であり、患者を主体に考えた「必要とする側」からではない。そして、

患者が必要とするケアは、多様であり、その時々で変化する。だからこそ、看護師は、看護、ケアのプロとしてそこにいるのではないだろうか。そのプロである看護師もまた、心身の休養を当然のことながら必要としている。よって、看護職の状況は、医療制度の変更においてだけでなく、患者のニーズ、女性の社会的地位や労働市場の影響を受けている事実について、総合的な考察の対象となるであろう。ある種の成果主義的な価値基準のもとに看護をはじめとする医療の診療報酬制が成り立っている。そもそも、その点数化が妥当なのかということにも思いを巡らせてほしい。大きな医療組織の中で、看護職の言い分のみが通ることはないと思うが、だからといって、現行医療の困難を看護師の頑張り・犠牲によって贖うことは今後、ますます困難になってくるだろう。それは、団塊世代が後期高齢者になる2025年に向けて、需要増が見込まれる今日、毎年10%が離職するこの職業を守る唯一の方法なのではないか。

これまで見てきた中で、看護職は、看護を専門としていることで、看護自体が、パーソナルなものであるがゆえの、時間や量では測れない一方で、一律に、人員を配置し、時間内に個別的な対応を求められるという困難があることが分かった。また、パーソナルなケアが主たる仕事であるがゆえに、他の多くの職業よりも、利他的な職業としてのあり方も求められている。その結果、過労という形で、個々の看護師たちに負担が行っているのである。誰かのために、誰かが一方的に負担を負うということが、たとえ、それが、ジェンダー規範による価値観として内面化され、個人の利益と思われていたとしても、ジェンダー・ブラインドネスの中にあるがゆえに、多くの負担が発生していることから、その「交換レート」は適正なものと言えず、そのまま放置してよいことではない。そこでは、制度的には、さまざまな試みが行われているが、現場の考え方を変える一つの契機として、看護職に対する認識を少し変える試みをしてみたい。

ネオリベラリズム的社会では、看護師が過労することを「自己責任」と断じてしまうことはたやすい。「その看護師の手際が悪いから」、「仕事ができないのは、努力が足りないから」と「原因探し」をしてしまうことがある。しかし、看護の特性が上記のように、専門的な看護を患者個人のパー

ソナルな特性にどう当てはめていくのかということを考えれば、看護師
自身の能力とは別のところでその業務の難しさは考えられるべきである。
よって、単純な原因探しや他罰的な原理ではなく、その一連のプロセスを
現象として見た場合、何が言えるのか、そのメカニズムを探ることを重視
して考えてみたい。たとえば、自然現象を考えた場合、それは、脱宗教化、
脱魔術化した社会では、属人化しない文脈での考え方を共有しているだろ
う。看護師と患者、その他の医療者との関係を周囲の人々との社会現象と
して距離を置いて捉える。社会学が得意なアプローチだと思う。私が、こ
の考えを持つように至るきっかけになったのは、「当事者研究」を知った
ことがきっかけだ。それは、目に見えにくい障害を持つ人々やマイノリティ
と呼ばれる人々が、60 年代から 70 年代にかけて責任を負わされるのは個
人ではないといった運動が起き、その流れの中で、当事者研究が生まれた。
彼らの当事者研究の基本⁶³⁾は、その「不自由さ」の犯人探しではなく、方法
論的態度としての「外在化」であろう。「困った行動を取るその人が問題だ」
ではなく、いわば、問題とみなされる行動とその主体と思われている人間
を切り離す。そして、行為や状況を現象ととらえなおすことであるという。
　「ブルシット・ジョブ⁶⁴⁾」で有名な人類学者のデヴィッド・グレーバー
(2019) は、「負債」をキー・タームに、古代から現代にいたる経済のあ
り方を文化人類学の立場から批判的に検証したが、現代の経済、システム
の「不自然さ」に着目し、それを成り立たせている力、言ってみれば、「暴
力」の所在について述べている。それによって、数字上の移し替えではな
く、基本的に人間関係を成り立たせるために必要なものは、何か浮き彫り
にしようとしてきた。また、彼は、「ケアの分野はコンピューターのせい
で質的経験を量的経験に置き換えなければならなくなったこと」、そして、
「コンピューター作業（文章を打ち込む作業）が増えることで、本来の仕
事ができなくなり、ケアリングセクター（教育やヘルス産業の者の世話を
する仕事）生産性は落ちていくばかりになっていること」や「今日、もの
を作る方がものを維持する労働より模範的な労働と考えられているが、ケ
アリングレーバーを維持させるといった機能の重要性を考えなくてはなら
ない」と考察した。つまり、実際に人の健やかな「生」を維持するための

専門化である看護師らケアラーが、そのために必要な本当の仕事ではなく、その記録のための「電子カルテ入力」などに時間を取られ、患者さんの顔を見るよりも、ワゴンに載せたコンピューター画面を見ることの方が多くならざるを得ないのだ。また、グレーバーは、その「報酬も再考すべきであり、とりわけ、女性に割り当てられている仕事の賃金の低さが問題である」と指摘した。看護師たち自身にも不当に自分たちの仕事が機械によってケア以外の仕事が増えたため、本来のケアが難しくなっていることに当たり前すぎて気づかないのかもしれない。こうして、ある種の社会的排除が成立している現状では、異議申し立てすることも難しくなるが、できたとしてもその社会のゆがみは、自己責任として個人の努力レベルの話に還元されてしまう。看護のニーズを考えれば、能力の高い人々がその力を発揮できる環境を看護界だけでなく、社会全体で考える時が来ている。

注

1)　本書では、上野が、ケアという言葉を「育児・介護・介助・看護・配慮などの上位概念として拡張して再定義することで、家事・育児に典型的にあらわれた「不払い労働」、のちに『再生産労働』と呼ばれるようになった分野に関わる理論がすべて利用可能になる」と述べていることから、看護職における「支払われない労働」について考えるために、ケアという広い概念で考察を行うことがある。

2)　1人あたりの医療費は、前年度より9500億円増え、75歳未満が4000円増の22万1000円であるものの、75歳以上は1万2000円増の94万2000円となり、75歳未満人口の約4倍以上の額となっている。また、100歳以上人口は年々増加し、7万人にのぼる。彼らが衰弱した場合、日本では、医療管理は自明のことで、処置を辞退することは、セルフネグレクトといった議論もある。結果、衰弱する高齢夫（80代）を周りの説得により、付き添って救急搬送し、心停止から回復するも、「こんなことしてほしくなかった」とのちに述懐する高齢妻（80代）の話も、現役看護師のインタビューでは珍しくない事例として聞くことができる。また、「生命の時間の終わり方＝死の迎え方」を知らない、考えたことがないためにおこる、ヴィジョンなき（もしくは、不本意、迷いのある）延命も病院では行われ、たとえば、90歳以上の医療入院、白内障手術、胃ろう形成、心臓ペースメーカーの電池交換

など、来院によって、ケアというより、医療の対象になってしまう日本独特の事情が見られる。一方で、スウェーデンでは、宮本顕二・宮本礼子著の『欧米に寝たきり老人はいない――自分で決める人生最後の医療』(中央公論新社、2015) によれば、寝たきり老人がおらず、むしろ、さまざまな医療措置を施すことが虐待という認識を持つ。文化の違いといえば、それまでだが、医療や看護に正解がない以上、今後は限りある医療資源（有限な税金だけでなく、医療・看護を行う人材の心身の健康も含め）の使い方も議論する地点に来ているであろう。

3)　2015 年 10 月に、看護師等の復職支援をより一層強化し、来る 2025 年までに看護師等を確保することを目的に「改正看護師等の人材確保の促進に関する法律（以下、看護師等人材確保促進法）」を施行。看護師等の免許所持者が就業していない場合や離職した際はナースセンターに氏名や住所、連絡先などの情報を届出ることが努力義務となった。センター側からは、離職中の看護師等が再び医療・介護・福祉の現場に復職できるよう、情報発信し、復職につなげるという。

4)　女性活躍に関する情報の公表義務などが、令和 4 年 4 月 1 日より 101 人以上の企業に拡大された。

5)　佐藤典子『看護職の社会学』専修大学出版局、2007、PP.48。

6)　2030 年までに「世界のあらゆる人が適切な保険医療を受けられること」が国際的な目標であり、そのために現在の 2500 万人に加え 900 万人以上の看護師、助産師を必要としている。

7)　平成 30 年衛生行政報告例（就業医療関係者）。https://www.mhlw.go.jp/toukei/list/36-19.html（取得日 2022 年 4 月 15 日）

8)　OECD (2020), Nursing graduates (indicator). doi: 10.1787/c54611e3-en (Accessed on 12 June 2020) 高齢化によって需要が増加し、また、団塊世代のリタイア、看護師の高齢化、看護師不足に関する懸念に応えて、多くの OECD 諸国は近年、看護教育プログラムの学生数拡大策を講じている。

9)　OECD (2020), Nurses (indicator). doi: 10.1787/283e64de-en (Accessed on 12 June 2020)

10)　常勤換算。上記 7) より。

11)　保健師、助産師、准看護師を含めると、161 万 2951 人となる。上記 7) より。

12)　ダイバーシティマネジメントに男性キャリア支援が求められ、大阪府看護協会

などでは、男性看護師委員会が発足した。

13）病院ベッド数が西高東低の傾向があることから、ベッド数と就業数が比例していると考えられる。

14）日本看護協会調査課編『調査研究報告〈№.59〉2001：1999 年度　病院看護基礎調査』。

15）角田由佳『看護師の働き方を経済学から読み解く：看護のポリティカル・エコノミー』医学書院、2007。

16）准看護師の多くは、50 代以上となり、新たな成り手は少ない。戦後から長きにわたって特に地方においては、看護の量が問題となっており看護を支えてきた。都道府県ごとの資格として認可されている。

17）学歴が異なっても、同じ国家資格という特徴がある。

18）日本看護協会の坂本会長（当時）は「まずは養成校での 4 年制化を目指す」（2016年度　第 1 回記者会見）。一方、この件について日本医師会は反対の立場をとっている。実際の問題としては、学費などの点で進学困難や実習先での混乱が予想される。2017 年通常総会にて、准看護師養成所の新設を停止し、看護師養成所への転換促進を取り上げ、会長は「私たちの仲間だが、教育が違うのに、同じことができることに対し、安全的なことも含めてこれでいいのか」と疑問を呈し、両者の分断が懸念される。

19）池田梨恵子「高レベル大学看護学科卒業者の看護職資格取得後のキャリア——看護職、一般企業総合職、医療専門職への展開 」『日本労務学会第 46 回全国大会研究報告論集』2016、PP.19-26。

20）日本看護協会によれば、2020 年 6 月 30 日現在、3993 名登録。看護師資格取得後、5 年の実務経験の後に、認定看護管理者教育課程（ファーストレベル：105 時間、セカンドレベル：180 時間、サードレベル：180 時間）か「看護管理」の修士号とその後の実務経験 3 年など詳細な規定がある。

21）「専門看護師」「認定看護師」は分野特定、「認定看護師」「認定看護管理者」では教育機関の認定。

22）全国男性看護師会（JNAMN：Japan National Association for Men in Nursing）では、男性看護師の交流はもとより日々の看護で生じる問題や疑問などについて解決策を検討したり、男性看護師の可能性や未来を考えたりする機会や場の提供を

目的に 2011 年 10 月に本会の前身である三重男性看護師会準備委員会を立ち上げ、2012 年 11 月に「三重男性看護師会」を設立、三重男性看護師会の活動を基盤とし、2014 年 4 月に「全国男性看護会」が設立された。http://www.samurainurse.com/（取得日 2022 年 4 月 15 日）また、日本で一番最初に法人化した男性看護師団体として「一般社団法人　日本男性看護師会（JMNS）」がある。http://nursemen.net/（取得日 2022 年 4 月 15 日）

23）厚生労働省の令和元年度賃金構造基本統計調査によれば、看護師の平均年収は、482 万 9100 円、女性の平均（平均年齢 39.9 歳）は、481 万 3600 円、男性の平均（平均年齢 36.0 歳）は、496 万 800 円。男性看護師の参入が比較的最近であるため、平均年齢は若いが、夜勤手当や家族手当などにより、平均年収は女性より高くなっている。

24）厚生労働省「新たな医療の在り方を踏まえた医師・看護師等の働き方ビジョン検討会報告書」平成 29 年 4 月 6 日。https://www.mhlw.go.jp/file/05-Shingikai-10801000-Iseikyoku-Soumuka/0000161081.pdf（取得日 2022 年 4 月 15 日）

25）調査では、男性看護師の臨床経験年数が多くなればなるほど、個人的達成感の低下スコアが高く、仕事の成果に伴って感じる有能感や 達成感が低下していることが示された。浦中桂一、水野正之、小澤三枝子「男性看護師の複数配置の評価 ——バーンアウトスコアを指標として」『日本看護評価学会誌』Journal of the Japan Academy of Nursing Evaluation, Vol. 1, No. 1, 3–10（2011）

26）「【男性看護師の実態】割合は？給料・年収は？将来性は？気になるギモン徹底解消」コメディカルドットコム。https://www.co-medical.com/knowledge/article124/（取得日 2022 年 4 月 15 日）、「男性看護師になろう」看護師になろう https://www.kan-naro.jp/lp/male-nurse（取得日 2022 年 4 月 15 日）

27）https://www.mhlw.go.jp/seisakunitsuite/bunya/kenkou_iryou/iryou/nurse/event/（2020 年 6 月 30 日閲覧）

28）2008 年には、25 歳の看護師がくも膜下出血を患ってから 1 ヶ月後に死亡した。2007 年には、24 歳の別の看護師も、夜勤後に致命的な致死性不整脈で亡くなった。

29）平成 30 年度版過労死等防止対策白書によれば、看護師について、精神障害の事案の割合が多く（脳・心臓疾患 1 件、精神障害 52 件）、そのほとんどが女性（52 件のうち、51 件女性）であり、約半数が 30 代以下（52 件のうち、20 代に以下 12

件、30代15件）。また、その発病に関与したと考えられる業務によるストレス要因は、患者からの暴力や入院患者の自殺の目撃等の「事故や災害の体験・目撃した」が、約8割と特に多く（52件のうち、「悲惨な事故や災害の体験・目撃した」40件（76.9％））、その発生時刻は深夜帯が多い（40件のうち、19件が深夜24時から8時に発生）ことがわかった。

30)「超高齢社会におけるケア：社会的包摂と支援に関する日仏比較」（基盤研究C）より。

31) 厚生労働省『平成30年版　過労死等防止対策白書』によれば、時間外労働が発生する理由は、医師、看護師ともに、診断書、カルテ等又は看護記録等の書類作成（医師57.1％、看護職員57.9％）、救急や入院患者の緊急対応（医師57.0％、看護師45.0％）が多い。

32) どの国であっても女性の収入は男性より低く、人種や年齢によってその格差は増幅される。ジョニー・シーガーは『女性の世界地図　女性たちの経験・現在地・これから』（明石書店、2020）によれば、ジェンダー間の「賃金格差の原因はただの差別」と述べ、この問題の根深さを浮き彫りにする。

33) 2016年のニッセイ基礎研究所の試算によれば、正社員として産休など取得せず、定年までフルタイム勤務の場合、生涯年収は、約2億6000万円、二人の子供を出産・育休を2回取得し、フルタイムで復職した場合、2億3000万円、また、第2子が小学校入学前まで、時短勤務をした場合でも約2億1000万円であるが、第1子出産後に退職し、第2子小学校入学時にフルタイムの非正規雇用者として再就職した場合、9670万円と1億円を切ってしまう。これと比べて、非正規雇用者であっても、退職しなければ、育休を二回取得した場合でも1億1080万円（雇用形態によっては、育休がない場合もあるが）と試算されている。第1子出産後に退職し、第2子小学校入学時にパートで再就職した場合、6147万円、第二子出産後に退職し、その後は専業主婦になった場合は、3794万円、非正規雇用者として第二子出産後退社し、その後、パート勤務の場合、4816万円、同じく、非正規雇用者として第2子出産後、退社し、その後専業主婦となった場合、2454万円となる。実に、2億円以上の差がつく。久我尚子「大学卒女性の働き方別生涯所得の推計——標準労働者は育休・時短でも2億円超、出産退職は△2億円」

https://www.nli-research.co.jp/report/detail/id=54356?pno=1&site=nli　平成17

年の国民生活白書（内閣府）においても同様の試算がなされ、女性が就業を継続した場合の生涯所得は、2億円と試算している。

34) 内閣府『男女共同参画白書　令和元年版』「就業者数の推移　I-2-1 図」https://www.gender.go.jp/about_danjo/whitepaper/r01/zentai/html/zuhyo/zuhyo01-02-01.html（取得日 2022 年 4 月 15 日）

35) 三浦まり著「新自由主義的母性：『女性の活躍』政策の矛盾 Neoliberal Motherhood: Contradictions of Women's Empowerment Policy in Japan,『お茶の水女子大学ジェンダー研究センター年報』(18), 53-68, 2015-03-23、お茶の水女子大学ジェンダー研究センター。

36) 内閣府『男女共同参画白書　令和 2 年版』「生活時間の国際比較」。https://www.gender.go.jp/about_danjo/whitepaper/r02/zentai/html/column/clm_01.html（取得日 2022 年 4 月 15 日）このコラムにおいて、有償労働が国際比較において最も長かった日本の男性を取り上げ、「無償労働を長くしてみてはどうだろうか」と書いてあった、なぜ、それができないのか、「内閣府の検討課題にしてみてはどうだろうか」。14 ヵ国比較の図表は以下のとおりである。https://www.gender.go.jp/about_danjo/whitepaper/r02/zentai/html/zuhyo/zuhyo01-c01-01.html（取得日 2022 年 4 月 15 日）

37) 丸山俊一＋ NHK「欲望の資本主義」制作班『欲望の資本主義 2　闇の力が目覚める時』東洋経済新報社、2018、P.129。

38) カリフォルニア大学サンディエゴ校のジェームズ・アンドレオーニよれば、利他性には、二種類あり、他人の感情を自分の感情とシンクロさせる、共感性の高いタイプを「純粋な利他性」と言い、看護行為をしている自分が好きという「ウォーム・グロー」タイプがあると分類した。

39) 太竹文雄編著『医療現場の行動経済学』「第 13 章　他人を思いやる人ほど看護師に向いているのか」東洋経済新報社、2018。

40) ハビトゥスとは、ラテン語の "habeo"（持つ、運ぶ）の由来する言葉で、すでに得られたものという意味がある。ブルデューは、人は、その所属する「場（champ）シャン」に適した身につけると考え、差し出された可能性のうち、本人の意思と関係なく、あるものへと方向づけると表現した。日本語では、性向と訳すこともある。佐藤、前掲書、P.190。

41) それは、①認知的機能：想像力を働かせて、関連する感情を呼び起こしたり、抑制したりする。②身体的機能：不安で汗をかいたり、怒りに震えたりといった特定の感情に伴う身体的反応を抑制しようとすること。③表現的機能：特定の感情を表出するために別の感情を管理することの3点である。

42) もう一つのタイプは、個人的な感情と乗務員の役割として仕事上求められている感情を切り離しているが、そのため、「自分が演技をしているのだと自分を非難するタイプ」や同じく、切り離しているのだが、そのような自分を「私たちはただ夢を売っているだけだ」と皮肉な考えを持つタイプがあると指摘する［ホックシールド 1983 = 2000：214］。

43) とりわけ、感情社会学では、感情を一次的な生理的感情と、他者との社会的・文化的関係において生み出される二次的な感情の二つの次元で考察してきた。つまり、感情を重層的なものととらえ、一次的な感情を言語化・行為化する際には、状況に適合するように感情を調整する装置としての感情規則、すなわちこの二次的な機能を参照するという理解である。

44) 自分や他人の感情状態への並々ならぬ関心があることを指す。岡原正幸他『感情の社会学』世界思想社、1999、P.95 ほか。

45) たとえば、「日本看護協会『忘れられない看護エピソード』募集と観覧者募集」のニュースなどである。

46) イルーズによれば、コカ・コーラなどの巨大企業がポジティヴ心理学の研究に莫大な額の投資をしたことは驚くべきことではないという。彼女は、スペインの研究者エドガー・カバナスを引用して、「この種の研究は、生産性を増加させる。より経済的で生産的な方法の開発という動機から行われており、その目的は、賃金労働者のパフォーマンスを改善し、『組織に合わせた行動』を奨励することである」。「感情資本主義」は、現代の新自由主義にマッチした心理学――ポジティヴ心理学――の構築を促進し、労働者のセルフコントロールを功利主義に結びつけたのだ。イルーズ、前掲書、P.102。

47) もっとも、その能力があるということは、その能力がゆえに、他者の在り方を操作する権力をも持ち合わせているということだが。

48) ノルベルト・エリアス『時間について』法政大学出版局、1996。

49) 記録のある最古のものは 1364 年、パドゥバのジョバンニ・デ・ドンディ作と言

われている。

50）ヘレナ・ノーバーグ＝ホッジ『懐かしい未来——ラダックから学ぶ』懐かしい未来の本、2018。

51）リュック・ボルタンスキー『胎児の条件』法政大学出版局、2018。

52）Folbre. N. and J. A. Nelson "For Love or Money—Or Both?" in *Journal of Economic Perspectives* (14). PP.129-133.

53）ミッシェル・フーコー『ミッシェル・フーコー思考集成8』筑摩書房、2011。

54）文部科学省　政策・審議会 > 審議会情報 > 全国的な学力調査の具体的な実施方法等について（報告）> 用語解説

55）上野千鶴子「ケアをすることされること」『現代思想　特集＝女はどこにいるのか』青土社、2005/09、PP.56-64。

56）佐藤、前掲書、P.35。

57）佐藤、前掲書、PP.185-226。

58）佐藤典子『現代人の社会とこころ』「第7章　ジェンダーステレオタイプと恋愛・家族関係」。

59）イギリスの経済学者スーザン・ヒンメルヴァイトは、「小さな子供や寝たきりの高齢者の世話というように物理的拘束を時間で測ったり、はっきり分離できるものに振り分けられることができない世話」として、「年長の子供に必要な世話」を挙げ、「その量は明らかに減っていくが、その子供たちが世話を必要としないからではない」と述べ、家庭内のそうしたすべてのケアを無償労働として扱うことを忌避する傾向に警鐘を鳴らしている。彼女は、家庭内労働を無償労働としてとらえてきた研究の業績は当然、評価しているのだが、全てを無償であるから価値がない、といった議論で回収されてしまう、つまり、一人ひとりの家庭での経験を有償／無償の二者択一また、価値有無だけで測れないという議論は、なされてしかるべきと考える。"無償労働"の発見："労働"概念の拡張の社会的諸結果」『日米女性ジャーナル』No.20. 1996。

60）ジュディス・バトラー『生のあやうさ　哀悼と暴力の政治学』本橋哲也訳、以文社、2007、P.260。

61）サバルタンとは、日本語では、「従属的社会集団」と訳される。ポストコロニアル理論などで用いられ、ヘゲモニーを握る権力構造から社会的・政治的・地理的に

疎外された人々を指す。ガヤトリー・スピヴァクの『サバルタンは語ることができるか』（みすず書房、1998）では、フェミニズムとポストコロニアルの交差する地点について研究されている。

62) ジェンダー・ブラインドネス（GENDER BLINDNESS）の概念は、女性や女児、男性や男児に託された役割や義務が、特定の社会、文化、経済、政治的な文脈や背景によって与えられたものであることを、認識できていない状態、ブラインドがかかっている状態を指す。ジェンダー・ブラインドの状態では、ジェンダーまつわるさまざまな役割や多様なニーズを考慮に入れられていない。気づいていないため、これらはジェンダー関係における不平等な構造を変えるどころか、既存のジェンダー・バイアスの維持につながってしまうことになる。

63) 当事者研究の始まりには、1970 年代から 80 年代にかけて、障害を持つ人々の障害は健常者に近づけるべきという「医学モデル」から障害を持つ人々の困りごとを社会の側が対応することで解決しようという「社会モデル」に変化したことが前提としてあった。当事者研究の出現は、現象としてとらえなおした研究の成果を自身が仲間に向けて発表することで、自らの困りごとを抱えているのか共有し、解明していくという方策である。研究においては、小児科医の熊谷晋一郎氏や研究者の綾屋紗月氏などの著作がある。熊谷晋一郎『当事者研究——等身大〈わたし〉の発見と回復』岩波書店、2020。熊谷晋一郎、綾屋紗月『発達障害当事者研究——ゆっくりていねいにつながりたい』医学書院、2008。

64) デヴィッド・グレーバー『ブルシット・ジョブ　クソどうでもいい仕事の理論』岩波書店、2020。

65) デヴィッド・グレーバー「『どうでもいい仕事』が増え続ける」大野和基編『未完の資本主義　テクノロジーが変える経済の形と未来』PHP 研究所、2019、PP.91-95。

72

コラム◆「今、ここ」の時間感覚

　エマニュエル・レヴィナスの命題、「時間とは主体と他者の関係である」は、「今、もう過ぎ去った時間」すなわち「過去」と「これから来る時間」すなわち未来が来ることを理解することの上に成り立っている。幼い子供にとって、難しいのは、この後に起こることを、想定させ、約束をすることであろう。また、過去の延長上に今があり、そこに自分がいることを理解する「時間感覚」を持つことはできない。それは、時間そのものの理解の難しさもさることながら、時間感覚が時と場合によって、もちろん、個人によって、伸縮するように思えることに思い至らないからだ。しかし、大人でもこれを意識しなくなっているように思えることがある。

　「今だけ何とかなればよい」という時間感覚は、晴耕雨読の時間感覚の時代から長い間にわたって変化した産業構造が原因と考えられる。経済的な活動や需要によって供給がある、といったリズムから、大量生産、供給過多のために、需要を掘り起こして大量消費をもくろむことで、従来の人間の時間感覚を超えた速度で社会が動くようになった。工場で大量生産と人々の大量消費といったことは、メタファーとして、人間の生活——教育や就労にも及んでいる。たとえば、仕事においては、人間を育てる教育の現場においても、工業生産の比喩が使われていることが少なくない。人間の教育、社会化も大量生産の「モノ」と同一視されているのであろう。大学においても、インターネット上で公開されるシラバスでは、その授業を受けたことでの「到達目標」が示され、前期・後期といった、ある種の「納期」に合わせて、その授業の単位が——もっと言えば——その単位を取得した人間が商品として工業的に「生産」され、適合マークを付けてもらうような流れである。当然、成績表は、数値化されていて、順位付けもされる。教員の側も「授業評価アンケート」によって、数値化、序列化され、良い数値すなわち「成績」を取った教員は、顕彰される（事実、それは、文部科学省の要請でもある）。また、「社会人基礎力」といった経済産業省発信の言葉が、大学教育にも入ってきた。それは、学士号の質保証といって、就職後の「財界からの要請」なのだそうである。人間という存在とその教育は、人

智では測れない思いがけない難しさとそれがゆえの個々の人間の可能性の広がりがあるはずで、工業生産のように計測し、制御できない分野であるはずだが、学校現場での教育は、工場での生産と同様、同じように接していれば、同じような結果をもたらすという信念のもとに行われ、人工的に管理できるということが前提となっている。また、内田樹は『AERA』2022年4月11日号で、教育を語る時の語彙は時代の基幹産業の用語が使われると言い、「最近は子供に『ポートフォリオ』を持たせるなど、『金融商品』のようなものに見立てられている」と述べている。ｋ ジル・ドゥルーズは、1990年5月にロートゥル・ジュルナルに掲載された論文「管理社会に関する追記」（"Post-scriptum sur les sociétés de contrôle", in *L'autre journal*, n° 1, mai 1990）において、"ヨーロッパ51"のヒロインが労働者たちの姿を見て、「受刑者を見ているのかと思った」と叫んだと書いている。つまり、管理・監視される社会は、その限りにおいて、安心・安全な社会ということもできるが、それが、そのままで終わるわけではなく、より微細で深い網の目のような監視網・管理網の中に取り込まれることを意味し、主体性を持って行動できるはずの労働者ですら、懲役のために塀の中で暮らし、規則で自由を奪われている受刑者のような「見た目」になっていると言いたいのであろう。

　「今だけ何とかなれば」といって、今の時点で無理をする生き方は、他者のためであったとしても、結局は目先のことだけになってしまっていて、少なくとも、働く環境を再考する契機にはなりにくいと言えるだろう。ネオリベラリズムによって、目先の経済性、生産性だけが求められている社会においては、人間の生き方も速習、速成が良しとされている。「今すぐできること」「今すぐ結果の出ること」ばかりがもてはやされる社会では、何が残り、何が失われるのか、現代の働き方について考察を続けたい。

第2章 社会学で考えるジェンダーと見えない規範

第1節　日常性の中の権力——言説の中のジェンダー

1．当たり前と思い込みが作る権力の磁場

　私たちが生きていくうえで、自らの身体と存在ほど、当たり前のことはないであろう。そして、その身体と存在を通して、人と交わり、人間関係を形成する。その際、相手を知り、影響を与えるための目印の一つが、外見からすぐにわかる（と思い込んでいる）、その身体の性別であろう。そして、そこから派生するジェンダーにまつわる事例は、分かりやすいものだ。なぜなら、ほとんどすべての人がどちらかの性別に分類されているからである。後述するが、それは、染色体や性自認の次元では、自明なことではないのにもかかわらず、である。なぜ、全ての人がどちらかの性に分けられ、その文化、その時代による「その性らしさ」を、時には、目に見える形で、時には、わからない「何か」に強要され、生きているのだろうか。私たちの当たり前を考えるうえで、性について考えることが最も身近で最も難しい、ゆえに、本書では、その性らしさすなわちジェンダーとそれが抱える問題から考えていきたい。

　女性に関して言えば、その人の個性や人間としての個別性を抜きに、女性に生まれたというだけで、どの地域に生まれるかによって、現在であっても、その扱われ方は異なるのだ。例を挙げると、女性という理由だけで憎悪されて殺されてしまうことをフェミサイドもしくはフェミニサイド[1]というが、2013年の統計では、フランスのカップルや家族内での女性の死亡は、全殺人（死に至る暴力を含めて）の三分の一がこれに当たるという

調査結果がある。また、アラブ諸国などで見られる姦通罪では未婚、既婚を問わず、婚外関係を刑法で禁止しているのだが、2016年にカタールのホテルのバーで飲んでいたオランダ人女性は薬物を混入され、目覚めた後、レイプされたことを知り、警察に被害を届けると、逆に姦通罪で拘束された。インドなどに存在する名誉殺人は、「家族の名誉を傷つけたことにより、当事者女性を殺害して不名誉をはらす殺人」であり、婚前交渉（レイプの場合も含む）やそれが疑われた場合（事実でなくても）に行われる。アフリカなどで行われる女性器切除、日本やヨーロッパ、アメリカには、「成功の回避」と言って、男性と同じように成功しようとしない方がいいというブレーキが女性には働き、その結果、学業成績の上昇や昇進などが不均衡になっているという報告がある。さまざまな習慣は、時には、「伝統」の名を借りて、正当で正統な文化である装いをし、それに異議を唱える者の意見こそ、間違っているかのようにはねつける。性別役割分業だけではない、女性だから男性だから、といった言説の自明性はどこからきているのか。いわゆる先進国と呼ばれるアメリカでも、トランプ大統領再選のカギは、宗教票が握り、中絶に反対する人々が中絶反対を表明したトランプに投票した州では、次々と中絶の禁止法案が可決された。中絶の禁止について、ローマ法王は、「ヒットマン＝殺し屋を雇うようなもの」と述べていた。かつて、クリスチャン家庭の女性が植物状態になり、施設でレイプされ、妊娠が分かった時、その親族は、彼女は、カトリックだから中絶しないだろうと決めつけて、本人の意思とは無関係に妊娠が継続され、出産させたことがあった。あなたならこの事件をどう考えるだろうか。

　「男と女の違いを生み出すのは、文化だ」と『男性と女性——移りゆく世界における両性の研究』の中で、マーガレット・ミード（1901-1978）は言った。実際、どの地に、いつ生まれるかによって、女性の人生はこれほどまでに異なる。それは、発展途上国と呼ばれ、女性器切除を文化として継承している国であっても、先進国と呼ばれるアメリカであっても同じだ。どこに生まれたかによって、その状況で、何ができ、何ができないかが変わるのだ。本人の意思や能力とは別にして、である。つまり、違いは、文化によって生み出されている。身体やその人の人格などの個人差ではな

い。そのように装っていたとしても、世界中のさまざまな文化やこれまでの多くの歴史が、それぞれの性のあり方が、絶対的ではないことを教えてくれる。また、性に対する偏りの原因は、宗教であったり、伝統であったりするのだが、それは、地域による問題、歴史による問題と見られがちである。そのような時、「科学的な見方ができてないのでは？」といった問いがある。では、そもそも科学とは何なのだろうか。詳しくは、第 3 章で述べるが、その科学を根拠にした男女の性差は、実は、文化によって、全く違った方向に性役割を固定する。たとえば、現代の日本では、女性と男性で、筋力があるのは男性だから男性が重いものを運ぶといった考えが一般的であると思う。実際、筋力があるのは――個人差があるにしても――男性であるし、オリンピックであっても、筋力の差があるから、男女で競技を分けていると言えるだろう。しかし、アフリカや中東で、私たちは、小さな女の子から成人女性まで、一貫して女性が、地雷が埋まっているかもしれない危険地帯を何キロも歩いて、重い水を頭の上に乗せて運んでいるのを見たことがあるだろう。私たちが勝手に伝統的と呼んでいる社会では、重いものは女性が運んでいる。その社会でも、男性と女性の間に筋力の差があることは（個人差は当然あるが）同じだ。なぜか。それは、女性の頭は石のように固いから重いものを運ぶのに適しているのだという。では、どちらかが正しく、どちらかが間違っているのだろうか？　その場合、価値の相対化をすることで、社会学として何ができるだろうか。それは、性別役割規範があることで、ある種の方向付けがなされているのではないか。その場合、それは、自然にしていることではなく、社会や文化に共通する性にまつわる方向付け、ジェンダートラックの存在があるのではないか。ジェンダートラックとは、生まれついた性別によって、「そのようにした方がいい」もしくは、「そのようにするべき」に見える生き方である。絶対に、それ以外の道を選べないわけではないが、社会規範のうち、性別規範の中で、「そうすることが当たり前」に見えて、その結果、「そうするべき」あるいは、「それ以外にない」に思える道のことである。そして、そのトラックを走っていることが、個人の目の前の大変さや不利益よりも、それに従ってその道を行くことが大切だという価値観が共有されて

いる。女性がわざと男性より劣ったようにふるまう、もしくは、低い学歴や昇進しないことをあえて選択するといった「成功の回避」などもその一例である。女性として生まれついて、女性らしく生きるためには、「男性より成功しない生き方」が、「理想的な女性の生き方」に見える。なぜなら、社会における人間関係の網の目の中で、それが「正しいことのように見える」からである。制度的には、禁止されているのではないが、つまり、女性（男性）が自己責任の下でor自由選択している（ように見える）ことが、実はそうせざるを得ないorそうすることが「自明」に見える構造の中にあること、そこには何らかの「力」が——たとえば、言説（ディスクール）などにより——働いている事実がある。しかし、その正体は何であろうか。実際のところ、後述するように、もともと文法用語である「ジェンダー」という言葉本来の意味同様、理由・根拠は不明なのである。

　さらに言えば、女性であるから、男性であるからと、明言するようなあからさまな禁止事項があるとは限らない。上記のようなジェンダートラックには、もっと目に見えない「隠れたカリキュラム」[2]というものも存在する。それは、たとえば、日本の小学校のクラスの出席番号が、男性が先で女性が後といった方式の場合、——そうとはっきりと意識しているのではないため、そのように見えないのだが——結果的に存在しないはずの性別による序列を教えている形になってしまうことである。文部科学省でも、「小・中・高等教育に関すること・生徒指導等について・人権教育の指導方法等の在り方についての中の「第1章第1節　3人権感覚の育成を目指す取組」で、「『隠れたカリキュラム』とは、『教育する側が意図する、しないにかかわらず、学校生活を営むなかで、児童生徒自らが学びとっていく全ての事柄』を指す」として、「学校・学級の『隠れたカリキュラム』を構成するのは、それらの「場（champ）シャン」のあり方であり、雰囲気といったものである」と述べている。文部科学省の事例は、ジェンダーに関する事柄ではないが、目に見える、教育指導要領だけが、児童・生徒に教える事柄なのではなく、教員の態度、クラスの雰囲気づくりすべてが、目に見えない形でも子どもたちに影響を与えることを示している。その結果が、「男女による明確な進路の違い」などにも表れているのではないか。現在、

高校への進学率は、男女比はほぼ同数であるが、商業科、看護科などに進む生徒は圧倒的に女性で、工業系に進む生徒は、男性が多いという傾向がある。また、文部科学省「令和元年度基本統計（速報値）」によれば、東京都が女性73％、男性72％であることを除けば、全国平均の女性49％、男性54％同様に、男性の方が大学進学率は高い。

　また、序文で示したように、女性の大学進学で言えば、2018年に問題となった複数の大学医学部が組織ぐるみで、女性受験生の点数を操作し、不当に不合格と判定されたことがあった。あたかもそれは、男性の方が、能力があって、女性の能力が低いかのような印象を与えてきたが、その原因は、医学部の組織ぐるみの——つまり、現役医師たちによる長年にわたる——逸脱行為によるものであったことが、この度、明らかになった。ちなみに、フランスでは、すでに、医学部入学者の男女比が逆転し、日本で一様に言われていた、「女性は体力がなくて医学部生活、医師の生活は務まらない」といった懸念は、払しょくされている。生物学的にあるいは生まれつき男性に比べて女性の能力が低いと言ったおおざっぱな二分法は全くあてはまらないのである。

　私が差し当たってここで問題にしたいことは、こうした目に見える差別、目に見えてきた差別が存在するにも拘らず、なぜ、それが是正されていかないのか、ということである。それは、おそらく、フェミサイドなど、性別が理由で命が奪われるほど、これほどまでに大きな結果をもたらすいわゆる犯罪行為ですら、日常の小さな、もしかしたら、目に見えないくらい些末な男女別の違和感程度のこと——後述するマイクロアグレッションなど——から始まっているからではないだろうか、と仮説を立てたい。つまり、それは——いろいろな理由をつけては見るのだが——実は、「女性であること」、ただそれだけなのではないだろうか。だからこそ、女性たちが、生まれ落ちた時代、場所、文化、宗教によって「もし、男性であったら言われなかった・されなかった」程度に小さく、しかし、一方であまりにたくさんの「そのようなこと」が積み重ねられ、「隠れたカリキュラム」の中で、徐々に知らぬ間に、「女性のジェンダートラック」を走らされ、それが、女性自身の「自己決定」であるかのように思わされながら・思い

ながら、だからこそ、——女性のジェンダートラックを進んでいるがゆえに——「女性であることの違和感もなく」歩んでしまう。確かに、女性器切除やフェミサイドは、多くの国で大きな女性差別として認識されている。しかし、進学先や職業選択、日々の振る舞いなど、日常的なことは、女性の手によって、ごく当たり前のこととして、文化ごとに異なるジェンダートラックによって、また、「隠れたカリキュラム」の存在によって、時代や地域ごとにあたかも「空気を読みながら」自己決定して選択してきたが、実は「選択させられてきた」結果なのではないだろうか。

　本章では、主に社会学の枠組みを使って、こうした「知らないうちに差別・排除する・される」様子を、ジェンダーを事例にして考えていきたい。

・たとえば、昔とは、いつのことか？

　社会学的に考えるにあたり、必要なことは比較の視点である。もっとも簡単な比較の視点は、時間軸をずらすこと、つまり、過去との比較である。その上で、いくつか気をつけたい考えのポイントを見ていきたい。というのも、考えているはずなのに、それ自体が、思い込みや常識にとらわれていたら、その先に進まなかったり、別の偏った考え方にはまったりしてしまうかもしれないからである。そこで、ここでは、誰もが、よく使う言葉なのだが、その言葉が指している内容が人によって異なる言葉の代表として、「昔」を取り上げてみたい。

　たとえば、漠然と書かれている「昔」とはいつのどんな昔なのか。明治？江戸？平安？縄文？ 20世紀？ 10世紀？紀元前？あるいは10年前？ 20年前？　たとえば、学生が、「昔は、さあ……」と自らの体験を話すことがある。以前、大学生だった私も学生だった当時、言ったことがある。小学生の私の娘もある。高齢者と呼ばれる世代の私の母も、もちろん、ある。さて、昔とは、具体的にいつを指しているのだろうか。

　また、人類誰もが、何か、目標にすべき到達点があって（これを強要すると全体主義、もしくは宗教になるが）、その「途上」という意味か？誰が、何のために、何の正当性を以って、いつ決めた、あるいは決まったのか？進歩史観という概念があるが、簡単に言えば、社会が今後、「昔」より良

くなるという考え方である。たとえば「『昔』は治らなかった病気が今は治っている。これからはもっと治るだろう」といった考えはどうであろうか。もちろん近代医学によって「良くなってきた」ことを否定しているのではない。しかし、たとえば、2019年末から猛威を振るった新型コロナウイルスによる感染症は「昔」ならここまでこの勢いで伝播しただろうか（あるいは、そもそも、存在しえたのか、も含めて）。各時代には、様々なことが起こっていて、比べられるのは、過去だけである。それゆえ、過去と比べて、どうなったという一定の評価をすることはできるであろう。その一方で、物事の価値を最も新しい時代である現在において比べるのであれば、客観的な評価——もちろん、さまざまな要素を加味して——をすることはできない。歴史を一律に進歩史観で見ないことで見えてくるものがあるということを心にとめておきたい。

・近接因と究極因について

　たとえば、昔という「時間」への漠然とした思い込みと家族や恋愛など男女に対する思い込みはたくさんあるだろう。それは、当たり前や常識と思いこむことによって思考停止をひき起こす。男女に関する思い込みは、どこから始まったのか、その原因をたどるには、「近接因」と「究極因」を探ることであるが、研究は、できる限りの「究極因」を探ることが求められる。もちろん、「近接因」からたどっていくのであるが、「究極因」に行きつくことは簡単ではない。たとえば、新型コロナウイルスにAさんが感染した場合、その原因と言えるのは何であろうか。その説明として、「先に感染していたBさんと接触していたからだ」と言うのは、近接因である（もちろん、実際は単純にそれだけとは言えないが）。しかし、原因として考えられるのはそれだけではないであろう。そもそも、Bさんはどこでどのように感染したのか、はたまた、最初の感染爆発は、どこでどのようにして起きたのか、動物から（と言われているが）ヒトの感染は？ virus の変異は？……と時系列を遡って一つずつ考えていくことが研究の道筋である。たとえば、「社会構造が未だ発展途上だ」と言い切ってしまうことは、ある種の思考停止をもたらす。つまり、もしかしたら、それは

発展途上なのではなく、全く別の何かしらの変化なのであって、過去から一本の道でつながっているのではなく、どこかで横道にそれたあるいは、突然変異的な全くの別なことが原因なのかもしれない、そういった可能性を考えないままにしてしまうからである。また、ここで、皆さんにお伝えしたいのは、「近接因」を「究極因」と思ってしまうことなく、すぐに見つからなくても、「近接因」の次に「究極因」につながる次の「近接因」を探し、「究極因」を探そうとすることが重要だということである。その社会構造の変化の歴史を歴史的事実に目を向ける（「男は狩猟、女性は採集」といった流布している言説の「当たり前」「常識」が事実か否かを確認する手続きを忘れず、いわゆる「異邦人の目」で見る。つまり、一つひとつを疑ってみる）ことが重要である。そして、一旦、究極因が見つかったと思っても、今は「究極因」にたどり着いていないのではないかという再帰的な思考が求められる。社会学者のピエール・ブルデューは、「社会学の社会学」と述べ、社会学は、ひとたび結論が出たらそれで終わりということはなく、一旦、結論が出ても、再帰的にさらなる考察を行うことが必要だと述べていた。

2．社会の当たり前はなぜ当たり前か

・社会学とは

　それでは、社会学とは何か。「社会」という言葉は、小学生のころから親しんだ言葉でありながら、「学」の字がつくと、文学や経済学、法学などと違い、学問としてどのようなものか大学入学以前に知る機会は少ないように思う。そもそも、社会という語は、既知の言葉でありながら、その意味をはっきり考えたことはあまりないのではないか。そこで、まず、社会という語の定義を考えてみたいと思う。それは、単に、人間が集まったらすぐにできるものではない。いわゆる「個人の集まり」に過ぎないのではなく、「人間と人間の関係」を指す。つまり、たまたま、ターミナル駅に朝8時にそこいるだけの人（もちろん、家族連れや友人関係にある者たちもいるだろうが）ではなく、そこに、「○○関係」があることが前提に

なる。つまり、社会学とは、「○○関係」にある人々のあり方を研究する学問であると言える。『看護職の社会学』によれば、「社会が人間関係によって形成され、それを対象にした学問」［佐藤典子：11］と言える。

・社会学で何を研究するのか

　社会学は人間関係を研究する学問であるが、それでは、何を研究するのか。一言でいえば、「その人間関係がそのようにあるのはなぜか」である。看護は、看護行為を必要とするところに発生し、看護の担い手と受け手の双方の関係性があって初めて成立する。そのため、きわめて社会構築的であり、人間関係を考察する社会学にとって、重要な研究テーマと言える。

　ここで間違えてはいけないのは、社会学の対象は、ある人間関係を「こうあるべき」という目標に向けて「改良」していくのではなく、その人間関係をどう説明するか、なぜそうなっているのかを説明することであるということである。たとえば、家族関係について研究する際、その問題をあぶりだして、何らかの解決に導くことを最終目標に置いているのではなく、なぜ、そのような問題が発生しているのか、そもそも、その問題とされていることの何が問題なのかについて考えることが社会学の目的なのだ（その結果、問題が解決することも少なくない）。しかし、しばしば、その問いに対して人は、それを「そんなことは当たり前だから。それは、常識だから」で済ませてしまうことが多い。それゆえ、その事象が、「こうあるべき」と考えてしまう拠り所を見出さなくてはならない。とはいえ、それを「なぜ」と言うためには、それが、「当たり前」、「常識」となっているままでは見つけることが難しい。それを行うためには、それが、「当たり前」、「常識」ではないことに遭遇して（あるいは想像して）初めて考えることができる。つまり、当たり前の根の先の部分を考え、仮説を立て、分析し、考察するのである。では、その「当たり前」、「常識」をいったんはがすために必要なことは何か。前掲書から引用すれば、「普段、無意識のうちに受け入れている決まったやり方がたくさんある。それを意識化して鳥瞰図のように見て、個人と社会の関係をとらえなおす」［同：12］と言えよう。

　また、隣接諸科学から社会学を見るとすれば、このように考えられるで

83

あろう。たとえば、社会心理学、臨床心理学であるが、社会学は、何か事が起きたときに何を原因と考えるのかにおいて、マクロの社会にそれを見出そうとするものと言える。臨床心理学なら、個人のこころ、そのこころを育ててきた成育歴などに見出すだろう。また、社会心理学は、その時の状況を考え、その状況であれば、その個人は何を為すのかと問いを立てる。よって、これらは、どれが正解ということではなく、スタンスの違い、すなわち、研究の枠組みの違いということであり、そのように考えると問題が整理され、分析もクリアになる。また、社会学で出てくる社会構造という言葉であるが、社会学では、その人個人的な問題、いわゆる自己責任ではなく、社会の構造が問題となって、その影響が個人に降りかかるという考え方をすることがある。

・社会の当たり前としてのジェンダー

ここまで、社会学について簡単に説明したが、その社会学の考える「社会の当たり前」のうち、ジェンダーに関する「当たり前」を考えてみたい。そもそも、ジェンダーという語は、生物学的に決定される性ではなく（これについても絶対的なものではないことは、「性差」についての項で解説する）、文化的に規定される性、「その性別らしさ」を指すという定義が多い。そもそもは、フランス語やドイツ語などの名詞には性別の伴う冠詞が付くが、それを指す文法用語であった。すべての名詞は女性名詞、男性名詞、中性名詞（ドイツ語）と分けられるのだが、そこに、規則性はない。つまり、「なぜだかわからないが、その名詞がその性に分類されていること」をジェンダーと言ったことが始まりである（［同：24 の注（11）］）。このことから推測されるのは、その性別のその性別らしさ自体にそれほど意味はないのではないか、つまり、「当たり前」、「常識」とは言えないのだということである。ちなみに、フランス語とドイツ語では、猫、月、太陽の性別は異なる（フランス語では、猫はどちらの性別でも示すことはできるのだが、一般的には一方の性を使う）。よって、その性のらしさは、あいまいで、根拠が不明であるにもかかわらず、その性を持つ人の人生、生き方を決定してしまう。ブルデューは、『男性支配』の中で、「生物学的な外

見は、生物学的なものを社会化し社会的なものを生物学化する集団的な長期作業によって身体と脳のなかに生じたきわめて現実的な効果と結合して、原因と結果の関係を転倒させる。そうすると、自然化された社会的構築物（性別に対応するハビトゥス＝性向としての「ジェンダー」）が、現物（自然）として、恣意的な分割の根拠のように思われてしまう」と述べた［ブルデュー 1998 ＝ 2017：14］。つまり、ジェンダーは社会的構築物なのに、男女で分けられていることの根拠になることで、その男女で分けることの恣意性を隠してしまうということである。また、こうも言っている。「性別にかかわらず、われわれは、把握しようと努める対象（この場合、男女関係）のなかに含まれているため、男性主体の秩序の歴史的構造を、知覚と評価の無意識的な図式というかたちで、すでに内面化してしまっている」［同：18］。言い換えれば、私たち自身は、すでに、生まれたときからどちらかの性に分類され、その「場（champ）シャン」に応じたハビトゥスをもってプラティックし、そのあり方を内面化してしまっているので、「違和感」なく感じられるのだ。

・常識（当たり前）を作る力とディスクール

　それでは、このようなその性「らしさ」は、どのようにして生まれ、伝えられるのか。そこで、ディスクール（言説）と呼ばれるものについて考えてみたい。

　たとえば、これまで、女性をめぐってさまざまなディスクール（言説）が存在した。たとえば、「おなかを痛めて生んだ子だからかわいい」「言うことを聞かないと地獄へ落ちる」といったことは、一度は聞いたことがあるであろう。もちろん、言っている方も言われている方も（多分それほどは）、それが、現実だとは思っていない。しかし、長年、その言説が存在することで、何らかの力が生み出されていることは事実である。言説は、そのほとんどに何の根拠もないが、それが繰り返されることによって、その言説の存在が信じられるようになる。多くの場合、その力によって、言説の話者の望むように相手を仕向ける効果がある。たとえば、想像上の見せしめによる禁止や、実は強要されているのだが自発的に見えたり、言う

方にとって都合の良い従順さを受け手が持ち合わせたりしていると思われる場合などである。ディスクール＝言説とは、本来、単語や文ではなく、文の集合体を言語単位としてみる言語学の概念である。言語学者のエミール・バンヴェニストによれば、言説とは、話す主体が、毎回、異なる生きたコミュニケーションの状況つまり間主観的な状況の中で、言語を行為に移すことであり、テクストそのものと文脈でできていると考える。つまり、私たちが良く言う、「空気を読む」ことによって、成り立つものと考えられ、言語を社会的・文化的視点から考察するときに有効である。また、ミシェル・フーコーも、言説について述べている。認識の基盤を形成し、何が真理であるかを決定し、政治的・制度的な権力作用と結びつき、権力を持つものととらえている。

　それゆえ、「おなかを痛めて生んだからかわいい」というのは、日本だけで、多くの先進国は、かなり前から、無痛分娩が主流である（よっておなかを痛めておらず、このような言説は成立しえない）。その言葉、言い回し、ディスクールは他でもありえたが、「たまたま」そうなったのか、所与のものなのだとしたら、なぜ、その所与なのか。所与は、どこでもいつでも所与なのか考えてみる必要がある。たとえば、ルソーも『エミール』の中で、女性の役割を明示し、女性とはこうあるべきと言った言説によって、女性の性別役割分業を自明視している。哲学者シモーヌ・ド・ボーヴォワールも『第二の性』(1949)で、「女性の劣等生を証明するために、アンチ・フェミニズムは、かつてのように宗教、哲学、神学を引き合いにだすだけでなく、科学も利用するようになった。生物学、実験心理学などだ」と述べているが、こうした研究結果の提示も科学という権威を持ったディスクールとして、男女共に人々の行動を制限する効果がある。たとえば、日常性の中の権力の例として、ある幼稚園のホームページにお弁当を広げて園児が食べている写真があるとする。そこのキャプションに「お昼はお母様の手作り弁当をおいしくいただきます」と書いてあった時、私たちはどう思うだろうか。「お母さんは子どものお弁当を作って当然という規範」を見出すのではないだろうか。また、次の文章のうち、ＡとＢのうち、適正感があるのはどちらだろうか。Ａ「働く女性が増えてきた」Ｂ

「働く男性が増えてきた」である。圧倒的に、A だろう。つまり、B は、「働く男性」の存在が当たり前すぎて、それが意図すること——増えると言われること——に違和感があるのではないか。ディスクールの持つ意味、すなわち、それが立ち上げていく意味は、一つの力となって、現状を反映させるのである。

　この、現状を支えるディスクールの力は何か、考えながら次の項では、最も常識的に見られていること、当たり前と思われている私たちの性とそれにまつわるさまざまなことについて考えてみたいと思う。

3．性差とは何か

・性は二つか？

　私たちの性別は、二つであり（もちろん、性的多様性が重要視されている今日、多くの人が性的少数者と言われる LGBTQ[12] のことも知っている／聞いたことがあるであろう）、生殖機能の違いで区別されていると思われている。実際、誕生した際に、新生児の外性器を見て判断される。しかし、発達が未熟であるなどして、外性器の違いがはっきりと分からない場合はどうなるのか。その場合は、性腺（卵巣や睾丸）の構造を見て、決定し、性腺が未分化な場合は、染色体の検査が行われる。しかし、それでもわからないときは、医師がこれまでのデータを参考にしながら「どちらかに」決定しているのだという。つまり、性別は、所与のもの、もともと初めから自動的に与えられているとは限らず、後から決定されるものでもあると言えるだろう。特に、性器と性腺の機能が連動していない場合は、不妊のケースとなり、生殖器の違いで区別するという原則から外れてしまうことになる。しかし、実際は、いろいろな性のあり方があるのに、二つにしか分類されていないことで、それが当たり前に思っている人が多いということもあるのではないか。女と男で生殖するのだから性は、二つだと主張する人もいるが、しかし、前述のように、二つのどちらかにはっきり分かれないで生まれてくる人をどう考えればいいのか、と堂々巡りになってしまう。

実は、これらの議論に共通していることは、誰が、どの性別に属しているかを考えることや本人がいずれの性別だと性自認したとしても、「女」と「男」の二つの性が基準になっているということであり、それが、当たり前になっていることで、さまざまな問題を生んでいるということだ。つまり、性別は、自然なこととして初めから誰の目にも明らかとは限らず、もともと誰もがはっきりと分かれているから、その性なのではなく、後から人がそこに違いを見出してそこに根拠を与え、解釈を付けて決めてきたこととも言えるであろう。多くの人が依拠している「生殖機能」の違いは、全ての人に当てはまるとはかぎらないのだから。

　そして、生殖機能があるという前提で分けられている性別は、平均的な長さの一生のうち、実は、その根拠である生殖と関わるのはほんのひと時である。そして、生殖とは関係のない日常を送りながら、「男だから」、「女だから」と言ったり、言われたりするのである。名づけから服装、持ち物、言葉遣い、遊び、趣味、学校、日本では助産師の資格など、あらゆることが性別によって分けられている。このように、社会的・文化的に作られている知識や規範、常識としての性別をジェンダーということはすでに述べた。そのうち、「女性は○○だ」、「男性は○○だ」といった記述的な命題を「性差」という。そこから派生して、「女性はこうすべき」、「男性はこうすべき」といった規範的な命題を「性別規範」、と言い、そこをもとにして作られた役割を「性別役割」という。

　それゆえ、ブルデューは「象徴的な構築の作業が完成するのは、身体（および脳）が根底から変容し、その変容が持続するときである。つまり、どんな身体の使い方が（とりわけ性的に）正統かという点についての、差異化された定義を〈各人に〉押し付けるような、実践的な構築の作業のなかで、その作業を通してである。差異化された定義は、別のジェンダーへの帰属を示すいっさいのしるしを（中略）考えうるものとおこないうるものの領域から排除し、男らしい男、女らしい女という社会的な人工物を生みだそうとする」[ブルデュー　前掲書：41]とブルデューは言う。言い換えれば、「身体（および脳）が根底から変容」するのは、その「場（champ）シャン」に応じたハビトゥスによってプラティックが繰り返されることに

よってであり、どんな身体の使い方が正統かという点がまさに「場（champ）シャン」に応じたハビトゥスによって決まるからである。それによって、別の「ジェンダーぽいもの・こと」が排除され、結果的に、もともと「それらしい性らしさ」が身についていたかのように錯覚させるのである。「象徴的な力というのは、いっさいの物理的な拘束の必要なく身体に行使される権力の一形式である。ちょうどバネのように、身体の奥底に仕込まれた性向（ハビトゥス）を拠りどころとして初めて作用する。きわめて弱いエネルギーの放出によって作用しうるのは、男性や女性のうちに教え込みと身体化の作業によって設置されてるハビトゥス（性向）を起動させればよいから」である［同：61-62］。

・ディスクールとしての性差

　たとえば、生物学的性差は自明のこととしてあるように見えるが、その解釈は、時代や国、文化による差がある。であれば、性差は自明と言えるのか。前述の通り、2018 年にようやく明らかになった医学部不正入試問題で、女性受験生が複数の大学医学部で一律減点され、本来なら合格だった受験生も存在したことが明るみに出たが、「性差があるからできない」は事実なのか。できない事実があるとしたら、個人差があるはずの「性差」そのものが原因であるとどうして証明できるのか。

　とはいえ、性差をめぐる当たり前、それによる性別による分業の当たり前はなかなかなくならない。性差による偏りのある職業について、人は、そのルーツも考えずに、性差があるから、その分業があるのだと決めつけて（常識にして）しまう。そこで、次に、「性」における思い込みと日常性の中の権力について考えていきながら、たとえば性別による色分けはなぜなされるのか検証しながら、社会の当たり前はなぜ当たり前か考えてみたい。尚、本書では、女性と男性の二つの性を中心として扱うが、それは、性的マイノリティをないがしろにしているというのではなく、むしろ、本来、多様であるはずの性がなぜ、一部の人がマイノリティと呼ばれているのか、という視点も持ち合わせている。そして、この人々がマイノリティと呼ばれる所以、そしてそれ以外が漠然とマジョリティだと思われている

理由が、性別というものは、男性と女性という二つの性が基準、基本であって、それ以外が例外だという「常識」の上に成り立っているある種の思い込みであり、性差こそ、実は、ディスクールたり得るということを念頭において、論を進めたい。

・性差と本能：本能はどこまで本能か

「性」自体が何らかの形で「決定されて」いるにせよ、そもそも、全てが、「例外」なのではなく、もちろん、後天的なものでもなく、性染色体によって「女」「男」と生まれてきているではないかという考え方もあるだろう。であれば、その「もともと」の部分はどう考えればよいのか。それをうまく説明しているかのような言葉が「本能」なのではないかと思う。つまり、すでにインストールされているようなものがあるのではないかということである。これにヒントを与えてくれるのが、以下にで引用する『本能はどこまで本能か』を著した神経学者のアーク・S・ブランバーグ氏の研究である。

　まず、本能と本能でない行動を分けることが困難なことが挙げられている。つまり、ここが大事なのであるが、「それがそうであるという時の基準は何なのか」を考えておくべきである。これについて「無意識」に論じるのではなく、俯瞰できるかどうかが重要である。

　さて、ブランバーグは、既存の研究「ジュズカケバトのヒナの飲水行動」を挙げているが、脱水状態を人工的に作ったヒナが目の前の水を「本能的に」飲むことができなかったと述べている。ヒナのくちばし偶然、水に触れた際、その反射で水が飲めたというのである。その他にも、「本能的に」被食者は捕食動物から逃れることはできない事例などから私たちの思い込みがそこにあることを指摘している。[13] ここで言われていることは、私たちが本能だと思っていることの多くは、実は、「反射」に過ぎないことであったり、本能として、後天的に学習していたことであったり、検証が不十分で特定できていないことであったりするということである。特に、人間の子どもに関する実験は、倫理的な視点から早くて３か月以降となり、であれば、多くの子どもはその３か月間に何らかの形で何かを「学習」してい

る可能性が高く、いわゆる「本能」を見出すことは困難だからである。

　ここから、導かれる考察は、身体にまつわること、性に関することなどについて、その原因やあり方を特に考えずに「もともとそうだから」と思い込んでないか？ということである。おそらく、それぞれの人間性（と仮に言うべきものやその個人のもともとの志向や嗜好であろうか）は先天的に何らかの形で決まっていることはあるのであろう（ないことは証明できない）。しかし、それを家庭や教育機関でのしつけや教育、他者との人間関係構築後つまり、後天的学習の後に、先天的なもの（いわゆる本能的なもの）と区別することは相当困難だと言えるであろう。それを思考停止して、一言で言いきってしまう言葉が「本能」というマジックワードなのではないかと思う。

4．カテゴリー化とステレオタイプ

・カテゴリー化

　カテゴリー化は、あるものをまとめて、グループ化することによって行われる。では、何をそのグループに入れ、何をそのグループから外すか、それによって、そのグループは変わってくる。それは、性についても同じだ。

　私たちは、ものを理解するときに、実は、いろいろなカテゴリーに分けている。私がフランスの大学院に留学した時に、お世話になる指導教授に風呂敷を贈ったことがあった。どのように使うかを実践して見せ、目の前で本を包んでみたり、ワインをくるんでみたり、一所懸命使い方を説明したのであるが、最後にフランス人の教授は、首に巻いて微笑んだのであった。その時、「！」と思ったが、同じ布でも、その用途がその文化になく、その経験がない者にとっては、その使い方を想定することができないことをはっきりと理解した。たとえば、コロナ禍のステイホームで、自宅でパンを焼く人が増えたというニュースがあった。一方、高級食パンの店は、どこも売り切れで、一斤、1000 円くらいすることもあるという。しかし、このパン、聖書の時代では、金持ちが食事の際についた汚れ（手指で食べていたので）を拭くためのものであった。そして、指を拭いた後は、その

パンを食卓の下に捨て置き、貧しい者たちがそれを食べていたとか（ルカによる福音書の金持ちラザロのたとえ話にも出てくる）。ここまで極端な例ではないにしろ、私たちは、「常識」としてその「モノ」「人」をカテゴリーに分けている。そうして脳内の情報処理を単純化していると言われている。

・ステレオタイプ

　上記のカテゴリー化は、それだけでは終わらない。先ほどのパンの話を読んで、この話をご存じなかったら「えっ？」と思われた方もいらっしゃるのではないだろうか。つまり、それは、パンの用途の単なるカテゴリー情報の欠如だけではなく、そこから類推される何かも一緒に想起されているからである。それがステレオタイプの正体である。上記で出てきたパンの「常識」のように、それをイメージすることで、私たちは、何らかのイメージを「立ち上げて」いる。たとえば、感染症が拡大して、誰もが不要不急の外出を避け、家にこもっていることが常識となっている時であれば、「ふらふらと外出している人はけしからん」といった考え方であろうか。外出している人→自分勝手な人、自粛して家に居る人→よい人、といったように、それぞれの人の事情を知ることなく、知ろうとすることもなく、単純化しているであろう。コロナ禍の2020年のGW前、医療設備や人出不足の問題などから「＃沖縄には来ないで」キャンペーンがあったが、沖縄と本当との往来を予約している人にインタビューしていたメディアがあった。そこでは、世間の自粛状況を意に介さず、渡航予定の人もいれば、通院のため、飛行機に乗らなくてはいけなかった方もいたようである。このように、カテゴリー化から想起される画一化したイメージがあり、それを自明視することでステレオタイプは作動する（＝力を持つ）。これらが、実は、常識や当たり前の正体であり、性にまつわるカテゴリー化は文化や時代によって異なるため、ステレオタイプも異なるのだが、あまりにも、そのステレオタイプが当たり前なので、それが、当たり前なのかどうか、なぜ、当たり前なのか考えないことで定着し、その力——何かをさせたり・させなかったりする——が次世代に引き継がれていくのである。

　このように、私たちは、ステレオタイプの作られ方が恣意的であること
を検証したが、そもそも、その前段階としてのカテゴリー化について、あ
まり疑問に思ったことはないのではないだろうか。物事を分けることの理
由として、「差異があるから分ける」ということはまことしやかに言われる。
とはいえ、その基準は、何なのか、なぜなのか、果たして考えたことがあ
るであろうか。私たちは、分けられたもの・ことを比べて、その優劣、好
みなどを比較する。しかし、なぜ、そこに切れ目を入れたのか、もしくは、
切れ目が入っているのかについて、問うことはほとんどない。たとえば、
マラソンにおいては、誰が、どのくらい速いタイムでゴールしたか、女子
選手のタイム、男子タイムの選手などのように比較する。しかし、そもそ
も、それを競っているマラソンが、なぜ、42.195 キロメートル走る競技
なのか（もちろん、マラトンの名称など歴史的由来は知っているのだが）、
なぜ、それを競うことによって優劣が付くのかということについては、ほ
とんど検証されていないと思う。

　ブルデューは、性差があるから、それによって分業しているのではなく、
「むしろ性差による分業こそが女性の身体を根拠づけている」と述べてい
る。つまり、女性の身体が「○○」や「□□」だから、分業をしているの
ではなくて、個人の女性つまり、実体としての女性も見ずに、もう、最初
からひとくくりにしてしまって（＝カテゴリー化）、だから、「こうだよね」
（ステレオタイプ化）としてしまっている。人種差別の構造もまさにそう
である。人種差別とは、ユネスコによって採用されたアルベール・メンミ
の定義によれば、「現実の、あるいは架空の差異に、一般的、決定的な価
値づけをすることであり、この価値づけは、告発者が自分の攻撃を正当化
するために、被害者を犠牲にして、自分の利益のために行うものである。(中
略) この定義を専門的すぎると思われる方は、そこから、たとえば、人種
差別とはある際の、自分の利益のための利用であるという、もっと簡単な
言い方を引き出してもよい」[14]。これは、人種に対して行われている差別に
限らず、性差別、障碍者差別、いじめなどさまざまな差別を包摂する定義
であるとメンミ自身も述べている。そこから考えると、さまざまな差異を
見出された結果、実際にそうなってしまう、あるいは、それしか、させて

もらえないことで、それが得意になっていく（あるいは得意にならないと、そこから排除される）のである。この文脈は、ジェンダーの性差がもたらす役割規定とその運用において、女性だけでなく、男性に当てはめても全く同じことが言えると思う。

　たとえば、ブルデューは、「普遍的に男性たちに認められている優位は、社会的構造と生産・再生産〈生殖〉活動のもつ客観性において肯定〈確定〉される。そうした構造や活動の基盤となる性別による分業が、生物学的・社会学的な生産・再生産〈生殖〉作業のうちの有利な部分を男性に与えるようになっているからだ」［同：55］と述べている。つまり、男性がもともと社会的に優位に生きているのだが、社会的構造や活動を客観的だと見なすことによって肯定＝確定するのだ。一方、「被支配者は、支配者の視点から構築されたカテゴリーを支配関係に適用するそれにより、支配関係は自然なものに見えてしまう。これは一貫した一種の自己卑下、さらには自己否定へとつながりうる。（中略）われわれの宇宙では、多くの女性が自分の身体を、流行の押しつける美的基準に一致しないと見るところに、そしてより一般的に、女性をおとしめるイメージへの同意のうちに、顕著に見てとれる。象徴的暴力が制定されるのは、被支配者が否応なく支配者に（したがって支配に）与えずにはいられない同意を通してである」［同：57-58］。このような時、「ほら、女性は嫌がっているのではないじゃないか。自発的に同意しているではないか」という声も聞こえてきそうである。しかし、それに対して、ブルデューは、「そのとき被支配者は、支配者や自分、より正確には自分と被支配者との関係を考えるにあたって、支配者と共有している認識装置しか持ち合わせていないのだが、その認識装置とは支配関係の身体化された形式にほかならないため、支配関係は自然なものに見えてしまう」［同：58］と述べ、その男性優位の支配感の中で生きていることによって男性だけでなく、女性も同じ価値観を共有していることを指摘する。

　・スラッシュ「／」を入れる位置とその意義について考える
　こうしたことは、文化をどう共有するかによってきまるのだが、そもそ

も、そこに切れ目を入れて分けられるとそれ同士は、同等ではいられない。たとえば、フランス語の distinguer（分ける）という言葉は、それが名詞形になると、途端に、純粋に「分けること」を示すのではなく、直ちに、distinction（差異化そして卓越化）となる。その好例が、ブルデューの著書、『ディスタンクシオン』である。相手より自分が上であることを示すためにいわゆる「マウントを取る」ことで、足を引っ張ったり、引っ張られたり、そこまでいかなくても、自分がひどい扱いを受けなくて済むように、その文化の文脈にふさわしく、また、できれば、実際のポジションより上位層に見えるようにふるまうのだ。それとなくわからないやり方で、である。本当に上流階級になると、いかに、あからさまにではない形で、──持ち物の値段を誇示したり、ブランド物などで身を固めたりしないような形で──しかし、はっきりと「育ちの良さ」が分かるように振舞う。それは、動作や身なり、言葉遣い、その時宜にあったすべての行動によって現れる。もちろん、その時代、その地域のルールに合致していることが基本だ。目に見えるモノは、成金であってもお金で買えるが、育ちや教育（学歴においては、例外もあるかもしれないが）など、文化資本はお金で贖うことができない。そこで、私たちは、差がつき、つけられる。このような日常は、社会的階層だけでなく、ジェンダーにおいても、その性に（その時代、その地域、その文化に）ふさわしい振る舞いをすることがそれとなくあるいはあからさまに求められている。

・言説の力になる「誤認」と「再認」

　それでは、日本の性別らしさと言えば、どのようなもの・ことがあるだろうか。性による「色分け」はどうであろう。トイレの色、子どもの持ち物、性別によるランドセルの色の傾向などがあるだろう。しかし、その色でなくてはいけないのだろうか。その性がその色でなくては使えないということはないはずである。もちろん、ここでは、色別にすることによって、機能性が上がる（たとえば、字を読めない幼児が、赤い方、ピンク色のトイレが女子トイレだと覚えることで、間違えずにトイレを使える）ということについて話しているのではない。そうではなく、それがたまたま、女

95

性＝赤、男性＝青と定着することによって、単に便利になるだけではなく、「そうではない選択」を許さなくなってしまったことがあるのではないかということである。つまり、「たまたまそう分類」＝「恣意的」なことは、「それがなぜその分類なのかはわからない」＝「誤認」なのだが、それをそのままにしてしまうと、それがなぜなのか考えずに定着してしまい、「それは当たり前、常識なのだ」と「再認」してしまうのである。さらに、それが社会構造化することで、この「当たり前」「常識」から外れた者・ことを逸脱としてレッテルを貼るのである。大きく言えば、社会の問題と言われるものや小さな人間関係の意見の相違は、おしなべて、この「当たり前」、「常識」の相違からなっているのである。単に拠って立つところの違いなのであるが、個人の中の「当たり前」、「常識」が定着していればしているほど、相手との違いが許せなくなる。では、そもそも、私たちは、何によって分け、その分けられたことは、何を意味するのであろうか。事項では、そのルーツの一つである宗教の事例を考えてみたい。

5．キリスト教の歴史とジェンダー

・キリスト教の"普遍性"

本項では、私たちの価値観を形成しているものの中で、キリスト教の影響がいかに大きいかということについて考えてみたい。多くのアジア人にとって、このキリスト教が当たり前になっている世界観は、なかなかなじめていないのではないであろうか。もちろん、サッカー選手が、ゴールを決めると、十字を切っている姿を見て、キリスト教文化を目の当たりにしたこともあるであろう。また、国際支援というと、当たり前のように、世界中の多くの方が「赤十字」のマークを思い浮かべると思うが、イスラムの世界では、三日月で表されているように、それは、唯一の価値観ではないのである。日本でも「赤十字＝国際支援」というくらい「常識」であるが、それがなぜ、「十字」であるのかについて、ましてやそのもととなっているキリスト教の教義を理解していることはほとんどないのではないか。

ところで、社会学だけでなく、あらゆる学問は、世界中、大学を中心に

おいてなされてきた。大学を意味する英語は、university であるが、この "uni" という語は、唯一という意味だということもご存知であろう。では、この "uni" とは、何を示しているであろうか。そして、なぜ、"uni" なのであろうか。アジアではない、いわゆる西洋と呼ばれる地域で育った人々の価値観の多くは、この "uni" でできていると言っても過言ではないのである。その「"uni" 度」（こんな言葉は存在しないが）は、「八百万（やおよろず）の神々」といった日本特有のあいまいな宗教観を吹っ飛ばす。唯一というのは、他を認めない、ということでもある。キリスト教の神が唯一神で、その存在が普遍的であるように、この "uni" とは、唯一であるがゆえに、普遍という意味で、日本の詩人、金子みすゞの言うように「みんな違ってみんないい」という考えはそこにはない。

　たとえば、アメリカでは、1791 以来、国教制禁止以来、政教分離（しかし、政党の陰に、宗教的団体の影響がある）しているが、日本のそれとは異なる。というのも、日本では、宗教は、全般的に相対化されているが、社会学者の大澤真幸によれば、アメリカやヨーロッパのプロテスタントは、政教分離することで、宗教が純粋なものとみなされるようになったからである。[15]保守は、政教一致し、連帯してロビー活動を行う。信仰のある者にとって、宗教は真理だから妥協はできない。真理とは、これ以上根拠を問えない、絶対なものである。なぜなら、神こそが真理だからである。それゆえ異教徒と共同体で共存するには、ある種のレトリックを必要とする。それが宗教的寛容性である。なぜなら、それぞれがお互いの唯一神を容認したら——「それぞれの真理で良い」としたら——自身の宗教が真理でない、といった事態になるかもしれないからである。しかし、それゆえ、一国の中に複数の宗教があることで、宗教的寛容性を持たなければならない。この緊張感[16]を、日本の八百万の宗教観では理解できないのではないだろうか。自身のそれは信仰で、第三者のそれは良心（周囲が尊重すべきことで世俗化されたもの）と考える。良心と良心が対等なものとして存在するという名目によって、世俗社会では、法律が対立を防いでいるともいえるのかもしれない。信教の自由≠信仰の自由なのである。信仰は趣味ではなく、真理のコミットメントという意味で、神に与えられた選べないものとされて

いる。うちは、仏教で○○宗である、といった宗旨の話とは異なっている。つまり、真理はいろいろ考え、選んだから、「うちはこれ」、でなく、理由がないからこそ信じられるという逆説を伴うものでもある。

　現代のヨーロッパでは、キリスト教（たとえばフランスでは、自称、無神論者という人が結構増えているが）世界で育った人、教育を受けた人というのは、当人はニュートラルに書いているつもりでも、キリスト教の痕跡がある。今後、どの分野の研究であっても、西洋キリスト教圏などの出身研究者であれば、その「痕跡」[17]をしっかりと把握することで、見えることがあるのではないか。つまり、日本のあいまいな（よく言えば、多様性を容認するような価値観……その割には同調圧力が強いが）どっちつかずの価値観を以て先人西洋出身研究者の研究を読んでもなかなか理解できていないのではないかと思うのである。

　興味深いのは、西洋出身研究者たちは、ご自分たちがキリスト教の影響を受けてモノを考えているということに全くと言っていいほど、無頓着である。日本人が仏教的な価値観でモノを考えているとしたら、そのことに無自覚ではいないであろうし、はっきりとそれは表出されるであろう。しかし、どうやら西洋の人にとっては、キリスト教的なつまり唯一の価値観で考えるということは当たり前すぎてほとんど自覚できていないのではないか。この uni の世界観を念頭に置けば、いろいろな研究が理解できるようになると思う。

・キリスト教と「第 2 の性」[18]——伝統的女性——悪魔に誘惑されたエバ

　ここでは、女性についての最も古い言説の一つ、すなわち、ディスクールを聖書の言葉から抜き出し、女性がどのように意味づけられ、位置づけられてきたかを考えてみたい。

　旧約聖書（旧約というのは、旧訳ではない。神と人間の古い約束の意味である）の「創世記」では、6 日間かけて海や空、大地、さまざまな自然を創り、最後に「自らの姿に似せて」創ったものが、人間＝男性（歴史的に男性の優位を象徴するかのように、英語でもフランス語でもこの二つは同じ単語で示す）であるアダムであった（ちなみに 7 日目が安息日で、日

曜日である。憲法で宗教性の提示を強く否定しているフランスでも、日曜日はほとんどすべて休みで、日曜日に終日営業している店はアラブ系の商店である）。そして、一人ではかわいそうだし、このアダムを「助けるために」と考えて、そのアダムの肋骨を一本取って、女性、エバを創った。楽園で楽しく暮らしていた二人であるが、知恵の実だけは、食べてはいけないと言われていた。ある日、蛇になった悪魔がやってきて、エバと押し問答をする。エバ：「神様は食べてはいけないと言った」、蛇（悪魔）：「本当は美味しいから食べてはいけないと言っているだけだから食べてみたら」といった具合である。いわゆる悪魔の誘惑に負けたエバ、そして、さらに、エバに誘われてその実を食べたアダムの行く末は誰もが知るところである。こうして、最初の人間は男、男を助けるために作られた女、悪魔の誘惑に負けてしかも男も悪の道に誘い込んだのは女。それゆえ、ただ、人間は楽園を追われるだけでなく、女性が卑しい存在、従属的な存在として描かれていく歴史が始まる。ちなみに、これは神話で事実ではないが、2015 年の調査では、アメリカでは、40％の人が、進化論を信じていない（教えられていないともいえるが、それでも、2004 年から比べると 5 ％増えているのだそうである）。

　こうして、女性は産みの苦しみを含めて辛い人生を生きることが始まる。上記は旧約聖書であるが、キリスト誕生以降、書かれる新約聖書においてもキリストの弟子であるマタイが福音書（福音とは良い知らせの意）の中で次のように述べている「誰でも情欲をいだいて女を見る者は、心の中ですでに姦淫をしたのである（後略）」。つまり、そのくらい、女性の誘惑に負けてはいけなかったのである。[19]

　多くの人々は、聖書などの教えを口頭伝承で学ぶうちに、いわゆるその言説からその時代、文化の常識ともいえる禁止事項、奨励事項を習得する。そこには、「想像上の見せしめ」という、何かを直接禁止すること以上の効果を持った言説がある。私たちの恐怖心は、実は、想像上の中にしかない。「○○すると××してしまうぞ」といった脅しを受けたことのない子はかなり少数であろう。大人は、子どもの想像力を使わせて恐怖心、未来の苦痛をあおり、子どもを思い通りに動かす。しかし、たとえば、やっと歩け

るようになった子、まだ転んだことのない子は、1歳から2歳くらいであ
ろうか、かなりの急こう配の坂を平気で登る。後で降りてくる必要、その
時に転ぶかもしれない恐怖を知らないからである。そして、恐怖を掻き立
てる文言の意味も理解しない。しかし、さまざまなことを学ぶことで（後
天的に！）未来が少しずつ予測できる。そして、私たちは常識という名の
ディスクールを植え付けられて生きていくのである。

・母性と聖母

　たとえば、「女性らしさ」の具体的な発現とみなされる母性とは一体何か、
考えてみたい。ここに当たり前は存在しているであろうか。日本の医療は
西洋から多くの影響を受けているが、西洋式看護もまた明治以降に入って
きた。そのルーツは、修道士が他者へのケアを修行の一つと規定したおよ
そ6世紀頃の歴史からわかる。[20]当初、修道士のみで行っていたことから、
他者によるケアは男性の役割であったのであるが、18世紀ごろには、女
性が聖母マリアにつながる母性を持った存在として脚光を浴びるようにな
る。マリア崇拝は、431年のエフェソスの宗教会議で認められていたが、
やがて、マリアは、処女懐胎、聖母としての特権化、無原罪（失楽園以降、
人間が生まれたときにすでに持っているとされる原罪を持たない存在）で
あるがゆえに穢れなく神の子を宿したとして、ボーヴォワールの言うよう
に、「男性に触れられず、所有されない」生身の人間を超越する存在であっ
た。

　こうした聖母像が、やがて、女性の母性的側面を浮かび上がらせる。こ
れらの一連の流れから母性は、女性の本能とは言えないのであるが、宗教
的文脈の中で、次第に、思考は停止され、社会構造化するようになる。母
性にはさまざまな定義があるが、そのうち、イデオロギーとしての母性思
想について考えてみると、それ自体は、妊娠・出産といった肉体における
変化そのものを指しているわけではない。しかし、私たちが母性という時
の多くは（医療の文脈でない限り）、たいてい、観念としての、そしてイ
デオロギーとしてのある種、規範的な側面を持つ母性なのではないであろ
うか。これが、本能でないことは、フィリップ・アリエスの『〈子供〉の

誕生[21]』からも明らかである。さらに、『母性という神話[22]』を著したエリザベート・バダンテールの 18 世紀の乳母の話「17 世紀に大貴族の女性たちが雇いの乳母を使い始めると、18 世紀には、これにあこがれる小市民階級にまで広がったが、乳母による養育環境は、乳幼児に対する配慮が不十分で、死亡率も決して低いとは言えなかった」ことから考えると、「死ぬかもって、分かっていて預けるなんてひどい」と思うのではないか。しかし、日本の小学生の一人通学（私学の場合は、公共交通機関にも一人で乗る）は、海外の人から見たらとても理解できないことだそうで（アメリカなどでは逮捕される）、ましてや、現実に、その通学途中で誘拐やさまざまな事件、事故が起きている。なぜ、子ども思いのはずの親たちは、大丈夫な（と思いこんでいる）のであろうか。このあたりの考え方に母性の考え方のちがい（つまり、母性の内容が絶対ではないことから、母性自体も絶対とは言えないのだ）が隠されていると思う。

　「エバ」にしても、「マリア」にしても、両者の対比を見て「女性はいつも男性の目線で規定されてきた」ことが分かる。「神が『エバ』を『アダム』のあばらから作ったという点から男性優位の恣意性が表出し、男女の評価が完了し、男性＞女性の構図を作り出してしまっている。

　では、次に、こうしたディスクールによる「決めつけ」は社会において、どのような現象を引き起こしているのか、ジェンダーと職業の観点から考えてみたい。

6．デュルケームの考える性別役割分業

　これまで、女性に生得的に与えられたと思いこまされている能力（これは、翻って男性に生得的に与えられたと思いこまされている能力と、なぜか、対のようになっているのであるが）は、実は、歴史を振り返ってみると、生得的でもなんでもなかったということを、これまでキリスト教の創世記やマリア信仰、母性神話の誕生、母性の発明の話から考えてきた。19 世紀の社会学者はどう言っていたのか、見ていきたいと思う。

　フランスの社会学者デュルケームも『社会分業論』において「はじめ性

的機能にのみ限られていた性に基づく労働は、だんだんと他の機能にも拡大していった。すでにかなり前から婦人は戦争や公務から退き、その生活は家庭の内部にすっかり集中されている[23]」として、性別役割分業が起こってきた様子を記している。特筆すべきは、「すでにかなり前」には、婦人は「戦争や公務」を（もちろん身分によってではあるが）こなしていたということである。つまり、女性の生得的なことやいわゆる「本能」と「（広い意味での）ケア」の関係は、女性に「母性本能」があるから「ケア」に向いているという原因と結果にはならないということを 19 世紀の社会学者は示している。しかし、今日ではも、あたかも女性には他者をケアすることが、子どもを産む母性のように本来的に備わっているからこそ、自明のこととして行われるのであり（性別役割分業）、そうすべきである（性別規範）といった考え方はなくなっていない。もちろん「かなり前」は身分制であった[24]。よって、公務をするのは、身分によるのである。しかし、「女だからできないよね？」と一律にはならなかったのだ。つまり、身分制社会では、本能だの、生得的だのといった「うまれつき」で男女二元論を唱えたりはしなかった。そのような価値観、文化もなく、よって、現在のような性別役割分業もなかったということである。つまり、夫が外で働き、妻は家事・育児に専念、両者は恋愛によって結ばれ、その子どもは両親の愛情を受けて育つという家族モデルは、それほど長い歴史は持っていない。この家族イデオロギーは、女性が担う家事・育児は、無償で、「愛情の発露」として、当然のように妻、母によって行われるといったものである。労働市場から締め出された状態で、資本主義の論理から離れた、まさに、女性らしさしかやり取りできない状態で、その状態が自明のこととして、自ら選び取ったかのように、いわゆるアンペイドワークを引き受けさせられているのである。女性らしさ、男性らしさの内と外の原理は、一見、合理的に見えるが、人間が 2 種類のパターンに分けられるほど、単純な存在ではないこともまた自明の理である。また、19 世紀の心理学者で『群集心理』を著した生物学者でもあるギュスターヴ・ルボン博士は、『人間と社会』で「原始的な社会では、男女の身体的な差はなく、文明化することで男性の頭蓋骨が著しく発達する一方、女性は停滞する[25]」と述べていた。「えせ科学」の原

型とも言うべき、頭がい骨の話が出てくる。えせ科学といえば、認知神経科学の研究者である四本裕子氏によれば、「集団間にある分布の違いを明らかにすることと構成員の個々の特性を明らかにすることは全く違うことになのに、しばしば混同される」。つまり、ある集団のＡとＢに統計的に優位差が出たとしても、その結果、集団Ａの傾向はこれで集団Ｂの傾向はこれ、と言い切ることはできない。たとえばOECDが2007年に、その迷信ぶりを危惧して公表した「神経神話²⁶⁾」の一つである「脳には、『男脳』、『女脳』がある」といったことは言えないのだ。男女で違うということと、二分法でそれに意味付けすることには何の因果もない。しかし、これといった検証もなく、簡単に信じ込んでしまうことが多々ある。ブルデューいわく、「象徴的暴力の有効性の効果と条件が、ハビトゥス（性向）という形で身体のもっとも内密なところに、持続的に組み込まれているため、特に、血縁関係や感情や義務の論理において、尊敬や愛情深い献身の経験のなかでしばしば混同され、それらに関する社会的条件（法など）が変わった後でも長く残る。そのため、教育や職業選択の自由が獲得されても、「『自己排除』と（否定的にも肯定的にも『作用』しうる）『天職』という考えが現れて、明示的な排除を引き継ぐのが見られるのだ」［同：63］。つまり、その文化、その時代に合ったその性らしさを引き継いでいかざるを得ないと自覚なく思い込んでいるのだ。

　何かに意味を持たせるということは、属性を探す、見出す、あるいは、作り出すことによって可能になる。つまり、それそのもの、たとえば、人間なら、ただの一人の人の属性を見出すことが意味付けすることなのである。しかし、実態としての人間とその属性につながりがあると見えるのはなぜであろうか。それは、私たちが、思考停止して、「そうなのだ」と思い込んでいるからなのである。実を言えば、属性と本人の結びつきは、なくてはならないことでもある。しかし、思考を単純化させたり、思考停止したりすることで、属性というカテゴリー化とそのステレオタイプに惑わされ、「思い込み」をしていることは多いのではないであろうか。たとえば、「よく知り合ってみたら、いい人だった」ということはないか。こうした

現象は、私たちが、カテゴリー化、ステレオタイプ化の果てに、身内扱いをする内集団、よそ者として排除する外集団に分けて人を見ているからなのである。

・ケアのジェンダー化──「世話の倫理」

では、性役割の固定化（いわゆる常識化）はどのようにして起きたのか、という点で、心理学の知見を援用してみたいと思う。発達心理学者のキャロル・ギリガンによれば、「女性は『相手のために』と自らを捧げる『愛他的行動＝世話』がアイデンティティの一部となっている」、これがまず一つ。次に、そのことを自他ともに自明視している。よって、「道徳的ジレンマ」に陥った時に、男女で対応が異なるのは、異なる道徳観によるからだとし、その違いは育てられ方の違いであると述べる。女性の場合、自己を犠牲にしてでも、周囲との人間関係を重視し、他者が何を望んでいるかによって決断を変える。それは、女性の人生にとって生命にもかかわるような大きな決定をも左右させると述べている。しかし、この原因について、ギリガンは、決して、女性の生得的なものに見出そうとしていない。そうではなくて、自身の道徳的な問題を他者との関係の中で解決しようとするよう、教えられてきたからに他ならないというのだ。それは、従来の研究、たとえばピアジェ、エリクソンと異なり、たとえば、意図しない妊娠や中絶について、もちろん、女性は自身の肉体に関わる問題であるということも大きいのであろうが、人間関係を重視した答えを導き、一方、男性は「女性と胎児」という命の問題でありながら、「権利・規則」の問題として考えていると指摘する。そして彼女の主張は以下のように定式化できるであろう。

①ギリガン：「愛他的行動＝ケア」を性役割として内面化し、他者に対しても示すのが女性であると定式化。
　⇒女性：規則＜人間関係（他者との関係性から考える個人観）、
　　男性：規則＞人間関係（個別の個人観）

　また、社会学者で精神分析家のナンシー・チョドロウは、ロバート・スト
ラーの「パーソナリティー形成において核をなす性のアイデンティティ」
が、男女共に、ほぼ３歳までに強固に確立されるという研究を援用し、人
生の最初の３年のあいだに自分を主に世話してくれる者が女性（多くは母
親）である場合、「母親は、娘を自分の延長と感じる傾向があること」を示し、
女児の性アイデンティティは自分と同じ女性である母親と融合しやすいの
ではないか、一方、男児の子育てにおいては、母親が自分と対置する男性
と同一視することから男児の性アイデンティティは母親と自分を切り離す
と述べている。チョドロウの定式化は以下のとおりである。

　②チョドロウ：子供育てるのは、多くの場合女性＝母親だが、その母親
　　は、自分の延長として娘を育て、息子を対置する男性として、自らと
　　切り離して育てる傾向があると女性を定式化

　これらのことから、子育てとりわけ男女（としてそれぞれ育てられてい
る子ども）の性アイデンティティ形成にどのような影響を及ぼすかという
ことについてチョドロウもギリガンも女児、男児の置かれる「社会的環境」
の違いについて指摘している。つまり、後天的な要素によって男女の行動
選択に違いがあるという考え方である。よって、女性には女性にふさわし
い役割が母から娘へと受け継がれると考えた。

第２節　象徴資本としてのジェンダー資本

１．ブルデュー社会学とジェンダー

　ブルデューは、ハビトゥス概念を従来の「社会的出自階層」から広げて
ジェンダーにも用い、ハビトゥスが「ジェンダー化されていると同時に、
ジェンダー化する」ことに注目し、フェミニズム、女性の困難を生み出す
文化的コンテクストに言及、「『女性に向けられている象徴的な暴力』」をも

説明可能」とした。従来の階級ついては、「労働者に、抑圧や搾取を当然で"自然"な条件と錯覚させ」、彼らから異議申し立ての機会を奪っていると述べた［Bourdieu 1992］。人々は、生まれながらに、どこかの「場（champ）シャン」に属す。たとえば、ある女性は、その国、その地域、その時代、その家族、その宗教の女性の「場（champ）シャン」に属す。そこでは、それにふさわしい、ハビトゥスを持つことが自明視され、そのハビトゥスは、生得の資質のように身体化された構造となるので、「自然」にその「場（champ）シャン」にふさわしい振る舞い＝プラティックができるようになると考えた。それは、「ディスクール」として流布していることがらに限らず、前述の「隠れたカリキュラム」まで含んでいる。

・文化資本とは

　私たちは、生活していくうえで、与えられた環境で獲得したハビトゥスによるプラティックを行うとブルデューは考えるのだが、そのために、何らかの資本を使っていて、そこには経済資本以外の資本もあると考えた。ブルデューによれば、「私は、知覚のカテゴリー、視覚と分割の原理、階層のシステム、序列化のスキーム、認知のスキームに従って知覚されるとき、あらゆる種類の資本（経済、文化、教育、社会）を象徴資本と呼ぶ。それらは、少なくとも部分的には、検討対象の分野の客観的構造、すなわち検討対象の分野における資本の分配の構造を取り入れた産物である」［Bourdieu 1994:161］。これらは社会における個人の社会的地位を決定するものと考えられていて、象徴資本は個人が持っている能力――威信や名誉など――が反映されている。たとえば、それは、「ああ、あの人なら知っているよ」といういわば、一般的にコネといわれているもの、つまり、社会関係のネットワークつまりコネは、社会資本であり、その他、教養、学歴、それに付随する見えない教育的な資本を文化資本という。また、文化資本の特徴は、その「場（champ）シャン」にいて、そこで育つことによって、得られ、経済資本のようには、後天的に手に入れられるような容易さはない。つまり、その資本を持っていないこともその人のハビトゥスであり、プラティックを規定し、使える資本、使えない資本があることを示す。ブ

ルデューいわく、たとえ、後天的に、経済資本と同様に社会資本（たとえば、経済的地位が上がって誰かと知り合いになって）や文化資本を手に入れたとしてももっと前からそれを持っている人ほどは、それをうまく使いこなせない、自然に使いこなせない、その最もうまい使い方ができないという［ブルデュー 1979a ＝ 1990］[30]。よって、これらは、個人の問題としてではなく、構造の中の関係性としてみていくことが重要であると説く。

　ブルデューが文化資本の考え方を用いるようになったきっかけは、公教育がすべての人に提供されるようになったにもかかわらず、社会階層が異なると本人の能力とは別の何かが作用し、本来の学力が見えづらいことに気づいたからである。このような階級的不平等の存続を説明するために、文化資本に関する理論を提示した。そこで明らかになったのは、伝統的な階層の維持を可能にしているのは、実は教育制度そのものであり、生徒を評価する基準が中流階級の出身者に有利になる傾向があるということだ。彼は、学力の不平等が「生まれつきの」能力の差の結果であるという仮定を批判し、その代わりに「教育行為から得られる学力は、家族が以前に投資した文化資本によって決まる」［Bourdieu 1986:244］[31]と主張したのである。

　また、ブルデューは、文化資本の形態として、「身体化された文化資本」「客体化された文化資本」「制度化された文化資本」の三つを挙げている。「身体化された文化資本」を持つことは、その属性にふさわしい、つまり、社会階層を体現できるような振る舞いをするように教えられ、しつけられた結果、適切なタイミングでプラティックを構築するようになることである。そして、これは、「外的な富がその人の不可欠な部分に変換された」ことを表している［ibid:244-5］。この形式の資本は「個々の主体の充当能力を超えて蓄積されることはなく、その保有者とともに衰退し、死んでいく」のであり、さらに「それは常にその最初の獲得条件によって特徴づけられ、多かれ少なかれ目に見える形で残される痕跡を通じて、その特徴的な価値を決定するのに役立つ」［ibid:245］。また、「客体化された文化資本」は、絵画、著作、彫刻などの文化財のうち、「身体化された形の文化資本との関係においてのみ定義される」［ibid:246］ものを指している。「客体化さ

れた文化資本」は、象徴的に伝達される場合と、物質的に伝達される場合（法的所有権が相続される場合）がある。「客体化された文化資本」は、そうしたアイテムを所有するために必要な物質的な富と、それらを「消費」、「評価」するために必要な文化的な資本の両方を表しているのである。「制度化された文化資本」は、学歴とそれによる資格を表わしている。それは、文化的能力の証明書であり、学歴が高ければ、専門的で難易度が高く、高収入を見込める職業にもつきやすいであろう。よって、それは、文化資本が経済資本への転換を可能にするという点で一般の経済資本と大いに関係がある。

　ブルデューは文化資本とは別に、象徴資本の一つとして、社会資本を挙げているが、たとえば、同じ学校の卒業生同士のネットワークなど、社会階層が同じことにより、お互いに便宜を図りあえる関係と考えればよい。それは、当然、教育という点で文化資本に、また、所得によってその文化資本を調達できるという点で経済資本に根差したものである。実際の「つながり」または「つながり」のネットワークを指す。このような集団の一員であることによって、個人は「信用」を与えられ、得られる信用は物質的なものであれ象徴的なものであれ、「共通の名前の適用と、それを受ける人々を形成し知らせるために同時にデザインされた一連の制定行為」によって保障される［ibid:249］。社会資本の量は、その人が動員できる人の数と、動員された人が保有する資本の量に依存する。このような集団のメンバーシップは、象徴的・物質的な交換によって維持・強化され、「制度における終わりのない努力（中略）、物質的・象徴的利益を確保できる持続的で有用な関係を生産・再生産するために必要」［ibid］とされるのである。つまり、○○大学同窓会などの「制度儀礼」は、集団のアイデンティティを付与し、古い絆を強化することを可能にし、「有用な」関係の継続と維持につながっているのである。

・文化資本と経済資本

　重要なことは、文化資本も社会資本も経済資本に根差しているものの、三者の相互作用によって、固定された社会階層の再生産が隠蔽されている

108

ということである。ある人の教育レベル、その人が持つ文化資本は、その人が利用できるネットワークの価値や自由に使える経済資本の量と結びついて、その人にある種の有利不利を与え、それが可能な職業や収入を構成し、その人は自分の子供たちにその地位を受け継がせることになるのである。この三つの資本の形態が組み合わさることで、その人の「ハビトゥス」、つまり、ある社会的地位の中に規定され、具体的な傾向の集合体である「それらしい振る舞い」が生み出される。このようにして不平等は、生まれつきの個人差や自然なもののように見える。そこに個人で選択する自由はあるが、それは自分で選んだ状況においてではなく、その人が持つ文化資本、経済資本、社会資本の量と質がその選択に影響を与え、その人の思考様式を構造化すると考える。つまり、「資本も最適な『場』においてのみ機能するのであり、資本をあやつる原動力としてのハビトゥスが合致していなければ、資本としての価値をもたらさない」[佐藤典子 2007：192]。たとえば、成金の悪趣味や分不相応な消費活動は「正統」な経済資本の使い方とは見られないのである。ここで言う、「場（champ）シャン」とは、特定のハビトゥスが実現されうる領域、あるいは社会的文脈を指すが、ブルデューはそれぞれの「場（champ）シャン」にふさわしい行動ほど、そこに使われた経済資本は価値を持ち、それを見極める能力は文化資本によってなされると考えた。このようにブルデューは、マルクス主義的な経済的決定論と、個人の人生における直接的な経験である主体性との間にバランスを見出そうとした。

2．文化資本とジェンダー

　ブルデューは、文化資本概念を通して、公教育が制度化し、行き届くようになっても社会の不平等が残る仕組みを明らかにしたように、男女平等の制度ができても、男女間の不平等が残ったままであることを前述の『男性支配』において明らかにした。というのも、男性が女性の進出を阻止することはなぜか、また、女性自身が従属的な伝統に足を踏み入れたままでいるのはなぜか、説明できないからである。この二つの疑問への答えと考

えられるのは、「女性への暴力は象徴的に行われ」ているからであり、「ものごとに組み込まれている男性秩序は、集団的・私的な儀礼ないし分業のルーチンに含意されている暗黙の命令を通して、身体にも組み込まれている（たとえば、男性専用の場から排除されているせいで、女性が余儀なく回避行動を取らされているのを思い浮かべてみればよい）」［ブルデュー1998 ＝ 2017:42］からだ。男性による支配は、目に見える肉体的な痛みのあるものとは限らない。性別による決めつけ＝性別役割分業は、象徴的にあからさまではない形で行われることによって、その原因や意図が分かりにくい。そのため、本人の意思とは無関係なところで引き受けざるを得ない仕組みがすでに社会の中にあり、そこの「場（champ）シャン」で、構造化する。そして、規範があることによって、より、正当性があるとみなされ、しつけと称され、内面化され、社会化する。また、ジェンダーによって、求められる文化資本は異なるのだが、そのジェンダーにふさわしい文化資本をやり取りすることで、社会では評価されるようになる。さらに、成長するにつれ、このジェンダー化された行動を内面化し、それがアイデンティティの一部となる。なぜなら、ブルデューによれば、「男女それぞれのハビトゥス（性向）を押し付け、教え込む。こうして生物学的な差異は、社会的な差異の基盤にあると見られるようになる」［同：43］からである。このように、「ジェンダー化された」文化資本は、あらゆる社会集団や階層を横断し、他のすべての資本の前提条件となる。そして、ジェンダーを元手に、日常生活から学歴、キャリア、パートナーとの生活などにおいても、その時代、地域の価値観で最適と思われるリターンを得られるのである。これら一連の流れを「ジェンダー資本」と呼べるのではないかと仮説を立てたい。

　すなわち、社会的・文化的資本が組み合わさって、男女の意思決定、行動、機会を構造化する内在的認識構造としての「ジェンダー的ハビトゥス」が個人の資質とは無関係に形成されるのである。しかし、ブルデューいわく、ジェンダーは「非対称のカテゴリー」であるため、社会は女性的ハビトゥスよりも男性的ハビトゥスが優先であると外在的社会構造に規定されている。さらに、このジェンダー化されたハビトゥスは、文化資本をうまく使っ

て運用しなければ、利益を得るどころか、損失を生むこともある。なぜならこの資本は他のすべての象徴資本が資本化する前に男女それぞれの身体に組み込まれ、他の資本のあり方を規定しているからである。子どもは生まれたときから（あるいはその前から）名づけから服装までその性別でのあり方が決まっている。それゆえ女児の段階から、意識せず伝統的な女性性というシステムを再生産する装置が作動してしまい、彼女たちは、教育や働き方において、自分の性にふさわしいと考えられる行動をとる。なぜなら、それはその文化の「場（champ）シャン」に合うように考え出され、構築され、再生産されるヒエラルキーだからであり、「生まれつきそうだ」と誤認されるほど、自然だからである。

　それでは、社会的構築物であるジェンダー・アイデンティティを持たされている私たちは、それをどのような象徴資本に変えて社会生活を送っているのだろうか。

・資本によって交換されるもの

　まず、考えられることは、何であれ、資本である以上、それは力を持つ。支配力を持つ。たとえば、資本の有無によって、それは、被支配の受容をもたらす。積極的なものでなくても、その支配の雰囲気を否定しないことによって、スルーすることによって何らかの同意と受け取られてしまう。そして、経済資本（差し当たって、リアルと言っておく）も象徴資本もすべて、社会的交換（の要素が入ってきてしまっている）を行っている。純粋な贈与なんてない。[32]実体があるものであっても、ないものであっても、交換するときに、何らかの価値も交換している→財を受け取ると対価が発生している。それは、交換が、人間関係の網の目の中で、人間関係を結んで成り立っていることだからであり、文化的な価値の中で行われているからである。では、とりわけ、象徴資本によって交換しなくてはならないものは何か。

　この点を踏まえて、ジェンダー資本について考えていきたい。

3．ジェンダー資本とは

　20世紀後半以降、ジェンダーは、ありとあらゆる研究者、運動家から企業組織やその経営者、マーケティングのエキスパートまであらゆる専門家や多種多様なアクターによって常に注目されてきた。ジェンダーのエキスパートによって「生物学的性」以外の「文化的・社会的性」の形成に目を止めることが出来たことに異論はない。また、多くの文化では、20世紀までは、宗教的な伝統ともあいまって、男性中心主義のイデオロギーの中で女性は、様々な面で劣った存在、従属する存在であることが自明視されてきたが、大戦後の民主主義的な社会においては、男女ともに平等な扱いをするべきだ、に変化した（しかし、実際には、その扱いは、個人差に還元されて、差別が助長されることもあれば、平等の名のもとに不当に多くの役割を押しつけられることもある）。

　そして、ジェンダーは、平等という前提において、従属的な地位に置かれてきた女性の地位——避妊、人工妊娠中絶などのリプロダクティブヘルスライツ、妊娠・出産による休業等——は尊重され、また、他方では、男女のジェンダーが「女性らしさ」、「男性らしさ」の型は、全世界的にある種の典型例が流布されることになった。しかし、実体はどうであろうか。ホックシールドが80年代から述べているように「女性は自分の感情から作り出した資源を男性に提供する」［ホックシールド 1983 ＝ 2000：187］といった主従的な関係から脱することが出来ていないのではないだろうか。つまり、女性の感情、「女性らしさ」を供出することによって得られることが男女共に公平なはずの労働の場においてもなされているのではないか。であるならば、ステレオタイプとしてのその性らしさ、ジェンダーは、規範化し、もはや文化資本の一つとしてすでにジェンダー資本であると言える。

・ジェンダー資本の先行研究
　これまでの先行研究から、Gender capital に関する文献は、以下のよう

な種類に分けられる。

　ⅰ）女性へ活動を支援するような投資を指す場合の用語として、いわ
　　　ゆる、「ジェンダー銘柄」への投資などについて書かれた論文。The
　　　Rise of Gender Capitalism (ssir.org)（取得日 2022 年 4 月 15 日）
　ⅱ）フランスの社会学者で感情資本について論じたエヴァ・イールズ
　　　による、概念で、セクシャリティ、性的肉体そのものを使った資本を
　　　指す場合。https://www.cairn-int.info/article-E_ESPRI_1707_0133--
　　　sexual-forms-of-capital.htm（取得日 2022 年 4 月 15 日）
　ⅲ）フランスの社会学者セリーヌ・ベシエールらの研究で、相続などに
　　　おいて男女間、夫婦間の差別的な状況を表す言葉として使われている
　　　場合。The gender of capital – Céline Bessière (celinebessiere.ovh)

　本書では、性別役割分業やケアなどのジェンダー規範をやり取りする象
徴資本としての文化資本の文脈（派生形として）をジェンダー資本として
とらえ、分析するための概念としたい。特に、ジェンダーの非対称性とそ
れがもたらす象徴的支配と生きづらさに焦点を当てたい。

・ジェンダー資本の仕組み
　文化資本が前提としているものは、文化であるが、その文化的な文脈が
あるからこそ、実体のある（とされる）経済資本とともに、文化資本がや
り取り可能なのである。つまり、ジェンダーのハビトゥスがあることを条
件に、ジェンダー資本を持つことができる。そして、ジェンダー資本を差
し出すことが、その性らしさを与えることができ、さらに、その性らしさ
を評価される・称賛されることによってさらなるジェンダー資本を受け取
ることができるという仕組みである。ジェンダーのらしさが資本に変換さ
れているともいえる。
　たとえば、ブルデューが調査したカビリアの社会は女性が純潔などの象
徴性をもたされて縁戚関係などに投入されるので社会資本を生み出しうる
価値となり、物神化（フェティシュ）される。ジェンダー資本の特徴とし

ては、このように生物学的に女性であることによって「女性らしさ」が求められる。それは、ブルデューの女性の「場（champ）シャン」に振り分けられると女性の「プラティック」が求められるということだが、①なぜ、女性に「女性らしさ」が求められるのか、②その「女性らしさ」は何なのか、という疑問がある。そして、「女性らしさ」が求められることは、女性の役割を求められることとほぼ同義だが、それは、そのようにすることが自明なので、そのようにせずに済ませることはかなり難しい。その女性らしさを女性ジェンダー資本として用いたり、むしろ、それを高値で交換したりした方がその女性の社会的価値が上昇することにつながるのだ。

　さらに言えば、女性専用に作られたものは、女性へのやさしさのように一見、見えるのだが、近年、謳われている平等というのは、この200年くらいの歴史の中で強者とされてきた（デュルケームの指摘のように、それ以前は、封建制であり、男女によるもっともらしい性差によって強者と弱者が決定したのではなく、身分制であったので）男性が、近代以降に弱者と決めつけられるようになった女性のために敷いたものの上をありがたく歩いていくことと考えることもできる。そして、いまだにこの構造は、存在している。

4．贈与におけるジェンダー資本

・わかりやすいタイプ

　先ほど、純粋な贈与など存在しないと述べた。社会学や人類学では、贈与は、互恵的なシステムの中で何らかのお返し（見返り）が想定されている。ジェンダーが資本として、人間関係の中に介在する際、その関係は、どのようなものなのか。

　ジェンダー資本の特徴は、ジェンダーが非対称であることと同じように非対称であることだ。男性ジェンダー資本と女性ジェンダー資本は基本的なレートにすでに差がある。つまり、女性ジェンダー資本の経済資本への交換レートは男性ジェンダー資本のそれと比べてかなり、低い。一方、女性ジェンダー資本の特徴として、経済資本で買うよりもジェンダー資本で

買った方が——現代日本では、少なくとも——評価されるものがあるということである。

　それでは、目に見える分かりやすいタイプとして、実際に二つの例を見ていきたい。

　例1：妻、母の手料理は、（それを提供する）女性ジェンダー資本だけでなく、（それを提供される）男性のジェンダー資本も up させる。ちなみに、最近は、それを男性（もしくは女性であっても他者）に提供したと喧伝することは、ジェンダー不平等に対して鈍感・不平等を助長という価値観がやや広まってきている。とはいうものの、「ジェンダーめんどくせー」「フェミニストきもい」などといった意見が当然のように発言できてしまう日本では、女性ジェンダー資本の価値は高止まりし続けている（それは女性にとって経済資本、ある種の文化資本に縁遠くなってしまうことでもあるのだが）。一方、幼いころからジェンダー平等の教育を受けている西洋人であれば、男性も含めて——心の中ではそう思ってなかったとしても——このジェンダー資本を表立って価値あることだとは言わない。または、そう見える行動もしない。つまり、日本でよく言われるような女性ジェンダー資本を使い倒す（させる）ことが「個人の自由」などではないということは、たとえば、フランスの国全体では、近年、幼稚園（3歳から義務教育）時点で教育されている（もちろん、各家庭の宗教や文化、都市か地方かによって、個人の価値観の差はあるにしても）。

　例2：男性が女性にアクセサリーをプレゼントすることは何を意味するか。それは、その女性が「愛されている女性」「愛されるべき女性」であることを——女性は男性から愛されるべきというジェンダー規範により——示す。よって、女性ジェンダー資本が up する。当然、それをする・できる男性の男性ジェンダー資本も up する。ちなみに、生涯未婚率では、男性の年収が低いほど、生涯未婚率は高く、女性は、

逆に、年収が高いほど、生涯未婚率が高くなる。また、年収 400 万円以上の女性の生涯未婚率は、全国平均 16.4%だが、東京になると、35%を超える。これは、なぜであろうか。それは、婚姻が男性の経済資本の女性への生涯を通しての贈与であると考えれば、男性のジェンダー資本が経済資本とほぼ同義で、男性ジェンダー資本は、女性に差し出すことによってその価値は上昇する。つまり、女性に所得があれば、男性ジェンダー資本すなわち、経済資本は不要だからである。一方、都市部での所得は男女共に比較的高いところに加えて、日本の価値観では、女性ジェンダー資本と経済資本は反比例の関係にある。

・わかりづらいタイプ、たとえば、マイクロアグレッション

　面と向かって差別的なことを言う・することが良くないことは、誰の目にも明らかな時代である。しかし、直接的な暴力以外にも私たちのこころや行動をひるませるものがあることも事実である。それは、社会的文化的規範による、当たり前や常識という価値観に則った（ように見える）言説、行動などである。それは、当たり前、常識という名のもとにその根拠や意味、その効果についてほとんど吟味されていないものの、捉え損ねた意味は、そのままあるいはそれ以上の効果を以って相手に届けられてしまう。このようなことからうまれる小さな差別をマイクロアグレッションという。一見、何の変哲もないような事柄、当たり前、常識と言ってしまえば、その内容を相手がどのように感じようとも、違和感なく通ってしまうほどの差別には思えないような事柄が、ある磁場において、言う方、言われる方、する方、される方の関係性の中で、相手との間に力関係を生み出し、支配の構図ができてしまう。しかし、それは、支配とは気づかれにくい。なぜなら、当たり前や常識の中にあるから。よって、その支配関係を是正しにくいという特徴を持つ。こうした目に見えない、また、している人、されている人に分かりづらい差別であるマイクロアグレッションが、言説などによる当たり前、常識を通じて磁場を作り出す際（こうした磁場をブルデューは、「場（champ）シャン」といったが）、言葉や行動だけでなく、何らかの意味もやり取りしている。これがブルデューの言う、文化資

本、社会資本による象徴性を使った象徴的暴力なのだが、「象徴的暴力とは、被害者にも見えず、感じとれないような、ソフトな暴力であり、おもにコミュニケーションと認識という純粋に象徴的な手段によって行使される。あるいは、認識というよりも、もっと正確には、認識不足（既定の図式にしたがったステレオタイプ的な）認知である。また、究極的には、感情もそうした象徴的な手段のひとつである」[ブルデュー 1998 = 2017：12]。これまで述べてきたように、実体はないが、意味として存在する何かを何らかの言葉、社会的関係の相互行為の中でやりとりしているのだ。ブルデューが言うには、「象徴支配の効果は、意識の決定や意志の統御の手前で、自分自身をはっきりと認識できないような認識関係の基礎となるものである」。よって、「男性支配と女性従属とにかかわる逆説的な論理は——女性従属とは自発的であり引き出されたものであると同時に言っても矛盾にならない——社会秩序が女性たち（そして男性たち）におよぼす持続的な効果、すなわち人々の性向がこの社会秩序に自発的にあわせていること、そうした性向（ハビトゥス）がこの論理によって人びとに課せられていることを確認して初めて理解できる」[同：61] 程度のものである。

　このように、日常生活で感じられる細かい差異や違和感であるが、それは、一体どのようなものであると言えばいいのか。それは、おそらく、これこれこうです、と目の前にはっきりと提示して誰の目にも見せることができるもの・こととは限らない。むしろ、そうではないからこそ、「気のせい」「個人差」「個人の感想」「偶然」「自己責任」といったように、個人に帰すものとされてきたのだろう。しかし、それが、日常的にあるいは、一日に何度も、ある属性であることによって、されるのであれば、それは、「気のせい」ではない。たとえば、「女性差別」。それは、「もし、私が女性でなければ、こう言われなかっただろう、こうされなかっただろう」という事案だ。「女性という理由だけで昇進できない」といった、あからさまで誰もがそうと思える分かりやすいやり方とは限らない。それは、「（女性だったからではなく）能力に原因がある」といったように、本当にそうなのかわからないまま、——実際には、昇進に見合う業績があったとしても、ないことにされることもある or それでは足りない、今回は、それでは違う

などの理由を付けて——見えにくくされてしまう。その評価に基準があったとしても、人が人を量や質で評価することには、あいまいさは付きまとい、追求しづらい点がある。とはいえ、「その女性が」や「この昇任人事の事例」が「どうであるか」という個別具体的な話は、「同様の事例」が「多数あった」ことや「女性の昇進例がない／少ない」ことによって、ある程度、これまでの前例として、「女性であるがゆえに差別的なことがあった」と導くことは可能だ。[35]しかし、それですらない事例がある。たとえば、以前、「新宿駅で、男が女性とすれ違いざま、わざと肩をぶつけて歩いていく動画」が第三者によって撮影され、公開されたことがあった。[36]もちろん、歩いていて、偶然、肩がぶつかるということはあるだろう。しかし、こうも「次々と同じ男が、一人で歩いている女性のみにぶつかる」ということはないだろう。この男は、この雑踏の中でも、（1）男性にはぶつからない、（2）男性と一緒に歩いている女性にはぶつからないなど、明らかに1人で歩いている女性を選別して故意にぶつかっていっているのだ。このようなことはなぜ起きるのか。

　そこには、その人が埋め込まれている社会関係の中に存在する、些細な差別的なこと、——女性じゃなかったら、有色人種じゃなかったら、移民じゃなかったら、言われないこと、されないこと。なんなら、それをしている人、されている人でも、差別と思ってないことも——そんな薄い差別が存在する。それは、ミクロな可視化されないほどの差別である。マイクロアグレッションの難しさは、[37]攻撃されている人がそもそも気付いていない場合と攻撃している方の人間が、気づいていないだけでなく、むしろ、相手の無価値化や良かれと思って言った・行った——たとえば、「『結婚』『出産』は早い方がいいよ」、といった「何の気なしの言動」——も受け手にとっては、疎外に向かうこともあるということだ。とはいえ、その再帰性のなさゆえに、確実に存在する差別は、放置していると蓄積し、次なるさらなる支配へと向かう（支配は、ぼやのうちに消化しないと継続、炎上するのだ）。

　では、なぜこのマイクロアグレッションが、女性ジェンダー資本、男性ジェンダー資本に関係するのか。それは、こうした小さくてはあっても年

中、様々な方角から様々な方法で自分の属性が「○○でなかったら、そうされなかったのに」といった「攻撃」に遭っていると、こちらに落ち度がなくても卑屈になって、その「攻撃」に屈し、段々と女性ジェンダー資本の安売りが始まるからである。

たとえば、マンガとドラマの作品がある『逃げるは恥だが役に立つ』の「みくり」が「小賢しい」と言われて、もやもやしていた疎外体験——『逃げ恥』は、文化資本のうち、学歴（みくりは、修士修了の設定だった）や教養といった文化制度資本高めで、ジェンダー資本に敏感な女性主人公が経済資本とどう折り合いをつけるか、の話ととらえることができるのでは——である。他にも、飲み会などで、ジェンダー的に差別的ではないか、女性を揶揄しているのではないかと思い、「ん？」と思っても、ノリを壊さないために、スルーするといった出来事——こんな時でも女子はニコニコしていた方がいいと思われる。このニコニコもジェンダー資本が関わっているのではないか——と、以前、授業後のコメントシートで書いてくれた学生もいた。これは、スルーしていることが、相手に承認と取られ、同時に当事者にとっては、心理的かつ身体的に消耗してしまい、反論どころか何らかの形で異を唱えることが難しくなることが特徴である。また、定義されづらいことによって、前例がないとみなされ、違法ともされず、是正への道筋もない。女性ジェンダー資本がすり減るばかりである。

このマイクロアグレッション（小さな差別）をやり過ごすことで（受容してしまって）、やり過ごさず、衝突してしまった後の（想像上の）大惨事を回避することは、差し当たって、できる。そして、そのために、自らその性らしさを差し出すことで、ジェンダー資本を得るあるいは目減りさせない。しかし、そのレートは下がるうえに、前述のように、それは、社会において絶対的な正統性を持つ、経済資本（リアル資本）、社会的地位確立への道を遠ざける結果になる。

マイクロアグレッションの一部は、教室内のいじりが限りなくいじめに近づいていく感じにも似ている。小さいスルー（非積極的同意とも言うべきか……消極的同意とは違う気がする）は、大きなまた恒常的な支配へ向かう。つまり、「（あなたが）嫌なことだと思わなかった、嫌なら嫌と言っ

てくれればよかったのに……」しかし、言ったとしても、そんなつもりで
ない、と逆ギレされる。→しかし、放置しておくと、ちりも積もれば、女
性やマイノリティに対しては支配していい、何を言ってもやってもいい、
ということになるだろう。そんな事例は枚挙に暇がない。しかし、それは、
支配と同義なのだ。よって、それが高じてくると、勝手な言い分の支配を
許す。支配を受けて、嫌なことを我慢して見返りを受ける。それは、女
らしさの評価として女性ジェンダー資本が up して、女性ジェンダー階層
も up させる。その行き過ぎた帰結として、共依存における「イネブラー」
になる場合もある。つまり、受け身で支配を受け続けることで共依存の状
態にし、お互いがお互いを支配する関係になるということだ。この関係に
も、ジェンダー資本は相性がいい。尽くす女性像と女性ジェンダー資本の
相関である。一方、制度的文化資本（学歴や学位）が少ない男性は、それ
が多い女性に対して、女性ジェンダー資本の多寡を論って、貶めることで、
プライドを保ち、学歴コンプレックスに留飲を下げているように見える。

　いずれにしても、贈与交換の場合、人類学者のグレーバーの言うように、
取引にあたる人びとの関係を、どのように反映し、どのように再調整する
かという点から、やりとりされる物品に主要な関心の向けられる贈与交換
の場合、「そこに競争が入ってくると、まさに正反対に作用する可能性が
高い。つまり、だれがより多く与えることができるかを人びとに見せびら
かし、寛大さを競いあうことになる」。ジェンダー資本は、経済資本と異
なり、その人の属するジェンダーにとっていかにふさわしいかを競う象徴
資本であることから、リアルの資本に換算した場合、その多寡がどうであ
るかではなく、「その性らしい」あり方こそが価値があり、一見、経済資
本的に少なく見えても、ジェンダー資本の価値が高い場合がある。それゆ
え、文化的にジェンダー規範を固定してしまうことにもなっていく。

　以前、大学での授業で、「女性が男性に言うと喜ばれる『さしすせそ』「さ
すが！しらなかった！すごい！センスある！そうなんだ！」が女子小学生
の雑誌に掲載されていた」ことを学生が教えてくれたのだが、こんな小さ
なときから女子は男性におもねることを習得することが必要と思われてい
るのだ、と考えて暗澹たる気持ちとなった。

5．搾取されるパターン：ジェンダー資本は本当にお得か？

　女性ジェンダー資本、男性ジェンダー資本は、「らしさ」という形で、本人の同意もなく、もぎ取られている場合がある（その人らしさが目減りしているということか）。女性に特徴的と言われる職業や性別役割であるケアなどは（人々が一般的なイメージのやさしさの中に求めているのが、その人らしさ、人格的な優しさ……これが感情労働になっているという指摘はさしあたり置いておいて）、「本来、従順な（と思われている）女性としての優しさ」を差し出すことが求められているのではないか（母性資本といったものだろうか）。その一方で、搾取されても、それが価値になるくらいならということで、自ら差し出して、目先のお得を享受するパターンもある(しかし、それは、自転車操業になる or 枯渇する⁴¹⁾)だろう。しかし、実際、そればかりに頼っているとどうなるであろうか。

　ブルデューによれば、「性向(ハビトゥス)は、男性と女性において性向(ハビトゥス)を生産し再生産する構造と切り離せないし、とりわけ、象徴財の市場の構造に究極の基礎をおく技術儀礼的な活動の全構造と切り離せない。女性を劣等視し、排除する原理、これを神話儀礼的システムは承認して増幅し、全宇宙の分割原理にしてしまうのだが、この原理とは、基本的な非対称性、主体と対象、行為者と道具という象徴交換の場で男性と女性のあいだに成り立つ非対称性にほかならない。結婚市場を中心的な装置とする象徴交換、象徴資本の生産・再生産関係は、あらゆる社会秩序の基礎にある。そこで女性は対象としてより正確には象徴として現れるしかない。女性の外部で（女性とは関係なく）意味が構成されるような象徴、男性が保持する象徴資本の永続化ないし増加に寄与するのが役割であるような象徴として、である」[同：87-68]。つまり、象徴資本としての女性のジェンダー資本は、いわゆるリアル経済資本との交換レートでは男性のそれより低く見積もられている。なぜなら、それが、「神話儀礼的システム」の中で決定されていることだからである。それどころか、男性のジェンダー資本の増加に役立つと考えられているのだ。

・ジェンダー資本の存在証明

　ジェンダー規範の存在を男女ともに自明視しているから、人々はジェンダー資本をやり取りしている。ジェンダー資本があるから、ジェンダー資本がやり取り可能（トートロジーのようだが……）。スルーは、諍いを起こさないという意味で大人しい女性ジェンダー資本を与えて、見返りにさらなる女性ジェンダー資本をゲットできる。買い物をすると、ポイントが付くようなシステムだろうか。相手や状況によっては、ジェンダーポイントが２倍や３倍になることもあるかもしれない。しかし、その女性ジェンダー資本が、増えれば増えるほど、それを売りにしている者は、社会的にどのようになってしまうのだろう。その場合、「愛され女子」や実家（のパパ）が大金持ちの女性（が頼っている男性の男性ジェンダー資本が自由にできる状態にある）ということでもなければ、経済資本は縁遠くなる。そして、「愛され女子」や実家（のパパ）が大金持ち女性の場合、それ（男性ジェンダー資本）ばかりに頼ってしまうと制度的文化資本（教養や学歴）がない場合、自身の社会的地位や経済資本にも縁遠くなってしまう。社会学者の上野千鶴子氏が 2019 年東大入学式挨拶で「頑張ったら報われるとあなたが思えることそのものが、あなたの努力の成果ではなく、環境のおかげだったことを忘れないようにしてください」と述べていたように、文化資本は作られた環境によって決定されていることを示している。

・ジェンダー資本が何をもたらすか

　ジェンダーが、資本であると考え、それが存在証明になると、看護職のように命を賭して過労すること（働く女性の 20 人に１人が看護職で、看護職のうち、23 人に１人が過労死危険レベル：月 60 時間以上で就労している。実際はもっと多いという話も。ちなみに、新型コロナ感染爆発以前のデータであるが）も説明できるのかもしれない（仕方がないという意味では決してなく）。ブルデューが考えるように、女性の「場（champ）シャン」があると考えるなら、経済資本や文化資本のやりとりの前に女性は、そのジェンダー資本が、第一に問われている気がしてならない。言い方を変え

れば、女性のジェンダー資本がどうであるかを見てから、その他の文化資本、経済資本、社会的地位が問われているのではないか。たとえば、東大生など高学歴の女子学生が、飲み会などで出身大学を隠したり、東大女子だけ、他大の女子大生より金額が高め（しかし東大男子より安い）に設定されていたり、東大サークルに、他の女子大生は入れるのに、東大女子だけ入れなかったりする。経済資本、文化資本が高い女性は、それだけだと、自動的になぜかジェンダー資本が低くなるので、ジェンダー資本を人一倍上げていかないといけなくなる（お金があっても、学歴があっても、モテないと「女性の幸せ」が来ないと思われている。一方、経済資本、文化資本が低い女性も、ジェンダー資本が高くないと、それはそれで死活問題になってしまう。どちらにしても、女性はジェンダー資本が必要と思われているのではないだろうか。それゆえ、ハラスメントしがちな男性と付き合うことも少なくない——そうであっても、男性と交際している＝女性資本が up する——のである。

　男性も全社会階層にとって男性ジェンダー資本は必要であろう。しかし、男性は、社会階層が高階層であることと男性ジェンダー資本が高いことはリンクしているので、社会階層の上昇である経済資本第一で問題ない。そこでは、社会資本、文化資本もすでに同じくらい高いかアクセス可能——ブルデュー的研究の文脈によれば、成金が真の意味での文化資本高めとなるには、相当な困難が出てきてしまう——となる。

　しかし、女性の場合、親の経済資本が高いことはともかく、本人の経済資本は、男性ほどは高くなくて良いと考えられている。否、むしろ、女性ジェンダー資本を損ねる。また、文化資本も、前述のルソーの言説は、未だに力を持っていて、男の気にいる程度の学歴、すなわち制度的文化資本——経済資本に関係なく、都市部に進学せず地元進学、短大進学あるいは女子大進学のみ許可される、あるいはさせない（すべての都道府県で大学進学の男女比は女性が低い。世界的に見ても女児の小学校入学は男児よりも 10% 低い）——で良く、それ以上は、女性ジェンダー資本を損ねると信じている人もいる。制度的文化資本の原則（高ければ高いほどいい）と女性ジェンダー資本のこの矛盾が、女性のジェンダートラックを示す（ち

なみに東大の女子進学率も 20%にとどまる）。これが女性の生きづらさの正体であり、この生きづらさを抱えたままにしていること、これを生きづらいと思っていない・普通と思っているのであればそのこと自体が、女性のジェンダー資本の限定性を決定している。しかし、であるならば、何らかの形で、できる人から被支配の受容をやめればいいのではないか——言いなりにならない、その発現に対してずらした応答をする、聞こえないふりをして従わない etc.——などである。社会規範、ジェンダー規範に従わなければいいだけ、受けなければいいだけなのだ。なぜなら、支配は、受け手がいてこそ、なのだから。

・象徴的支配とは

　たとえば、ギリガンの言うように、女児は、母親である女性が自分の経験の延長上に育てていくので、その価値観を内面化しやすい。そして、女性に適していると言われる、控えめで利他的な性格を持つように仕向けられるという。そのため、女性のハビトゥスは、育てられ方ゆえに、女性によるケアが自明のことのように思えてくるのである。ハビトゥスは、構造化する構造であると同時に、構造化される構造でもあることから、より、その「場（champ）シャン」にふさわしく思えてくる。また、歴史学者のペローも 19 世紀における女性の変化は、女性の役割を規定したと述べているように、適正な女性の「場（champ）シャン」における「配置（disposition）」は、女性の「才能（dispositions）」であるかのように「天職」であると自認できる。[42]『男性支配』の中で、ブルデューも、女性に割り当てられているのは、「私的領域（再生産を行う過程という私的な「場（champ）シャン」）とその延長である社会的なサービスの領域（とくにケアの仕事）などである」［Bourdieu 1998：101］[43]と言っている。もちろん、それに振り分けられたことは、恣意的なものだという意味においてであり、ブルデューの言う、象徴的支配としての男女の役割の固定化の一つと言える。すなわち、「世界の意味の客観性はもろもろの主観性のあいだになされているコンセンサス」であるがゆえに、なぜ、その「象徴」が「正しい」あるいは「あり」なのかどうか誰もわからない/知らないのである。つまり、

恣意的教え込みは、「誤認」と「再認」の繰り返しによって、構造化される。その「プラティック」がなぜ、適正、妥当であるかは、恣意的なものでしかないがゆえに、誰も答えられないのである。しかし、身体化され、再生産されるうちに自明のこととして定着し、やがて、象徴として記号化する（ほのめかし、色、形、しぐさ、服装、職業選択など）。次第に誤認→再認→誤認……となり、たとえば、家庭や学校教育などにおける「恣意的教え込み」は、それを助長する。歴史的に見ても、19-20世紀のフランスでは「恣意的教え込み」で「女性向きの職業」が規定されると知識人から大衆までそれを「生得の資質」と読み違えた（＝「誤認」）。象徴的支配の機能は、誤認：「正しい—誤り」ではなく捉え損ねたの意であり、その結果生じた意味の体系つまり、常識で、それを機能するためにディスクール「思考様式の集合体」（フーコー）が存在し、さらに、これを定着させるための糊としての人間関係（どちらが優位であるかなどといった権力関係）の構造がある。諸象徴システムは、捉え損ねているので、なぜなのか考えずに定着し、考えないので定着する。そして、それは、支配的ではない装い（自然なこと、当たり前のこと、伝統であること、その方が良い etc.）によって、衝突を回避できる！つまり、支配は公然と行われず、また繰り返されていくのである。たとえ、それを疑問に思っても、被支配の受容であっても、それこそがいわゆる「わきまえた」生き方だと思わされている。象徴的支配を被支配者自らが選ぶ。そこには、一種の存在論的共犯関係がある。そして、対外的にも私的にもフィット感がある。象徴的支配と女性の場においては、配置された場に沿って運命に一致するよう行動する場合、そう"仕向ける"「適性」（生得の資質）には象徴的支配（or 恣意的教え込み）が存在している。結果、誤認—再認による当事者の「適性の取込み」によってそれは成り立つ。それは、自己搾取、やりがい搾取であり、「女子力」（すなわち女性としての誉め言葉に該当しているような）といった言葉で表現されることもある。さらに、戦略としての被支配の受容は、男性並みに女性を評価する「場（champ）シャン」である母性がそれに該当するであろう。前時代の宗教的な無償の奉仕（来世のための慈善）から現世での糧を得る看護などがそうである。なぜ女性はいまだにケアワーカーになること

を選択し、女子学生は言語と人文科学のコースを好み、男子学生は科学と数学を選ぶのだろうか。教育や雇用へのアクセスに関する機会均等法が、平等な賃金や昇進を実現しなかったのはなぜだろうか。女性は常に、男性よりも低い評価しか受けられない資格で労働市場を歩んでいる。女性が男性と同等の資格を有している場合でも、賃金は低いままである可能性が高い。このことは、女性の将来の雇用と経済的な福利に重要な影響を与えている。一方で、このジェンダー規範が象徴化することで、ふさわしい在り方をハビトゥスによって選択せざるを得なくなる不自由さがあることも事実である。特に、「純粋」な恋愛感情や他者への気遣いなどが象徴的な文脈で解釈されることの不自由さ、息苦しさもあるのではないか。次節では、男性に焦点を当てて、この点について考えたい。

第3節　男性ジェンダーの困難

1．男性として生きる困難

・男性性の不安定さ

　本節では、男性性に焦点を当てて考えたい。男性学の第一人者、伊藤公雄氏は、ホワイトリボン運動（男性の非暴力運動）を日本で立ち上げるなど、長きにわたって、男性の立場でジェンダー論を展開している。[44]1970年代末に男性性研究を立ち上げた背景に、学生運動の中で女性解放運動の男性同伴者となったこと、同時に、学生運動に根付く「男性性が抱える問題」を考えるようになったからだと記している。女性問題と男性のそれは、コインの表と裏のように、同時に考える問題であっただろう。というのは、学生運動の中で、ジェンダー的な問いを持つとすれば、「現状打破のための直接暴力」や「『性的開放』を口実にした女性に対する性暴力」［伊藤公雄 2019：10］が容認されていたことに対して、疑問が湧いてくることが想像できるからである。伊藤は、この時代の小説『太陽の季節』や映画『八月の濡れた砂』を取り上げ、これらが、当時の「女性への暴力に対する無

126

頓着さ」を表わしていると述べている。この時代に共通しているのは、学生運動にしても、「弱者の立場に立つ」と言いながら、内部での「権威主義」、「権力指向」など、男性性の問題として考えられると指摘する。

　かつて、伊藤は、文学社会学の研究会をきっかけに始めたイタリアの男性同性愛研究とファシズムの研究から、個人主義と家族主義のイタリアでなぜファシズムが形成されたのか関心を持つようになり、その背景に、「男性性の不安定さ」を見出した。その後、伊藤は、フランスの社会学者ファルコネとルフォーシュによる『男たちの製造』の「力・権力・所有」という三つの男性性のイデオロギー論に依拠して、男性性論を書き[45]、そこでは、「俺は女ではない」、「『男』の枠外にいるものは男ではないといった＝ホモフォビアの構図」に縛られ、この三つの男性性ゲームに追い立てられていると説明する。しかし、これらの男性性を確証しようとするゲームは非常に困難で、そうであればあるほど、不全観と不安感にかられる。そして、これらの男性性の指向性は、男性間のポリティクスとしても作用し、特定の場所では、負けもありと認める戦略がとられている（コンネルの言う、従属的男性性）が、男性には負けても女性には負けたくない気持ちは残り、性差別、性暴力の正当化を招く。おそらく、「あいつ（男）には負けるけれど、女には負けていない」といったマッチョの残滓が、伊藤の「近代的男性性の完全なる達成の不可能性」の観点であり、男性が男性のアイデンティティを獲得し、維持し続ける難しさを表している。さらに、伊藤は、「個人では、達成不可能な男性性の獲得を社会全体が男性化することで達成しようとしたこと」が、ファシズムであったと位置づけてその文化的説明を試みた。そのように考えることで、社会全体が男性化して、半数いるはずの女性がマイノリティ＝弱者扱いされていることの証左としようとしているのではないか。

・男性性の困難は現代に特徴的なことであるのか

　また、カナダの研究者のフランシス・デュピュイ＝デリは、ケベック大学図書館賞の最終選考に残った著書『男らしさの危機[46]』（2018 未邦訳）で、フェミニズム研究のいくつかの著作と彼自身のアンチフェミニズムに関す

る研究の実証的な結果を動員して、男性が「危機にあるのではなく、危機を作っているのだ」として、男女平等を求めるフェミニストの要求によって脅かされたと感じている男性的アイデンティティ言説の解体を試みている。デュピュイ＝デリは、男性がアイデンティティを奪われたとする男性性の危機の言説と、経験的な現実との間にはパラドックスがあることを、男性支配を裏付ける要素が複数あることによって示した。というのは、この危機の根底にある男性アイデンティティの自然主義的前提を分析することで、それが何よりも政治的なアイデンティティを構成していることを説明しているからだ。デュピュイ＝デリは、この政治的立場は女性差別であり、女性性を男性性への脅威として構築することで、男性に有利な力関係を正当化することにつながると考えている。男らしさの危機は、私たちの現在の社会つまり、過度に女性化された社会で猛威を振るっていて、女性やフェミニストの存在感が増しているので男性は苦しんでいるのだといった具合にである。彼によれば、現代こそ、男子の教育上の困難、男性が男性同士で群れることでもたらされること、自殺は言うまでもなく、父親と別居している場合、父親に子供の親権を与えることを裁判所が拒否したことなどによって危機的状況がもたらされると言われているが、実は、歴史的には、とっくに男らしさの危機は訴えられいて今に始まったことではないというのだ。というのも、男らしさの危機はローマの古代の早い時期に始まり、今日ではカナダ、米国、フランスだけでなく、インド、イスラエル、日本、ロシアなど、現代においても文化や宗教、国家の形態のみならず、家族形態などさまざまなことが異なる国でそれぞれ影響を与えていることを明らかにしているからだ。であれば、男性は常に、どこにおいても危機に瀕しているというのだろうか？と自問する。デュピュイ＝デリは、長い歴史の中では、男性性の危機を謳ってきたとされる「怒っている白人男性」だけでなく、アフリカ系アメリカ人や「若いアラブ人」を含む、さまざまな男性の文脈とカテゴリーにおいて、「男らしさの危機」のこの言説に対する追跡を行い、これまで考えてこられなかった調査結果を提示している。とりわけ、1970年代の「男性運動」の発生と1990年代の「父親の権利運動」の出現と、マッチョ思想の発露として、キリスト教とネオ

ナチのネットワークにおける反響を分析している。最後に、男性が男性に
哀れみを呼び起こし、女性に対する男性の暴力を正当化するレトリックの
政治的動きが、いかに男女平等のプロジェクトの信用を落とす結果をもた
らすか検証した。このように、男性性に対する男性自身の不安感は醸成さ
れる環境がいつの時代もあり、そのことが他者への攻撃性に向けられ、そ
の歴史が伝統となってなぜか――それは、実体がなく、象徴的なものだか
らであるからこそ――受け継がれてしまうという分析である。

・21 世紀日本のバックラッシュ：「男は仕事、女は家庭」への回帰は何を意味
　するか

　近代社会の経済を基盤としたジェンダー構図「男性こそが公的存在で、
生産労働すなわち有償労働を行う」は、文化を超えて、社会構造に組み込
まれていった。そして、現在も、産業化に伴う生産性重視、効率と利益優
先の中で、近代的な男性優位の構造が継続している。そして、日本には、
この考え方から抜け出せていない。それが、ジェンダーギャップ指数にお
いて、いつも先進国と呼ばれている国の中で、最下位にあるこの国のマジョ
リティ（の考え方）なのではないか。女性にとっても、それが改善された
ところで、その先の社会がどのように変わるか想像していないのではない
だろうか。ともあれ、ジェンダーは、相互補完的なものと考えられてきた。
性別役割分業を肯定する人々は、ほぼ、この考え方を採用していると思う。
しかし、それは、これまで常に優先されてきた者（男性）はそう思うのだ
ろうが、持っていない者（女性）は、いつも、半端で、だからこそそこを
超えられないのだというあきらめも生まれてしまうのではないか。それで
も、と男性は言うだろう。「男は、外で戦って（仕事して）、女は、家で家
事育児だ（で済む）」と。

　このように、今日、さらに、女性への差別的状況が厳しさを増してい
る理由に、伊藤は、21 世紀以降のバックラッシュを挙げている［同：
15-17］。その理由はこうだ。1980 年代後半になると国際社会の動きに押
されて、均等法などの女性政策が広がる。一方、1970 年代末からの「家
庭基盤充実政策」の流れの中で、年金の三号被保険者制度やいわゆる 103

万円の壁に代表される「専業主婦＋子育て後の安価な非正規労働の仕組み」が定着する。つまり、女性は働くよりも、税収も優遇され、女性のジェンダー規範通り、良妻賢母でいられるということである。伊藤氏によれば、1970年段階で、フィンランドに次いでOECD二位だった女性労働力率を誇っていた日本が2000年代までに20位に後退。同時に男性の長時間労働の流れもこのころから加速している。この時期、多くの国が、男女の労働参画と労働条件整備に向かったのに、日本は、人口ボーナス、消費社会の爛熟、男性の年収の急増などによりこれが良い、という一種の成功体験となったという。少子高齢社会に足を踏み入れた90年代以降、女性の労働参画の拡大、高齢者の労働参画の継続、外国人労働者の受け入れなどが求められるが、ほとんど何もしないまま、（近年、厳しい条件で外国人労働者を受け入れるという形を取っているものの）、80年代の成功体験に縛られていると伊藤氏は考えている。結果的に、OECDに批判されているように、男性は、退職年数を先延ばしにしながら安く働かせ、女性労働の条件を整備することなく、従来通り安価な非正規のまま拡大し、外国人はほとんど受け入れない形で20年以上が過ぎた。そして、21世紀初頭に、日本政府が政策転換をしたころ、バックラッシュが起きる。90年代後半以降の戦前回帰、極右勢力、伝統的家族観は、歴史認識問題とともに、ジェンダー平等を強烈に批判。ところが、再登板の安倍氏は、前回の政権を振り返りもせずに女性活躍を謳う。しかし、実態は、安価な非正規ばかりである。また、社会的マジョリティのもつ、既得権の維持と社会的マイノリティ問題への鈍感さばかりが目立つ。実際、国際社会に比べて、ジェンダーの問題だけでなく、経済や政治においてもなかなか殻を打ち破れないでいるのは、それを直視しようとしない多くの人たちがきっかけすら見ようとしていないからなのではないだろうか。

　近年のBLM運動などをはじめ、ジェンダーにしても、人種にしても、自分で選択、構築できないもの（私は、これに「世代」も入ると思うのであるが）による差別（このことをブルデューは、「アイデンティティ・ポリティクス[47]」と言ったが）というのは、最初は、被害者（と思われる側）が一方的に声を上げるのであるが、それがある程度、醸成されてくると、

バックラッシュが起きてくるからである。たとえば、アメリカでは、白人は、自分たちの権利を主張することができないが、黒人はできるではないかと反論する男性（白人至上主義を唱える集団）が自分たちの大変さ、生きづらさを唱えると、「いや、女性の方が」「いや、性的マイノリティの方が」、と議論が噴出し、そもそも異論を唱えることが難しいと言われている。つまり、女性（や性的マイノリティ）や有色人種は、ストレートに自分たちの不利益を主張できるのに、男性や白人は、すでに社会で持っているものがあるからという理由で、不利益を主張しづらい、そうしたことのフラストレーションがたまっているのではないかと言われている。他にも、たとえば、女性の痴漢被害について論じられていると、「いや、男性の痴漢冤罪だって大変だ」というように、論点をずらしながら、男性の大変さの例を挙げつつ、女性の側の甚大でかつ多くの問題の量と質を軽減させるような効果をもたらそうとする。[48] これは男性側が何かしらの反論をすることで、男性側はフラストレーションを噴出させるというよりも、むしろ、非難の矛先をかわそうとしているようにも見える。伊藤が述べているように、バックラッシュを通じて見えてきたのは、男性学、男性性研究は、マジョリティ研究であったということである［同：18］。そして、男性中心社会に生きる社会的マジョリティとしての伊藤自身が社会的マイノリティ（運動）とどう関わるかであった。社会的マジョリティとしての男性主導社会における、性差別をはじめとした社会的マイノリティに対しての、「鈍感さ」「現状維持」に向けた制度的構造的「強靭さ」にどう介入し、変えるか、伊藤が当初から主張してきたのは、そのために「男性社会を変える」ということであった。社会的マイノリティの権利の根本的な承認には、マジョリティの自己変革が求められている。しかし、マジョリティを変えることには「それを変える必要性を感じていないマジョリティ」が問題を共有することの困難がある。自分たちのやり方が、これまでそれで問題がなかったがゆえに、（それは、マジョリティであったからなのだが）「主流派」「社会の常識」であると思っているからだ（それが、先述したブルデューの言う「誤認」「再認」である）。しかし、自分たちの外部からの自己変革の要求には、「事なかれ」か「厚い壁で防御」か（何か理由を作って）「反撃」するか、のい

ずれにかになってしまうという。とはいえ、伊藤は、「新たな男性性の確立」を考えているのではなく、様々な他者と共存しつつ、状況に応じて変異転換する「粘菌のような存在」を提案する[49]。それは、無理に状況に合わせて変化を強いることのない社会のあり方を提案しているのではないだろうか。

2．今日の男性性の困難

・大学の講義中に考えたこと

　ジェンダーに関する授業で、学生に「自分の子どもはどう育てたいか」と聞いてみた。それは、ジェンダーとしての性別役割を教えるのかどうかという文脈であった。そこで、出てきた答えは、ジェンダーの授業だからなのかもしれないが、「どちらの性別であっても、『女の子だからこれはだめ、男の子だからこれをしなさい』と言って育てることはしない」という声が圧倒的に多かった。しかし、私は、ここで、さらに踏み込んで聞いてみた。「では、一緒に育てているパートナーが、『女の子だからピンクの服にしよう』とか、『男の子だから、ミニカーを買ってきた』と言ったらあなたはどうするか」と。それに対して、多くの学生は、「そうであったとしても、特に、行き過ぎていなければ、（あるいは、『常識の範囲で』と言った学生もいた！）とくに、その考え、やり方を否定しない」という回答であった。なるほど、規範的なこと、そこから生まれる差別的なことは、こういう、実はマイルドな形で、受け入れられ、継承されていくのだ。それは、これまで続いてきた女らしさ、男らしさは踏襲しないと頭で分かっていても、敢えて、訂正、変更はされないのである。性別役割分業は、激しい暴力の末に決定されるのではなく、「今日の夕食はラーメンかカレーか、どちらにするか」と言ったくらいの日常生活の中でゆるやかな文脈の中で、たゆたうように存在し、そして確実に残っていくのであった。つまり、それは、声を荒げて、否定したり、反対したりするほどのことと思えず、どちらかと言えば踏襲したくはないと思っているが、敢えて、変更する必要もない、あるいは、自分ならそうするだろうけれど、相手にわざわざ伝えて、

変えさせるほどのことでもない。何なら、伝えたとしても、直ちに理解されるかわからないし、説明するのも面倒だし、説明しても？？？となったらどうしたらいいのかわからない。そこまでして、覆すほどのことでもないと思えるのだろう。そこにあるのは、そのまま従来のやり方を踏襲したとしても、それほど問題がない、大差ないと思えることばかりなのだ。それは、マイクロアグレッションとなり、それの積み重ねで、その誤認が再認されることで、社会構造化という大きなそして動かしがたいものになっていくのである。その大きさ、重さ、そして動かしがたさとは裏腹に、非常に柔らかな形で少しずつ積み重なっていく。

　また、数年前、非常勤講師として授業を行っていた大学で、男子学生の答案に「男性で生きることがつらい。女性や性的マイノリティの方が、ましではないか」とあった。マイノリティの大変さを考えていない発言と切り捨てるのはたやすいが、一方で、デフォルトとしての男性に合致していなければ、つまり、個別具体的な存在としての一人の人間としての男性が、ひとくくりに男性とみられているのであれば、それもまた、居心地の悪いことなのではないかと思う。前述のデュピュイ＝デリの論考のように男性性の言説は、観念的だからこそ、抱え込みやすいという特徴もあるのだから。また、女性の側の問題は、フェミサイドや名誉殺人、戦争におけるレイプ、暴力、シングルマザーの貧困、女性の低学歴の問題や同じ職種で低い給料、要職（組織において意思決定ができる立場）についていない——つく仕組みがない。前例がない、負担が大きい（！）などの理由で——など、かなり具体的で、生命、生活に直結するものが多いのだが、解決できれば、具体的なために、目に見える成果となりやすい。

　ここで、指摘しておきたいことは、女性の社会的困難のほとんどが、男性による暴力——言葉によるも含めての——から発生しているという点である。であれば、男性性の不安定さ、男性の漠然とした不安感が女性への暴力性と連動していると考えられる。その不安定さを除去することはいかにして可能なのだろうか。先ほど、男性ジェンダー資本は、経済資本と正の意味で連動していると書いたが、これは、男性らしさというジェンダー規範が目に見える形の経済的な強者を良しとしていることでもある。漠然

とした男性性の不安が目に見える経済資本、さらには、目に見える形でマッチョであること（筋肉だけでなく）を必要としている。女性ジェンダー資本との非対称性（さらに女性ジェンダー資本と経済資本の反比例の関係も含めて）を考えれば、こうした上流にある抽象的な問題を解消し、そのことで、いわゆる下流の具体的な問題が解決するのではないだろうか。

・他者への共感と共存の関係

　21世紀に入って以降、国連やEUは、ジェンダー平等社会に向けて「男性・男子の役割」についての調査を踏まえた政策提案を発表し、「Caring Masculinity（ケアする男性性）」をキーワードにしている。この価値観が世界のすべての国に合致する訳ではないが、男性性が不安によって、生成されているのであれば共存の一つの方法として考えられたのであろう。前述の伊藤によれば、それは、「他者への共感能力が欠けている男性たちにとって、ケアという他者の生命、身体、人格、思いに寄り添う力の必要性という視点がここには含まれる」と指摘する。西洋の文脈で、ケアは専ら育児を指すが、介護も家事も、人間が生活を維持するために必要な行動を支援するという意味で理解することができるのではないか。このケアの力と同様に、伊藤が指摘するのは、男性が「ケアを受容する力」が必要ではないかという。つまり、「ケアされること」はすなわち従来の男性性にとって良くないとされている「依存」でも「従属」でもない。その一方で、男性の活動は「女性からのサポートならあって当然」という誤認された「前提」もある。それゆえ、ケアを受ける場合でも、威張ったり、命令したりするのではないかと伊藤は考察してみせる（キレる人は、「思わず、つい、キレている」のではなく、「キレてもいい相手」を選んでいることを確認しておきたい）。必要な支援を受けるにあたり、怒りを我慢することと、傷ついている自分を認めることは同じではない。これらの支援を受けるいわゆる「受援力」の形成を必要としている。

　また、今日、「弱者男性[51]」という言葉が生まれ、「弱者男性の安楽死を合法化せよ」というディスクールもある。これは、「弱者への」差別発言というよりも、「経済的にも」、「外見上も」、「学歴上も」厳しい状況にある

と思われる（あるいは自覚される）男性が、資本主義社会において、経済力という指標以外に何に価値を見出せばいいのかわからなくなっているからではないだろうか。一方で、女性側も男性がすでに優位な社会であるからといって、女性が依存するような関係性——とりわけ経済的に——を自明とせずに、互いに必要な援助をし合い、共存を模索することはできるのではないか。

　この項を締めくくるにあたって、男性性をめぐる当事者研究を行っている清田隆之（桃山商事）の論考も紹介したい。桃山商事に寄せられる相談の 99％が女性であるそうだが、「職業も年齢も属性もバラバラなはずの女性たちから、驚くほどに似通った男性のエピソードが次々と飛び出す」［清田隆之 2019：62］[52]という。このことから、これは、個人の性格や価値観に収まらない「広く"男性"に共通する『ジェンダー』の問題がある」と考えられるが、それを指摘することが、男性にとって「内省を求められているようで、耳の痛い話」であったり、「『男らしさ』に違和感を持っていたり、生きづらさを感じている人を萎縮」させたりするのではないかと指摘している。しかし、「見たくない自分」も含めて自分自身を知っていくことが「今の男性に求められているものではないか」［同：63］と述べ、男性性の当事者研究の課題を示している。

3．終わりに：「女らしさ」「男らしさ」は自己責任か

　自らの人生にについて考え、自ら所属する学校、職業、家族の在り方を選択する。これが現在の私たちの姿であると思われ、前近代のように、強制されたものでもなく、自らの意志で選択していると考えられている。しかし、ジェンダーが、ある種の自明性を持ち、構造化する中で、何らかの「基準」が定められている今日、個々が異なる身体・人格であることを捨象してある「基準」に当てはめられ、ジャッジされてしまうゆえに、いわゆる「その性らしさ」を持つためには、周囲の人々の助言通り、「規則に則った生活」を送り、自らが確認し続けなければならない。一方、それは、そのようなシステムの中にある中で選んだにもかかわらず、あたかも自らが最

初から選択したように見える。人々は、「その性らしさ」であることが至上命題になっているので、自らの身体を人質に取られた形で、あなたのためという前提で「その性らしい」基準を提示されている。それゆえ、自由な自己決定の結果、強制されたのではない形でその基準を守っている・守ろうとしており、あたかも、自分の身体に責任を持っていると思っている（実は思い込まされているのであるが）。

　つまり、先述のボーヴォワールの言うように、科学的基準は個別具体を捨象しているので、実際は自らに合っていないかもしれない「その性らしさ」の基準を示され、その限られた選択肢の中での選択を迫られているのだろう。しかし、それにもかかわらず、自己責任という考え方を（規律―訓練の結果）内面化しているため、自らの意志で「その性らしさ」を選んでいると思い込んでおり、そこに適合しなければ、それに自らを合わせられなかった己の「自己責任」とみなし（あるいはみなされ）ている。

　グローバル社会になり、多様性の容認が自明になる中、現在の社会的トレンドに合致しない状態や人間は、自己責任の下で社会的に排除されてしまう。それを回避するために個人は個人的に努力し、合わせようと無理をする→ブラック会社、パワハラ回避、退職、離婚。パンデミックの起きた中で、日本のジェンダーギャップ指数は、先進国では、最下位だが、国民全体でもそれほど問題にしていないようである。さらに、政治、経済の分野で後退し、特に国際社会では、女性の失業、女性の貧困、女性に対する暴力、そして女性の自殺が問題となっている。社会的包摂なしに、今後の社会を考えることは大変難しいであろう。といって、従来のモデルとしての、弱者保護（おそらく、意図せずに、従属と支配のモデルのマイルドバージョンのような）ではなく、一人の人間として対等を考えたい。今は、たまたまそれができていると思っているあなたも、明日、あなたがそうなるかもしれないという意味においての包摂について引き続き考えたい。それは、「個人的なことは政治的なこと」であるからだ。第2波フェミニズム（1960）では、女性の個人的経験と男性中心社会が地続きであることが証明された。つまり、経済学者のハイディ・ハートマンが要約するように「女性の不満は適応性のない人々によるノイローゼじみた悲嘆ではない」とい

うことである。それは、また、男性の不満と置き換えてもそれほど違和感はないであろう。

　次章では、看護職の働く「場（champ）シャン」である医療現場において、現在、中心となっている西洋近代医療がどのようにして誕生し、受容されていったか、また、医療化する諸現象とそれがもたらす影響について言及している。

注

1)　フェミニストのダイアナ・ラッセルが1976年に使用した言葉。カップル、夫やパートナーからの家庭内暴力、戦争でのレイプ、女児を妊娠した場合の中絶、「名誉殺人」も含む。また、これについては、殺されるのは、殺される方が悪い、といった自己責任論がある。この言説の構造については、東大生による女子学生集団暴行事件をモデルにした姫野カオルコ著の小説『彼女は頭が悪いから』を参照されたい。

2)　教育学者、フィリップ・ジャクソンの造語。1968 年の著書、*Life In Classrooms* で使用した。

3)　内閣府男女共同参画局（gender.go.jp）「第 2 節　進路選択に至る女子の状況と多様な進路選択を可能とするための取組」内閣府『男女共同参画白書　令和元年版』

4)　全国保険医団体連合会（保団連）の女性部は、2022 年 1 月 17 日に声明を出し、「女性差別のない公正な入試の実施を」という声明を出している。2021 年度の医学部入試では、2013 年に男女別合格率の公表を始めて以来、初めて合格率で女性（13.60％）が男性（13.51％）を上回った。とはいえ、女性の受験者は、全受験者の 41％にとどまる。加えて、大学によって面接や小論文などがあり、この採点基準は明らかにされていないため、保団連では、科目（筆記試験、面接）ごとの男女別成績を明らかにすべきであると声明に書いている。また、この医学部において男性受験者を優遇していた表向きの理由は、「女性医師が出産、育児で働けなくなる」からであった。しかし、それ以上に、医師の働き方改革で認められた残業時間は、年間「1860 時間」という、一般的な組織から考えると過労死危険ラインを越えた膨大な残業時間であるものの、現場の医師は過半数が賛成しているなど、医師の働き方全体の問題を性別問わず考え、男女における入学の差別がまかり通るような不平等の論理が通用しない環境を考えていくことが先決ではないか。

5)　フランス大使館の Twitter では、この女性一律減点に触れ、フランスでは、21年に医師の男女同数が実現予定で、大学進学の男女の割合も女性が 55％を超えているとし、フランスの大学への進学を勧めていた。

6)　血筋の保存を大義名分に男児の誕生のみが望まれる社会がある。1990 年に経済学者のアマルティア・センが「1 億人以上の女性が消えている」と述べた現象である。自然な生殖においては、100 人の女児に対して、105 から 106 の男児が生まれる（しかし、成長期において、男児の死亡率は、通常、高いため、やがて、100：100、つまり、1：1 となる）。ところが、1990 年の時点で、男女比が 1：0.94 の地域があり、最大で 11％、1 億人の女性が消えていると考えられる。センの指摘以降、国連人口基金は 2020 年のレポートで本来生きているはずだった 1 億 4260 万人が消えていて、1970 年と比べて、半世紀で倍増しているという。このようなことが起きている地域は決まっていて、その過半数が中国、そして、三分の一がインドの「ヒンディーベルト」などと呼ばれる一部地方だ。そもそも、これらが起きている地域では、女性が生まれない。女児と分かった段階で中絶したり、出生後に母乳の量を減らされたり、与える期間が短くされたりするなど、ネグレクトの状態で、5 歳以下の女児の 9 人に 1 人は出生後の性選別によって死亡する。このような現象が広範囲でまた長らく起きている理由は、インドにおいては、娘が婚姻の際に莫大な婚資を必要とすることなどが挙げられる。61 年以降、持参金は、支払うことも要求することも法的には禁止となっているにもかかわらず、変わらない。持参金が少ないなどの理由で夫やその家族ともめることも少なくなく、結婚後に殺される――その多くが生きたまま火をつけられて――「持参金殺人」は、2011 年には、インド国立犯罪記録局の調べでは、8618 人が殺された。近年、経済的に安定した男性に女性が集中し、一方で、少なくなっている女性は、婚資でその価値を上げられない場合、低年齢化によって、そのジェンダー資本を上昇させることができるようだ。一方、結婚できない「余った」とされる男性が多い地方は、レイプなど女性への暴力と犯罪が増加している。また、北インドでは、より貧しい北東インドから「買われてきた」女性が奴隷同然の扱いをうけていると言われている。池亀彩著『インド残酷物語　世界一たくましい民』集英社、2021。

7)　佐藤典子『看護職の社会学』専修大学出版局、2007。

8)　BENVENISTE, É, 1966. *Problèmes de linguistique générale* [I], Paris, Gallimard,

138

P.266.（『一般言語学の諸問題 I 』）、引用は、フランス語原文から翻訳。

9)　ルソーの小説風教育論（18 世紀）。『エミール』（上中下、岩波文庫、1962）は、一人の子どもをルソー自身があずかって教育するという形で、赤ん坊から青年期に至るまでの教育方法を論じた「教育小説」という体裁をとっている。その中で、女子教育に関しては、「男性に気に入られるようにすることが自然の法則である」と述べるものの、男性に服従するだけでなく、男性の持っている力を導くように、天が女性に与えている才気を大事にし、男性の役に立つ程度には賢くあるべきと述べている。

10)　日常の中の「当たり前」を「当たり前」として維持することができる理由は、そこに何らかの権力が働いているからであると考えられる。権力というのは、強大な力であるとは限らず、日常の当たり前の中にこそひそみ、それを自明のこととして人々に意識されなければされないほどうまく機能する。佐藤典子『看護職の社会学』P.186。

11)　娘の通っていた幼稚園では、年度末、最後のお弁当の日に、先生がメッセージカードを下さるのだが、年中の時は、「おかあさま、いつも、おいしいおべんとうをありがとう」であったのが、年長の時には、「おうちのかたへ　いつも、おいしいおべんとうをありがとう」に変わっていた。ほんのささいな違いだが、先生たちの隠れたカリキュラムへの取組──子どもたちに、性別役割分業を押しつけないですむこと──に安堵した。

12)　LGBTQ とは、以下の略語を総称して性的マイノリティ(性的少数者)を表す言葉。Lesbian（レズビアン）：女性同性愛者、Gay（ゲイ）：男性同性愛者、Bisexual（バイセクシュアル）：両性愛者、Transgender（トランスジェンダー）：性自認が出生時に割り当てられた性別とは異なる人、Queer や Questioning（クイアやクエスチョニング）：クイアは、「不思議な」「奇妙な」の意味で同性愛者への侮蔑語であったが、今日ではむしろ、規範的な性のあり方以外を包括する言葉として使われ、クエスチョニングは自らの性が特定の枠に属さない等、わからない人を示す。また、ノンバイナリー、もしくは X ジェンダーという語で、どちらの性にも当てはまらない、や流動的な性を表現することもある。

13)　マーク・S・ブランバーグ『本能はどこまで本能か──ヒトと動物の行動の起源』塩原通緒訳、早川書房、2006。

14) アルベール・メンミ『人種差別』法政大学出版局、1996、P.4。

15) 橋爪大三郎・大澤真幸『アメリカ』河出新書、2018、P.51。

16) これを大澤は「二律背反に近いものすごい緊張」[同：55] と表現している。

17) 善悪の二元論といった、答えを一つに求めるようなことである。

18) シモーヌ・ド・ボーヴォワール『第二の性』(新潮文庫) によれば、人間とは男 homme を指すように、創世記において女性エバが失楽園をもたらしたことから、キリスト教社会では、女性は、従属的な存在とみなされ、女性は自律した存在とは見なされてこなかった。

19) 以下の書籍からも当時のヨーロッパ女性たちの様子が分かる。エドワード・ショーター『女の体の歴史』(勁草書房、1992)、望まぬ妊娠、中絶、危険な出産、重労働、そして、その事実にまつわるディスクールの中で女の体は様々に語られる。カナダの歴史家。小倉孝誠『〈女らしさ〉はどう作られたのか』法蔵館、1999。

20) 佐藤、前掲書、第1章。

21) フィリップ・アリエス『〈子供〉の誕生——アンシャンレジーム期の子供と家族生活』(みすず書房、1980) では、ヨーロッパ中世から18世紀の4世紀にわたる、日々の生活から、子供と家族に関する「心性」(その時代を支配している感情) を描くが、子供は長い歴史の中で、固有の感情をもつ実在として見られたことはなく、〈小さな大人〉で、家族とは限らない大人と共同の場に属し、ともに遊び、働き、学んでいた。また、訳者の杉山光信の『現代社会学の名著』(中公新書) は新書で文章も内容も大変分かりやすい。

22)「母性」を「本能」とする根拠はなく、父権社会のイデオロギーであり、近代が作り出した幻想である。母性本能の神話性を18世紀以来の育児事情の変遷により論証し、母と子の関係や女性の在り方について再考をうながした。

23) エミール・デュルケーム『社会分業論』講談社学術文庫、1989、P. 193、PP. 205-206。

24) 佐藤、前掲書、P.118。

25) 同、P.119。

26) Wu Ting-Fang "Understanding the Brain: The Birth of a Learning Science" (Executive Summary) (2007年 OECD) 日本の文部科学省科学技術・学術政策局政策課でもこの点について次のように述べている。「現時点においては脳科学の知見

のみで、人間の思考や行動の全てを説明できるには至っていない。たとえ研究者が
自らの研究の限界を十分認識していたとしても、脳科学の知見が社会に伝達される
時には話が単純化され、この限界がやすやすと無視されてしまう。たとえば、「右
脳人間、左脳人間」「男性脳、女性脳」「睡眠学習」等の多くは科学的根拠に乏しく、
最近では「神経神話（Neuromyth）」と呼ばれ注意喚起がなされている。脳のある
部位は特定の精神的能力や行動傾向に対応するという単純な素人理解は、研究者た
ちの意図に反して生物学的決定論へと傾いていき、結果として犯罪者や精神障害者
の差別・排斥等の重大な人権侵害が生じる可能性がある。こうした神経神話や似非
脳科学が、意図的かつ大規模に、ゲーム、教育、製造物の販売などに利用されるこ
とのないよう、研究者側が正確かつ分かりやすい情報発信を行う必要がある」。

27）Pierre Bourdieu and Loïc J. D. Wacquant., *An Invitation to Reflexive Sociology*,
　　University of Chicago Press. 1992.（『再帰的社会学への招待』）。ブルデューの主要
　　概念の一つである「場（champs）シャン」についての考察があり、人間関係にお
　　ける「ゲームの場」そして「権力の場」など象徴的な支配と「場（champs）シャン」
　　の関係性について述べられている。

28）英文学者の竹村和子は、このことを「生物学としてのメスではなく、社会シス
　　テム上の階級」と示している。

29）P.Bourdieu., *Raisons pratiques*, Seuil, 1994, p.161.

30）ピエール・ブルデュー『ディスタンクシオンⅠ、Ⅱ』藤原書店、1990。

31）Bourdieu, P. "The Forms of capital". In J. Richardson (Ed), *Hand book of Theory
　　and Research for the Sociology of Education* 1986, PP.241-258, New York: Greenwood.

32）社会学・文化人類学では、贈与は返礼の義務が伴うという考え方が一般的（一
　　見無料に見えても、実体は債務に他ならない）。たとえば、マリノフスキー、サー
　　リンズ『石器時代の経済学』、ポランニ『経済の文明史』など。

33）たとえば、同じ 100 万円のダイアモンドの指輪であっても、男性が女性に贈る
　　ときの価値と女性が自ら購入するとき、文化的な意味としての価値は――こう言っ
　　て良ければ「レート」は――おそらく異なるだろう。それは、ジェンダー資本が存
　　在しているからであり、ジェンダー資本がリアル資本である 100 万円とは別の価値、
　　つまり、象徴資本であるからである。男性から女性に贈与されると言ったときにす
　　でにそれは、経済資本とは別の象徴性が立ち上がるのである。

34）ピエール・ブルデュー『男性支配』藤原書店、2017。

35）日本の大学が世界の大学ランキング上位に入れない理由の一つとして、女子学生が少ないことに加えて、女性教員の少なさ——研究業績が十分であるのに、「大学への貢献が少ない（←そもそも分掌もされていないのに）」といったことを理由に教授などの昇任人事にかけられないなども含めて——や役職の付いた女性教員が少ないなどが挙げられる。

36）ハフィントンポスト「女性を狙う『ぶつかり男』が新宿駅に出没。JR 東日本が警告『絶対にやめてほしい』」 https://www.huffingtonpost.jp/2018/05/31/butsukariotoko_a_23447463/（取得日 2022 年 4 月 15 日）

37）また、その人の属性や立場によって、社会的意味や歴史背景（非差別体験などや言説の解釈の違い）によって異なり、往々にして、その人のパーソナリティや悪意の有無で生じるわけではない事象だと捉えられている。

38）佐藤典子編『現代人の社会とこころ』弘文堂、2009、PP.189-193。

39）デヴィッド・グレーバー『負債論　貨幣と暴力の 5000 年』以文社、2016。

40）女子小学生雑誌で男性が喜ぶ「さしすせそ」（ここ数年、女性雑誌ではよく出てきている）を教えているという指摘があり、それについての記事はたとえば以下など。https://qjweb.jp/journal/20033/3/（取得日 2022 年 4 月 15 日）
　　　男性優位の構造を作る女性規範の内面化は、低年齢化が進んでいて、このさしすせそでは、これをすれば、「男性にとって特別な女の子になれる」といった両性をスポイルする情報が横行している。

41）たとえば、ソーシャルメディアにおける自己の投影と消費を考えてみたらどうであろう。そこで、どれほど、「承認」を得ても、また、「承認」を得るために、その性らしさの投稿——料理を作ってキレイに並べてみる、アウトドアで筋肉アピールをする——しても、むしろ、アピールのための活動になっていることもあるようだ。

42）また、ベル・フックス「白人女性はこの帝国主義的で白人至上主義的で資本主義的な家父長制の共犯者だ」⇒黒人女性より抑圧を感じにくい→女性らしくないと見られたくない→階級、人種の特権を搾取する立場を維持していたいと考えていると指摘した。

43）『男性支配』のフランス語原書。*La domination masculine*, Seuil, 1998.

44）伊藤公雄「男性学・男性性研究＝ Men & Masculinities Studies」『現代思想　特集　男性学の現在』2019 年 2 月号、青土社。

45）伊藤公雄『〈男らしさ〉のゆくえ――男性文化の文化社会学』新曜社、1993。

46）Dupuis-Déri, Francis, による *La crise de la masculinité Autopsie d'un mythe tenace*, 2019, Éditions du remue-ménage. は、フェミニストのマスキュリニティー研究、もっと言えば、アンチフェミニストの言説と実践というサブフィールドに位置づけられる。これは、現在の男性性の闘いにおけるプロフェミニストの男性の役割に関するデュピュイ＝デリの従前からの研究とつながっている。引用は P.312。彼は、ケベック大学モントリオール校（UQAM）フェミニスト研究・調査研究所（IREF）政治学教授。民主主義や社会運動に関する著書も多く、Éditions du remue-ménage から出版された *Le mouvement masculiniste au Québec*（with Mélissa Blais）と *Les antiféminismes*（with Diane Lamoureux）を共同編集している。

47）何をしたからではなく、また、本人が何を選んだからというのでもなく、生まれつきその属性にあるということだけで差別的な待遇を受けること。たとえば、性別で女らしくいることは、それによって自信を持つようになると、女らしさは、自信を持つこととは相反する概念であるがゆえに、それが社会的評価を受ければ受けるほど、女らしくなくなってしまうのではないかといった不安をもたらすという自己矛盾を抱えている。

48）武田砂鉄『マチズモを削り取れ』集英社、2021。

49）また、伊藤は、ジェンダー平等推進国スウェーデンが「男性危機のための相談センター」を 1986 年から設けていることに注目している。スウェーデンでは、当時、女性の社会参画拡大による経済所得拡大の予測、伊藤の言葉を借りれば、「男女平等におびえる男たち」を見越して、このようなセンターの必要性が構想された。国連や EU では、21 世紀以降、ジェンダー平等のためには、男性の役割の見直しが必須との考えから、男性対象のジェンダー政策が重要視され、台湾では、政府による男性の悩み相談のホットライン開設や DV 加害者男性への校正プログラム実施など東アジアなどでは、最もジェンダー平等への政策が充実していると伊藤は指摘する。日本でも、2010 年に策定された「男女共同参画基本計画」において、「男性と子ども」の分野が設定、「公的な男性相談」の施策が書き込まれた。伊藤公雄「剥奪（感）の男性化 Masculinization of deprivation をめぐって――産業構造と労働形

態の変容の只中で」『日本労働研究雑誌』、2018、10 月号、699 号。

50）Gathering Against Doing Harm Again ガドハ「DV・モラハラなどを行う『悪意のない加害者』」の変容を目指すコミュニティ。代表は、えいなか氏。https://www.gadha.jp/（取得日 2022 年 4 月 15 日）

51）一時期、「キモくて金のないおっさん」の略称として、「KKO」と称するネットスラングがあったが、現在はこう呼ばれている。職も不安定なまま、気づくと中高年になっていて、見た目もいまいち、貧困、独身といういわゆる非モテを指すといわれている。精神科医の齋藤環は、弱者男性と呼ばれる彼らが、「（非生産的な）俺なんか生きていてもしょうがない」と言いつつ、同時に、他人の生に対しても批判する「優生思想」に陥っていると指摘している（斎藤環・佐藤優著『なぜ人に会うのはつらいのか　メンタルをすり減らさない38のヒント』中公新書、2022）。確かに、斎藤らが、一部の事件を取り上げたように、そのように規定される者が、他者を害する（害しようとする）場合は、優生的なものの見方が入る余地はあるであろう。しかし、当人による自虐であったり、これ以上は頑張れないと思う者がいたりすることも考えられるのではないか。たとえば、他者が幸せに見えたり、努力ができる人がいたりする中、自分自身のためという理由であっても多くのことを求められる状況に、「もう勘弁してください、こっちも求めませんから」といった考えを持つ者などである。つまり、すべてが、強者の視点に立った優生思想とは限らないのではないか。もはや死だけが残された自由のように思えるような状況にある人が少なからずいて、それほどまでに追い詰められている社会ともいえるのではないか。そのような境地に対して、「安楽死」させてほしいという言説で表現しているとも考えられるのではないだろうか。

52）清田隆之（桃山商事）「"鏡" の中の俺たち」『現代思想　特集　男性学の現在』2019 年 2 月号、青土社。

コラム◆暴力とジェンダー

ジェンダー化された暴力の要因──男性性と暴力

　その男性による個別の暴力か、男性性の暴力か。臨床社会学者の中村正によれば、セクシャルハラスメントだけでなく、人格に屈辱を与えるモラルハラスメント、教育やスポーツ指導における体罰、リベンジポルノ問題など、これらの問題で男性加害者は、無差別ではなく、被害者が選ばれていることが特徴だという。男性が自分より体力的に弱い者に向かう差別の場合、女性、子どもだけでなく、障碍者や高齢者に向かう暴力、男性同士の場合は、その力関係（社会的な次元の場合も含めて）を見て取ることができると述べている。中村が暴力の加害者である多くの男性との対話[※]を通して、見えてきたことの一つは、「暴力は良くないことと認識できるが、状況（たとえば、教育指導上などの理由がある場合、かつて、本人もそのような暴力的な指導を──男性であるがゆえに──受けてきたことでそのような理由があるのならやむを得ないといった価値観）によって、加害の責任がその男性加害者自身にあると自覚できないこと」だと指摘する。つまり、男性は、女性から見たら暴力的だと思うことが暴力だと思わず、あるいは、その暴力に正当な理由があり、その場合は許されると思っている、あるいは、また、女性が被っている現実の暴力に気づいていないといった場合も考えられる。

　※その具体例として、中村氏が行う児童相談所と連携した虐待の父親向け男親塾がある。児童福祉行政に制度上位置づけられていない自主的なもの（2019 年時点）であるが、児童相談所と連携しケースワークを支える研究プロジェクトとなっている。諸外国の脱暴力プログラムにおける「アンラーン（脱学習」」すなわち、暴力で問題を解決してきた男らしさの習慣となった行動とそれを支えている思考や認知の癖をそぎ落としていくという視点である。

フキハラ

　フキハラという言葉があるのはご存知であろうか。男性があらかじめ不機嫌になっていることで、相手（特に女性）に何かを言わせないというハラスメントである。予防線を張って、不利な立場になりそうになるとすぐに不機嫌になるが、周囲が機嫌をとることで何とか家庭や仕事が回ってきた。つまり、そのハラスメント受けてしまっていたということで、不機嫌な男の機嫌を取る、もしくはスルーして見ないふりをすることで（とはいっても、その不機嫌を正さないことで）、その不機嫌が是正されないまま人間関係における従順さを維持してしまうという結果をもたらした。

　実際の生活でも、昭和のお父さんを怒らせないで済ませれば、良しとする日本の文化は、それによって、女性が正当性を主張するという当たり前のリアクションの場を奪ってきた。学生にこの話をすると、それぞれの家庭でも同じようなことが起きているという。つまり、このフキハラをすればいい、と思わせるハビトゥスがあって、これを継承した男性は、男性の「場（champ）シャン」で、フキハラを用いる。「触らぬ神に祟りなし」とばかりに、これを「スルー」という「もっとも緩い」「被支配の受容」によって、受け入れてきた女性たちは、これを覆すことが本当に難しい。お父さんもおじいさんも皆これやってるから、息子は何で自分だけだめなのか、分からせることができない。息子は息子で反抗期にこれを習得して、周りも「反抗期だから」といって大目に見ることによって継承されるのかもしれない。ハビトゥスとしてしみこみ、いわば「負」の文化資本として継承されている。これもマイクロアグレッションの一つである。

第3章　社会学で考える医療とその権力

第1節　近代医学はいかにして成立したか

1．近代医療について考える意義

　本章では、医療について、歴史的な視点を踏まえながら、社会学的に考えていく。20世紀に大きくその在り方が変化した西洋近代医学とこれに基づいた近代医療は、人類の偉大な進歩の証、善なるものとして存在している。そして、これらをとりまとめる医療政策は、私たちが享受できる権利として日常生活の中に当たり前に溶け込んでいる。それでは、社会学は医療のあり方や医療者との関係についてどのように考えるのであろうか。現代社会では、当たり前のように、科学的であることが最も優れていて、万全で、安心と考えられていると思う。科学だからエビデンスがある、エビデンスがあるから答えが一つ、といったように、科学で考えることが唯一の正解のように考えられている場面も少なくない。統計の数値や実験結果などを根拠にエビデンスがある／ないといったことがその主張の根拠、正当性にされていることも数多くある。しかし、医学の研究対象、医療の対象である人体は、一人ひとり顔も違えば、中身も違うはずである（もちろん、何もわからない手探りの状態よりも、統計を取ったその数値や仮説を立てて調べた実験結果が対象となる事象をそこから考えていく目安・きっかけにはなるであろう）。とはいえ、ここでは、科学至上主義そのものやその是非について論じるのではない。むしろ、なぜ、その科学によって答えを導き出せば、答えが分かると思われているのか、なぜ、科学がそれほどまでに信頼されるようになったのか、そして、そのことが、もっといえば、そのような考え方のスタイルが何をもたらしているのか考えたい。

・さまざまな医のあり方：医学＝西洋近代医学とは限らない

　医療は、一言で言えば、身体と病、健康に対する思想と技術と表すことができるであろう。そのもととなっている医学は、日本における学問の分類でいえば、自然科学に分類される。しかし、医学としての西洋近代医学は、医学の一分野に過ぎず、それが直ちに科学なのではない。インド医学もあれば、中国から伝来した医学とりわけ薬草の知識を日本的にアレンジした漢方など東洋医学も数多くの病気を治癒させている。西洋近代医学は、病気を身体という機械の故障と見なし、部分的な修繕を為すことに終始するのに対し、東洋医学は、個人によって身体は異なると考え、一人ひとりのバランスを調整することによって病気の治癒を目指す。また、西洋医学は、対症療法といって、症状に対してその症状をなくすようにアプローチする。鼻水が出るのであれば、鼻水を出ないようにするといった具合である。一方、日本の漢方は、中国の歴史的な医学の流れを受けながら、日本独自に発達した医療である。たとえば、鼻水を出す原因を考え、その根本から治療することに焦点を当てている。また、実際に症状がある場合だけでなく、未病を治すことも得意としている。未病とは、まだ、その病気になっていないが、その傾向にあることを指す。また、「同病異治」、「異病同治」といった言葉が表しているように、同じ病気、症状であっても、原因が異なると判断されれば、違う処方を施し、一見、異なった病気、症状であっても、原因が同じと判断されれば、同じ処方を施し、いずれも、症状にのみ対処するのではなく、病気や症状の原因までも考えて治療することを基本的なあり方と考えている。このように、西洋医学と東洋医学の両者は、同じ医学でありながらも、方法論に根本的な違いがみられる。

２．キリスト教と医療

　医療を一言で表せば、身体と病、健康に対する思想と技術と表すことができるであろう。日本の漢方など東洋医学による医療もあるが、現代では、西洋医学が医療の中心となっている。それでは、この西洋医学はどのようにして誕生したのであろうか。

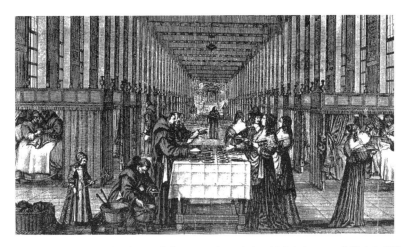

図1　修道院での看護の様子。中央のテーブルで食事の用意をするのは修道士と修道
　　女たち。左右には病人用の寝台が並ぶ。

・一神教としてのキリスト教

　中世の時代、西洋で信仰されていたキリスト教では神こそが絶対的存在
で、病気は人間の罪であり、神に祈ることが求められていた。病気になっ
ても全能の神の創造した人体の仕組みを知ろうとする解剖は厳しく制限さ
れ、四体液説など、ギリシャ医学の伝統的な方法を中心に据えていた[1]。西
洋諸国はキリスト教を信仰するようになった中世からキリスト教を西洋文
明のアイデンティティの要とした。その一神教であるキリスト教は、神こ
そが絶対的な存在であり、人々の経験は不確かなものでしかなく、現世で
は、神の教えを広めることができる聖職者のみが確かな存在と考えている。
この絶対的な存在としての神という考え方が、西洋の中心的なテーゼとな
り、医学の在り方も決めていくことになる。

　やがて、西洋社会の近代化は、キリスト教的世界観で作られた封建制が
崩れ、市民社会が誕生する過程である。市民革命によって、王政が倒れ、
一般市民一人ひとりが自分たちで統治していくという具合に、である。実
際、修道士や修道女などの聖職者による看取りは廃止されていき、医師を

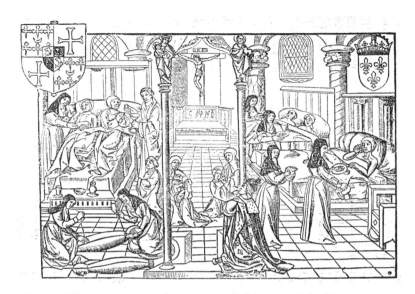

図2　16世紀パリ、オテル・デューにおける修道女による看護の様子。右側の病人
　　　は食事を与えられ、左奥の病人たちは臨終の床にあり、右側の神父から「終油の秘
　　　跡」を受けている。左手前では修道女が死装束を縫っている。中央では孤児が修道
　　　女の保護を受け、修道院が孤児院の役割を果たしていたことがわかる。

中心とした施術に切り替えられていく。そこでは、「教会は血を忌む」[2]と言っ
て制限されてきた外科術や解剖に対してのタブーは取り払われ、一見、現
代の医療行為に近い姿に見える。そして、脱宗教化、世俗化したという説
明がなされ、医学・医療においても、その宗教的な影響は少なくなり、キ
リスト教からいわゆる自然科学へ医学観も科学至上主義に変化したと考え
られている。しかし、それは、宗教性を完全に取り払ったからこその行為
ではなく、むしろ、宗教的な唯一絶対の考え方が普遍化することで、それ
をこれまでとは違った形でより強固に人々が信仰するあり方として体現す
るようになるのである。それでは、科学的な見方とは、どのように始まり、
いかなるものなのであろうか。

3．旧体制（アンシャンレジーム）の時代から啓蒙主義による社会の変化

・旧体制の社会

　アンシャンレジームにおいては、人々の一生は、誕生して間もなくの受洗から葬儀まで、教会とともにあった。洗礼、初聖体、堅信式、婚姻の儀式、死が近くなった際には、終油の秘跡を受けるなど人生の節目はカトリックの儀式とともにあった。その人生の中で、子どもが誕生すれば、子どもたちも同じような儀式を受ける。日本の宗門改帳のような、教区簿冊の存在は、人々の一生の姿を、たとえば、何年に村人の何人が生まれ、何歳ごろ結婚をして、出産して、何人の子どもを持ち、いつどのように亡くなっていったか克明に記された、歴史家にとっては当時のことをよく理解するための手掛かりとなっている。そして1667年の民事王令以降、諸々の王令は、ミサの際に教会の祭壇から知らされるなど、教会が、民衆に最も近い行政機関として君臨する。また、教会は、教区ごとに、教区民に読み書きなどの簡単な教育を施す「小さな学校」を運営していた。それは、日本の寺子屋のように教育を目的としていたというよりは、教理問答などのキリスト教の教えを効率よく教えていくための存在であった。いずれにしても、教会は、王政と民衆をつなぐ役割を果たしたというよりは、王政の象徴としての教会が権威を以って民衆の前に君臨する存在といった方がいいかもしれない。

　歴史学者の服部らが著した『フランス近代史——ブルボン王朝から第五共和制へ』によれば、18世紀前半時代は、人口の飛躍的増加、経済の高度成長、科学技術の革新に裏打ちされ、アンシャンレジームの「閉塞社会」から啓蒙思想に代表される「開放社会」への幕開けとなった。絶対的な権力を誇った王政が力を失っていく過程で、各地で混乱が起き、やがて、都市部に流れてきた人々が市民社会の担い手になる。18世紀半ばに興った啓蒙思想は、人間には理性があり、それによって人は限りなく進歩し、様々なことを探求し、普遍的な心理を発見しようとする科学的・合理的な方法

論を提起した。

・啓蒙主義社会

　モンテスキュー、ルソー、ヴォルテールといった知識人たちは、「自由と所有」といった考え方で従来の価値観から脱却しようとし、キリスト教的価値観と異なった思想を説いていく。民衆の生活も宗教的なものからかけ離れ、たとえば、1785年には、聖イノサン墓地がパリの都心から非衛生的という理由で撤去されたことは、葬儀や死後の世界を考える時、宗教の影響力が減じている証左となる。教会の庇護のもとに人々が一生をはじめ、終えた結びつきの強い時代と異なって新たな時代の到来となった。また、二つの家族を結びつけ、そこで誕生する子どもの人生も左右する婚姻の儀式は、教会の強い影響力を示していたが、1792年9月20日には、「戸籍の世俗化と離婚に関する法令」が宣言され、戸籍管理が世俗化し、人々の生と死の掌握が、教会から移っていった。これは、制度上の変化という意味だけでなく、結婚の正統性が、宗教上、神の名のもとに認められていたが、民事契約となり、人の手によって行われるものとなったからである。当然、人々の生活自体、認識から変化していく契機となった。

　たとえば、「水」は、太古の昔から存在していたが、ラヴォワジェが「水」を「水素」と「酸素」に分けるまでは、歴史上に表れるのは、多くの場合、洗礼など宗教上のコンテクストにおいてであったことを歴史学者のジャン・ピエール・グベールは『水の征服』（1986＝1991）の中で明らかにした。また、同じくジョルジュ・ヴィガレロの『清潔（きれい）になる「私」──身体管理の文化誌』（1987＝1994）では、「清潔さ」は、17世紀には、「おしゃれ」の範疇に入る文化的な概念であったが、現在では、衛生観念として重要視されている。当時は、他人の目に触れる部分が重視され、「衣服を取り換えること」「白い布で顔を拭くこと」など、目に見えることに重きが置かれていたが、現在では、目に見えない部分こそが大事という考え方である。[4]　それゆえ、テレビCMでは、ばい菌をカリカチュアしたり、模式図を書いたりして、ヴィジュアルで見せ（本当は見えないので）「この商品を使えばそれがたちまち消えてしまう」と喧伝するのである。水も

清潔さも両者に共通するのは、本当の中身は、「肉眼では分からない」ということであろう。19 世紀になると疫病の原因は、汚染された水であると考えられ、細菌学の隆盛とも相俟って、関心の対象を「見える」ものから「見えない」ものへと広げていく。折しも、顕微鏡を覗くことによって、はじめて、「清浄なもの」と「不浄なもの」とに分けることが可能となった。水の世俗化である。

　このことは、何を意味するのか、300 年前は、「昔」だから考え方が「遅れて」いたのだろうか。おそらく、それは、物事の理解のしかたが異なっていて容易には比較できないのである。フランスの歴史学派アナール学派のマルク・ブロックらは、従来の政治史中心でフランス革命を近代の始まりと考える当時の歴史観にはない「表舞台に立たないが、中世には中世の人々固有の感じ方、考え方」があるとし、それを現代社会の高みから見下げ、遅れていると一刀両断にする見方に疑問を呈し、当時の「固有の精神」を明らかにしようとした。しかし、革命後の当時の社会では、革命以降の歴史を特権化していたため、未来に向かっての果てしない進歩が信じられ、それ以前の社会は、「遅れている」と考える者たちは少なくなかった。

・世俗化の軌跡──ライシテとは何か

　臨床医学の誕生によって近代医学の普及に寄与したフランスを例にとると、フランス革命に代表されるように、王政から逃れ、宗教的な支配から脱する契機によって、人々は民衆の力で新しい社会を作ろうとした。ライシザシオンと呼ばれる社会の世俗化（社会が宗教とかかわりを持たない価値観によって営まれるように変化すること）は、実は、脱宗教化や宗教性の否定ではなく、薄まって全体に浸透していることを示す。ライシテの語源は、人民を意味するギリシャ語の "laos" で、人民のものであるべき政治と宗教を区別し、個人の信仰・良心を尊重する体制のことである。また、ライシテの形容詞形ライックは、聖職者ではないキリスト教徒全体を指すラテン語の laïcus が語源であると言われ、一般信者を言い表すこともできる。派生語のライシザシオン（laïcisation）に関して言えば、世俗化と訳されることもあるが、一般的に「政教分離」という訳があてられる場合が

多く、これは政治と宗教の分離の側面が強調される。

　しかし、こうした、歴史的経緯がありながら、社会的に重要な判断の基準は伝統的なカトリック思想にしか思えないことがある。それは、2000年公布の「中学・高校における学校看護婦の即効性避妊ピル配布許可」を半年後にカトリック団体等の反対で国務院が取り消されたことである。そしてようやく2016年5月に"緊急の場合に限り"許可されることとなった。[4]それは、かつて、受精の発見がマリア信仰により神秘ととらえられるようになったことと、妊娠中絶がカトリックの禁忌になったことは無縁ではない。このように、女性が妊娠、出産するしくみを宗教上の教義の上で解釈することで「産む」「産まない」の選択が決定され、女性がもっぱらその結果――それは、身体的にも、社会的にも、であるが――を引き受けなければならないのである。他にも、ピカン司教による所属司祭の性的虐待の隠蔽は、長らく、根拠として教会法（1215年）に基づく「職業上の機密」の厳守を挙げていた。つまり、脱宗教化すべきというより、この事象が宗教的問題という自覚すらないのかもしれない。現代の法律よりも13世紀の宗教法が勝っているというわけである。

　近代化する中で、宗教性が薄れ、科学至上主義が生まれるが、その科学は、一神教的な唯一の答えを追求した結果であり、答えが一つであることが自明となった。自然科学的医療観について、医療社会学では、その良しあしを判断するのではなく、人々が心身の異常をどのように捉えるようになったか、それによって社会がどう変化したか考える。

4．ポストキリスト教としての科学

　西洋諸国はキリスト教を信仰するようになった中世からキリスト教を西洋文明のアイデンティティの要としていた。一神教であるキリスト教は、神こそが絶対的な存在であり、人々の経験は不確かなものでしかないと考えられていた。ところが宗教性が薄れることで、人体の中身や仕組み病のメカニズムを明らかにすることを禁忌としてきた価値観が失われる。歴史学者の服部らは、「神授王権がカトリックによって聖別されたように、革

命後の共和国は、科学によって聖別された」と述べている。現世では、神の教義を教える聖職者のみが確かな存在と考えていたが、市民革命によって市民社会が誕生する。そこで科学がむしろキリスト教の代わりになるよりどころとして絶対的存在として君臨するようになった。

・自然科学の知

　近代科学の新しさについて大澤は、アガンベンを引用し、「認識と経験を単一の主体に結び付けたことにある」と指摘する。そして、近代科学において、認識つまり知性は、経験を支えとしているが、経験の本質は、個人ごとの多様性であるのに、経験の経験性を抜き取った形で科学で活用＝実験という形で再編成している。しかし、実験は、個々の経験を確かめるものであるのに、経験の要素をさまざまな数値などに置き換え、経験（たとえば病気）におけるこの多様性を極小化、ともすれば、抹消してしまう可能性もある。

　また、自然科学的に「知る」、「分かる」とは何を意味するのか、この点について大澤真幸は、このように解釈する。[5]たとえば、「聖書の中に神を見る」ことは、神は完全な存在の完全な証明なので、経験は不要と考えられていた。ところが、「自然の中にある法則を見る」ことは、知性が捉えている観念にすぎず、不完全である可能性がある。そして、欠陥を含んでいる場合、かつ、それを自覚している場合、たとえば、科学者自身が、原因を突き止めたと考えたとしても、本当にそうなのかわからないという状態と考えられる。このように、近代市民社会ができる前の宗教的な世界では、神がすべてを正しく決めていたがゆえに、疑問を持つ必要はない。なぜなら、人間が理解できなかったとしても、神が分かって作っていることであるがゆえに、その深遠さに近づくことはできない＝理解できなくてよい、と考えられていたからである。そして、近代以降、存在の真理に到達するには、経験の補完が必要だと考えられ、それが、近代科学、自然科学であった。それでは、私たちは、何を以って知ることができたと言えるのであろうか。そもそも私たちは、科学的知識は自明のこと、所与のこととしてすでに、「外部に」存在していて、それを人間が発見するか否かの問

題と捉えているふしがある。しかし、それは、本当なのだろうか。

　いわゆる自然科学をはじめとする科学は、この時代において真理の体系が宗教から解放されることによって追求されたという理解は、前述のように、神のタブーを打破できたという意味においては正しい。しかし、一方で、16世紀から17世紀にかけて興った宗教改革は、むしろ、キリスト教の純化を考える時代でもあった。新しい真理の追求ともいえる。当時の科学革命を担った者たちは、むしろ熱心なキリスト教信者であったことに特徴がある。そして、「聖書に立ち返れ」のスローガン通り、個々人がテクストを読めるようになった宗教改革以降、経験と知性の主体は一致する。つまり、自ら考えて行動することが認められるのである。それは、従来、病気などの原因が人間の罪として神に祈ることこそが求められていたが、ガリレオ・ガリレイが、「科学とは、宇宙という我々の眼前に常に開かれた偉大な書物を読むこと」と述べたように、観察や実験を通して真理を知ろうとすることと従来の信仰による真理の追究は矛盾していない。それでは、近代科学は、経験からどのように真理の確証を得ているのか。実は、その手続きこそが近代科学なのであり、ある意味、宗教的な問の証明と表裏をなしていると言える。よって、自然科学の追求は、決して宗教性の排除ではなく、むしろ、人間だけの手で真理を、宗教と矛盾することなく世俗化したことで、逆説的ではあるが追求しようとした結果ともいえるのである。近代科学は、経験の分析から始まるが、たとえば、同じ風邪の症状と言っても一人ひとり異なっている。また、同じ病気でも個々の症状は全く同じではない。だが、その個別性を抜き取り、実験という形で再編成し、個別具体的な症状を客観的に確認可能なもの、たとえば、血液検査で病気の原因を探ろうとするように数字に置き換える。こうして実験は、誰が行っても同じ再現可能性を保証する。よって、医学・医療は、このように多様性のある一人ひとりの人間を個別に診るのではなく、神の絶対的真理を見出すがごとく人間の身体を診て、一つの答えを追究するようになった。これが、自然科学的な医療観なのである。

　一方、多様な身体、文化、価値観のもとで多くの矛盾が発生する要因ともなっている。つまり、科学的実験は、人間個人の経験を捨象し、匿名化

する。また、この過程で個々人の苦悩は医療行為自体から切り離され、その結果、人間の多様性を前に科学では明らかにできないこともあるがゆえに、「病を診て人を診ない」状況が生まれた。このように経験の本質は多様であり、全く一致することはないのだが、共通感覚が存在するという認識のもと、経験の経験性を抜き取った形つまり実験という形で再編成される。実験をするには、感覚的・主観的印象を客観的に確認可能なたとえば、量的な数字に置き換える。こうして実験は、個々の経験である病いを確かめるために、便宜上、経験の要素を様々な数値に置き換え、誰が行っても同じ再現可能性を保証する。つまり、聖書の中に神を見ることと自然の中に法則を見出すことはパラレルなのである。

　近代医学の躍進の秘密はこのような自らの対象領域の極端な単純化・縮小化にある。人間のもともとの個別性、複雑性をそのまま比較することは困難だが、対象を縮小し、領域を狭めれば、その領域で成果を上げることは、容易になり、哲学者のアンリ・ベルグソンは、「〈生きている人のまぼろし〉と〈心霊研究〉」の中で「近代科学を強力なものとしている」［ベルグソン 1919 = 1965：85］と述べている。そして、そこには、人間の身体の多様性を前にして唯一絶対を科学の御旗のもとに求める矛盾、また、医学を追求することで医療は成り立ち、医療を追求することで治癒すれば、医療、医学が必要なくなるという矛盾のがある。

第2節　医療化について考える意義

1．医療化とは何か

　社会学で論じる医療化は、その内容が「良い／悪い」をジャッジすることではなく、①どのようなことが医療化といえるのか、②①の結果社会がどのようになったのか、あるいはなっているのかを考える。次に、その社会に「西洋近代医療」という文脈を埋め込むのだが、そのうえで、何をそのカテゴリーに入れるのか／入れないのか、誰がどのような正当性を以っ

てそれをジャッジできるのか、それは、なぜ、許されるのかを検証する。

　医療化とは何か。それは、イリッチによれば、『脱病院化社会』において、医療化社会について述べ、現代医療が生活のあらゆる局面に拡大し、それを自発的に人々が受容していく様を批判的に捉えた。つまり、生活の中で多くのことが医療の領域でとらえられることを意味するのだが、それに対して、人々は当たり前と思い、むしろ、自分たちにとってありがたいことだと思い、積極的にそれに身をゆだねる。これを「医療化」と呼ぶのだが、医療の社会的関与の拡大化に伴い、医療化はさらに進行する。

　フーコーもまた、論文「18世紀における健康の政治」において、近代医学以前は、医療の対象である「身体」も「自然」なものと考えられていたが、医療の社会化に伴って社会的存在になっていった。18世紀以降の社会の変化は、「医」の分野においても大きな変化をもたらしたと記している。とりわけ、「権威当局によって決められた医療の管理があり、それは行政装置の上に支えられ、厳格な法制によって枠づけられ、集合としての社会全体を相手にするものである」と述べている。ここでは、こうした変化を「医療化」と呼びたい。

　その「医療化」は、様々なものが「医」の対象となり、それだけでなく、「病」は、身体全体の問題から、「部分」としての疾患に置き換わった。診断方法についても、体液論などの全体のバランスから考える方法から「正常」か「異常」、「逸脱」、「病理」とみなされるようになった。近代医学によって、「病」は、治るかどうかわからないものから神の祈りのおかげとは関係なく、人の手によって「治せる」ものに変化した。そして、修道院や施療院など手の施しようのない病人が収容されていた場所は、臨終を迎える場所から治療を施して、社会に復帰させる場と変化していった（「病院化」）。また、これまで、神の罰と考えられてきた体の不調が単なる身体の「疾患」ととらえられるようになり、治療によって治癒するようになると、さらに、多くの身体の不調が「病」としてその存在がアップデートするようになる。口臭の発見（「リステリン」）も、「落ち着きがない」ことも医療の対象となった（「病の医療化」の発売）。また、長きにわたり、内科医の指示書によって、瀉血などを行っていた床屋や床屋外科は、実践的な治療の担い手として存

158

在感が増す。従来は、医学部を出た正規の医者である内科医とは比べるべ
くもなかったが、1731 年、王立外科アカデミーの成立などと軌を一にして、
外科医として、19 世紀には、内科医と共に医師として医療の一翼を担う
ようになる。さらに、医師は人々に個人の健康と他人の健康のために守ら
なければならない衛生上の規範を教えるべき存在となる。食料や住居の衛
生管理と病気の際に、医療看護を受けるよう、薦める者となった（専門職
化）。それによって、医療の受け手である一般の人々は、積極的に取り入
れるが、たとえば、衛生的な状態を一人だけでは作れないが、信頼する医
師の存在によって衛生観念を認識した者たちがその環境を作ることができ
る。しかし、コロナ禍の感染拡大時には、全世界的にある程度は守られて
いたプライバシーは、ないも同然になるが、その際も医療化された人々は、
渋々ながらではあるが、必要な措置として（実際にそれを遵守するかどう
かは別としても）受容する、あるいは、受容することがデフォルトとなっ
ている。こうした認識を多くの人が持てるようになったということが医療
化の成果であるが、これを医療化の一要素として「大衆化」と呼びたい。
　社会に浸透する医療の自明性は、更なる信頼を生み、歴史家のバーバラ・
ドゥーデンによれば、「健康に対する責任を医学に追わせることなくして、
西洋近代の身体は成立しない」ことになる。身体とその生に関わる技術の
体系、政策としての「医療」へと大きな飛躍を遂げる。フランスでは、革
命後に流入した人々によって病気は蔓延し、都市化の中で、医療化が力を
発揮する。こうして、従来の「医」は、大きくそのあり方を変え、身体と
その生に関わる大きな技術の体系、政策としての「医療」として成り立っ
ていく。また、そのことが、社会において医療への信頼となり、医療化を
推進する。本書では、次項より、①場所の変化としての病院化、②対象の
意味づけの変化と拡大化＝「病」の医療化、③する人の変化＝専門職化、
④される人の変化＝大衆化として、四つの視点からさらに医療化について
明らかにしていきたい。

2．病院化とは何か

医療化の 4 要素のうち、誰の目にもわかるような大きな変化を遂げたものは、死を待つ収容所であった修道院、施療院が治療施設としての病院にその機能を変えた「病院化」だろう。病院のルーツである修道院は、瀕死の病人や孤児、行き倒れの旅人、浮浪者、犯罪者などの収容所であったが、パリを中心として修道院で治療を行うようになると、医師の治療が病気を治すと認識され、医療の中心となった。これを病院化と呼ぶ。[8]

18 世紀末から 19 世紀の前半、フランスは、ヨーロッパにおける医療の中心地であった。パリ学派と呼ばれ、病院を中心に医学の研究と実践・教育を展開する。これを前述のフーコーは、「臨床医学の誕生（Naissance de la clinique)」呼んでいる。"clinique" とは、ギリシャ語源で寝台を示し、そこに横たわる者を観察するという意味である。病院で観察された患者は、治療され、そののちに社会に復帰する。つまり、これまでのように、いわゆる社会的に周辺化された行き倒れの者や最期を迎える患者たちの収容所であった場所から社会的機能が変換されて治療する病院となった。病気は悪化するものではなく、回復の見込みがあるものとなったのである。そこでは、医師が行う治療行為によって、修道院に治療機関としての機能が加わったが、病人は、病人としてよりも、部分的な疾病を重視されることで、手当てを受けずに死亡することは少なくなり、病人自身、従来の医療とは異る進歩的なものと認識するようになった。こうして、修道院、施療院は、宗教者の手から、医療関係者とくに医師専門職の手に渡り、治療施設であると同時に、医療における教育研究機関となっていった。一方、病人にとっては、ひとたび、「病」が発見され、病院にて治療や療養が行われることが他者である医師によって決定されると、その病気の治療が終わるまでそこに滞在しなければならず、社会からの「監禁という排除」が待ち受けるところでもあった。つまり、自分で自分の説明責任を果たさなければならないのだ。

革命期以降の都市化に伴って、大都市に流入し、やがて施療院に送り込

まれることとなった貧しい病人たちは、同じような病変の者たちがそれぞれ存在していて、医師も病人一人ひとりの個別の状態を診るのではなく、病気の徴候をまとめることができるようになった。また、施療院には、多くの検死解剖用の死体が集められたので、個別の病気についての情報ではなく、病気の徴候や症状をまとめ、体系化できるようになり、病理学発展の基礎となる（→「病」の医療化）。病理学とは、生者から生の声を集めるのではなく、死者の内部を医師の目で確かめることによって進められるからだ。

　フーコーによれば、（1）患者の十分な観察、（2）行き届いた看護、（3）患者の隔離に配慮して伝染の防止が図られる建物形式の採用、（4）換気が不十分なために引き起こされるミアスマ（瘴気）の滞留とそれによる体液の分解と病気の拡大防止が必要と考えられていた。これらは、主に、看護の役割と考えられるようになっていた。病む者たちは、私的な看病中心の「場」である家庭から、宗教的な「場」で最期を迎えるために修道院、施療院に連れてこられていたのだが、やがて、医師という専門家が、科学の力を以って治療を行い、他者が看護をする病院へと病人のいる場も変化していった。

　こうして、18 世紀末以降の病院における臨床医学の誕生が、「観察、触診、聴診、打診」といった方法を用いる「何物をも見通す医学的まなざし」を生んだと言えよう。病気の診断には、体系的な研究の結果が応用され、これまでの、その時、その場限りの原因究明方法は打ち捨てられた。このような研究の成果がやがて臨床医学隆盛の道を開き、近代医学と呼ばれる技術と知識の発展と医療がもたらす権力の増大が起こるのである。

3.「病」の医療化　宗教的対象から身体の「病気」：科学へ——病の医療管理　あらゆる「不調」は病なのか？ 何を病とするかは誰がどう決める？

　ある身体の状態、現象をまず不調と受け止めることによって、はじめて、不調を自覚することができる。その際、宗教が社会的な価値観の主流だっ

た時代の人々は、神の罰もしくは、神からの試練として受けとめ、祈りを捧げていた。現在、医学・医療の枠組みの中で原因究明しようとする姿勢は、当時、神から贈られた身体の内部を知ろうとすることは、不謹慎であったため、打ち捨てられていた。ところが、病院化の項でも述べてきたように、膨大な病人とその病変が集まった結果、身体の不調としてしか位置付けられてこなかったものが、病気＝疾患として認識されるようになる。もちろん、そのように考える下地を作るための社会の変化——革命や啓蒙思想——があり、それらにより、認識の変化がもたらされたことは特筆すべきことである。

　さて、さまざまな不調＝症状は、整理され、診断が下され、対症法が示され、場合によっては、外科的な手術がなされ、効果があると思われる薬が処方され、必要と思われる療養上の世話を受けることとなった。「病」は医師の行う医療の中で、語られ、処置され、社会に戻された。これが、「病」の医療化である。こうして、ある指針によって作られた基準を外れることで、その不調（現代では、本人が認識していない場合もあるが）は病気として規定される。アメリカの医療社会学者 P. コンラッドと J.W. シュナイダーによれば、「医療化」とは、「元来、医学的問題ではなかった事象が医学的擁護によって定義づけられ、医学的な語彙によって描写され、医学的な枠組みによって理解され、介入され、『治療』されるようになるプロセス」であるという。この後に述べていく、人の出生や死亡、また、加齢も「治療」の対象となり、それだけではなく、「何らかの逸脱行動とみなされた事柄」も医療の対象となり、「治療」され、「管理」される。

　たとえば、同性愛[9]は、中世の時代において、ながらく宗教的罪、犯罪とみなされていた。神は、男女つまり異性が子どもを望むときの性愛しか認めていなかったからである。ところが、1869 年にハンガリーの医師がはじめて「同性愛」という語を用いたことによって医療の対象となったと言える。フロイト自身は、同性愛を医学とりわけ、精神医学の領域に入れたくなかったと言われるが、19 世紀末から 20 世紀にかけて、フロイトの精神分析という媒介項を経て医療問題として定義された。アメリカでは、20 世紀半ばくらいまでその路線は継続され、医学的病理現象とし、アメ

リカの精神医学会の精神障害の診断統計マニュアル（初版 1952 年）に「性的逸脱」として公式に位置づけられている。日本にも疾患であるという認識とその治療法が導入されたが、アメリカでは、1973 年に、同性愛は、マニュアルから削除された。現在では、ゲイ解放運動などの当然の帰結として、それが精神的疾患であるという位置づけはない。

　しかし、一方で、体と心の生が一致しないということは、性同一性障害として、治療の対象になり、また、この診断を受け、外科的手術を受けていることが、誕生時に命名された名前を戸籍上、変更するときに必要な要件となっている。そして、この診断を受けるには、日本では、この診断の前に、女性であれば出産や男性であっても自らの子どもを持っていないことが条件になるなど、社会的・文化的な影響を受ける（ちなみに、変更には、家庭裁判所の審判を受ける必要があり、医学だけでなく、法による判断も受けなくてはならない）。さらに言えば、上述のように、それが「病」であるという診断を受けるためには、そこに、明らかな「病変」を見出せること（たとえば、がんなどの診断のためには、腫瘍が存在していることが条件であるように）が必要なのであるが、性同一性障害に関して言えば、本人の症状の訴えのみであり、それを明らかにすることができない。二名の医師の判断を以ってそれは診断されるのであるが、医学が科学であるということにおいて、医学の正当性が証明されてきた近代以降の社会においては、反証可能性を示すことが困難な「病」の医療化と言えるであろう。

　その他にも、現代では、拒食症や過食症などの摂食障害、引きこもりもまた、精神的な病と認識されている。他にも、強迫神経症、発達障害[10]など多数あり、名付けられること、説明されることで新たな医療の対象となった。医療化は、①さまざまな逸脱が罪や人間性を疑われるようなことではなく、病気として「治療」の対象となり、②①によって、他者からの非難が軽減もしくは消滅し、その人の負う社会的責任の免責の対象となる。③逸脱が治療可能であるという肯定的な側面を見出だすことにも役立つ。④さらに、「科学的」なことが評価される現代において、科学の一つである医療の範疇に入ることで、専門性が高く、一般人には理解できない範疇に在るものとされ、医療の専門化である医師の権威を保つ効果があるといえ

る。⑤医師の個別的な対応が可能という点において、司法よりも柔軟に対処でき、効率的な社会統制を可能とする。もっとも、医療社会学における医療化論の特徴は、この過程がもたらす否定的帰結の強調にある。たとえば、社会学者のエリオット・フリードソンは、「医療化がもたらしたのは、専門化された統制機関の強化であって、この統制機関は、個人の健康と技術的専門性の名のもとに自分自身の行動と同朋の行動とを評価する自己決定できる権利を奪取する機能を持つ」つまり、医療化によって、宗教的タブーや処罰から科学的根拠のある（とされる）治療に取って代わり、一見、人間的になったように見えても、ある基準から身体の基準が外れたら「他者と違ったように存在する権利」を認めない「治療第一主義」であることを指摘する。医療化の文脈で医療の中に取り込まれることで、逸脱が病気ととらえること自体、政治的判断であることが隠蔽されてしまうことになり、何を病気とするのかといった判断が医療専門職である医師らに独占され、病名の付与、診断書の提示が一種の社会的免罪符の一方で、社会統制にもなり、社会の問題が個人の問題として帰結してしまう契機を与えてしまうのだ。

　また、それだけではなく、病気の予防ということも「病」の医療化の一つであろう。それは、自覚されていない「病」を先取りしたかのように事前に治療するシステムである。そのプロセスには、二つあって①まず、病そのものにかからないために、生活習慣を見直し、管理するというものだ。ここでは、誰もが、自分にとっての医師の役割を内面化する。②次に、それでも見落としてしまっている「病の徴候」がないか、人間ドック（人間の身体が、工業品である船にたとえられ、船がドックにいる間に検査を受けるように、人間も検査しようという発想から生まれた言葉）という名の検査によって見つけようとする。[11]つまり、現代の人々は、今ここにある「疾患」つまり、病人にとっても医師にとっても認識される「病」ではなく、統計とそれによる膨大なデータから、ここからここまでを「異常」ここからここまでは「正常」と分ける技術によってそれが自明のことであると自らも信じ込もうとしている。その基準によって、それが「病変」もしくは、かなりの確率で「病気になること」が予想されると、直ちに、医療化され

た空間である病院という「場」に移らなければならない。もちろん、その中には、実際は、「病」にならないものもある。しかし、「早期発見・早期治療」というディスクールが新しい祈りの文言のように人々によって唱えられることで、それは、無駄なことではないし、しなくていいということにもならない。たとえ、見つからなかったとしても、安心感が得られるメリットがある（それは、方法としての科学的検査に絶大な信頼を持つようになったことで、安心感が得られるという価値観を共有しているので）。つまり、いつか病気になるかもしれないという絶え間ない不安は、医療化の推進力として機能する。そのためには、個人的には何も知らない他人である医師という専門家の話を聞くのである。

　一方、「病」が医療化することは、現代のような福祉社会では、次のようなメリットがある。それは個人の健康とその労働は、社会保障制度を通じてつながっており、病気やけがをすることは、就労不可能であることを認めさせることになり、ひとたび、それが認められれば、仕事を中断する権利と治療し、休業の補償が得られることを意味する。つまり、不調が病と認められるだけでなく、このような保証があるからこそ、就業が可能になっていると言ってもよい。こうした病気と就労の関係性は、福祉国家誕生によって可能となる。

　さらに、イリッチは、「医療機構そのものが健康に対する主要な脅威になりつつある」とし、医療がもとで新たな問題が生じる、「医原病（イアトロジェネシス）」の危険性[12]についても述べた。これは、①医療を受けることにより、治療によって改善されるどころか、かえって良くない状態になることを意味し、その例としては、誤診や医療ミスなどが挙げられる。健康な臓器が摘出されてしまったり、治療の過程で不必要どころかかえって健康を損ねるような治療を受け、不健康な状態になったりすることもあるであろう。②慢性疾患により、慢性的な治療、投薬を受け続けることの心身だけではなく経済的また社会的負担がある。社会的負担とは、何らかの現象が疾患と認められることにより、それが存在しなければ、しなくて済むのであるから、仕事や学校生活や人間関係が制限されていることなどを指す。③「病気」になるかもしれない、あるいは、この不調は「病気か

もしれない」と思い悩むことも、「病」が医療化されていなければ起こらないことである。定期的に検査や検診を受けることが自明視され、その診断によって、安心する流れそのものが医療化であると考えられる。

4．医師の専門職化

・医師の近代化

　臨床医学の興ったフランスでは、医師といえば、長らく、内科医（le médecin）を指し、神学を頂点とする学問の場であった医学部を出た存在で、聖職者のように独身でなければならなかったように、宗教的存在で社会的に高い身分を有していた。一方、内科医の指示のもとに、瀉血などを行う実践家である床屋は、やがて、外科的な治療も行い、床屋外科、外科として治療を行うようになる。彼らは大学教育を受けた内科医がラテン語で教育を受けていたこととは違い、教育体系も実践が重視された。とりわけ、宗教的な縛りによって、外科的な治療は、国内では制限されていたが、従軍医として戦地では、新しい方法や思い付きを治療の一環として試すことができたという。こうして積み重ねられた外科的な知見と方法は、外科が一つの学問として成立し、医療の実際的な方法として社会に認めさせるにふさわしい結果となった。18世紀後半以降、王立外科協会の設立などによって、従来の身分の高い内科医と実践的な外科医の融合が図られるようになる。修道院や施療院が病人の収容所から治療の場になっていくためには、医師が実際の治療を担うことによって可能となる。

　フーコーによれば、18世紀以降における重要な変化というのは、「量的には、医師数の増加、病院の建設、無料診療所の開設、医療看護の消費の増大であり、質的な変化としては、医師養成の基準統一化、医師による医療行為と医学的認識の結びつきの強化、医師の知識と技術の有効性に対する信頼の増大、医師と看護職従事者との差別化、社会内部における医師の網羅する領域の広範囲化と価値付与化[13]」である。医療に関しては、医師が専門職となることが認められ、やがて自明視されることになる。このことは、のちに、医師による非治療的、非医療的介入も必然的に生み出してい

166

く。つまり、医師が行っている医療の知見を基に、生活条件や様式、食料の質、量、形態、食べ方、住居、環境設定、子どもの養育や教育など多岐にわたる専門家となる。

・医師の専門職化とは

医療社会学者の A.G. ジュテルによれば、診断とは、分類することであり、人間の状態を分節化し、体系化することである[14]。これらを行っている医師は、医療における専門家とみなされているが、医師による専門家支配を研究する前述のフリードソンは、「医師＝専門化、患者＝素人」であるがゆえに、「両者は、病気とその治療をめぐって相互に競争し合う関係」と述べていてこれを、「専門家による情報統制により、医師が患者を支配し、患者は専門的訓練を欠いているがゆえに、無知で、どんな情報を手にしてもそれを理解することはできない」とし、「専門家支配」と言った。自身のことでありながら、患者は、他人である医師の介入を受けることが自明視されている。なぜなら、それは、医師が専門職として社会に認知されているからであり、競争というよりは、むしろ、患者が積極的に医師の援助を求める存在であるとも言えよう。医師の権限は増大し、医療化によって医師を中心とする医療が受けいれられると、医師こそが、医療において最も権限があり、患者以上に患者の身体を理解していると考えられるようになる。社会学者のタルコット・パーソンズは「患者は、医学には素人であり、何が問題であるか、それについて何をすべきであるか知らないし、そのため、専門的サービスを受ける必要がある」とし、医師と患者の関係を父子関係になぞらえてそれぞれ医師は医師の、病人は病人の役割を演じているのだと考えた[15]。フリードソンの言う、医療専門職の潜在的役割（社会規範）の顕在化であるともいえよう。つまり、①個人的な責任の正統的免除（病気だからできなくて当然。それを医師が証明すると同時に、医師が患者本人に成り代わって証明）。②医師＝権威のある存在が保障しているのだから免除して当然という権力の存在である。前者は、病人の社会的責務を合法的に免除し、社会的非難が存在する場合、そこからの避難所を提供する力のことである。一方、病人というレッテルもまた、責任を免れる

ために付与されたレッテルとなってしまうことは否めないが。一方、医師の自律性を用いれば、医師の裁量一つで、前例にとらわれない多様で柔軟な対応を取ることもできる。

・予めの排除と資格化

　臨床医学誕生までは、病人に対しては、裕福な家庭以外、正規の医師である内科医の診察を受けることはなかった。民間の治療者に見てもらったり、比較的見識のある家庭であってもせいぜい床屋や床屋外科で瀉血をしてもらったりすることくらいしかなかった。ところが、医師が医療におけるヒエラルヒーのトップとなると、治療の場である病院で優位な立場となった。それは、世俗化して職業化された看護を行うスタッフと一線を画することによって表面化した。というのも、修道院や施療院において、病人を主に看ていたのは、看護修道士、看護修道女であったからである。その一つの方策として、修道士、修道女の社会的立場すなわち宗教的な教えによる看護を排除するため、看護を資格化した。それは、看護を優位に立たせるものというよりは、相対的に医師の立場を上げるために、看護と差別化するための資格化である。医師の専門職化とあらかじめ排除された仕事としての看護（つまり、女の仕事としてジェンダー化されたケア）は、何ができて、何ができないかを決定することで守備範囲が決定された結果を示す。それは、従来型看護の収奪であり、"世俗化"の一環でもある。そして、医師資格の卓越化であって近代医療の誕生ともいえる。宗教を通じて病む人に接してきた従来型の看護修道女は、排除され、宗教的な文脈で、患者の苦痛が祈りを通して神に届けられるのではなく、科学に裏打ちされたと思われる近代医療を通して、絶対的な専門性を謳いながら、その存在が医師となっていくのである。

・医療過誤とこれからの医療の在り方

　近代医療は、新しい技術の発明、新薬の開発などで私たちに多くの恩恵をもたらしたことは明らかである。一方で、医療がもとで健康を損ね、命を落とすこともあり、前述のイリッチは、これを医原病とよんだと述べた

が、これまでのように、患者が医師の言うとおりにふるまう「お任せ医療」
では、自分自身や家族など周囲の親しい人の身を守れないと多くの人々が
気づくようになった。インフォームド・コンセント[16]（医師から情報を受け
た上での同意）という言葉も一般的になり、時には、病院が作成したカル
テを開示するよう求める動きやセカンドオピニオンを求めることも増えて
きた。こうした自身の病気や健康に対する意識の高さは、医師や病院側に
よる一方的な診療を回避し、医療行為を医師などの医療側と患者・家族の
相互関係と捉えることとなり、患者側も医療に主体的に参加し、意見を言
える環境が形成されつつある。とはいえ、乳幼児の突然死を「揺さぶられっ
子症候群」——場合によっては医師が家族の中で虐待があったと見なす場
合も——と誤診するなど、医師による検証が不十分もしくは、医師などの
専門家によっても判断できないことによって、結果的にその死に至るプロ
セスが事実と異なり、冤罪を生むこともある。それは、医療の専門職であ
る医師の意見を覆すほどの知見が当事者および弁護士、裁判所側にない、
証明する術を持たないということでもあり、医師の権力の強さは従前と変
わらず社会に認知され、そのことによってさらに強大化する傾向は否めな
いからである。

5．「医」の大衆化

　身体の不調を感じた場合、医師の診断や治療こそが価値のあるものと考
えられるようになっていく。これを医療の大衆化と呼ぶ。そして、医師の
指導する健康こそが価値のあるものと考えられ、医療によって病気が治り、
健康を守るものとされ、医療は大衆化していく。今日でもこの傾向は見ら
れ、心身の不調は、医師によって解決されるといった感覚は、広く人口に
膾炙している。これらを可能にした理由は主に、①「医療＝善」の啓蒙的
思想の出現と普及、そのための②印刷技術の発展と出版文化の誕生、さら
に、③公教育の誕生と普及によって学校文化が誕生し、それは、家庭でも
補って人々を教育していくという、3点が考えられる。
　歴史学者のローズリーヌ・レイによれば、医師が著す『家庭の医学』や

『健康辞典』の急速な普及によって、一般大衆の間にも、近代医療の有効性、医療＝善の価値観が広まっていく。18世紀末のフランス革命後の社会では、第一帝政期にかけての20年間に新聞や雑誌などの定期刊行物が増え、19世紀に発展を遂げた。一方、19世紀初頭は、革命によって階級秩序が乱れ、すなわち、社会的混乱が生じたため、自らの所属する集団の正当性を示す必要があると考えられた。定期発行される新聞・雑誌は、共有する世界観の構築に貢献した。革命によって解体され、また、各地での反乱や都市化によって移動を余儀なくされた人々のアイデンティティの形成、言うなれば、地域レベルの帰属意識の拠り所となった出版文化は、価値観の共有に貢献し、健康や医療においてだけでなく、市民社会の形成の礎となった。[17]

　そして、人々の健康意識の高まり、清潔概念の変化、病気は予防できるとする価値観の普及によって、階層を越えて、近代的な医療観（「病」の医療化、病院化、医師の専門職化）が浸透していくことになる。病気になったとしても、医師たちの示す正しい行いをして、治療に専心すれば、病気という逸脱から解放され、社会に復帰できることが広く知られるようになったからである。つまり、集合的コントロールである「衛生」によって、逸脱が発生した際にも、的確に治療が可能となるのである。さらに、背景には、専門家である医師の言葉で、あるいは、福祉国家が医師の言葉を代弁する形で（実際は、逆のこともあれば、ある政治を行うために、国家が医師に言わせている場合もある）諸個人の要請かつ私的な倫理としての「正しき人＝健康な体を持つ人」を再生産していく必要が生まれた。日常生活にさまざまな形で医療が浸透していくにあたって、健康の担い手をプライマリー・グループである近代家族に設置することで成功した。また、公教育の場である学校も社会性の涵養を可能にする場と考えられていたので、車の両輪のように個人の健康を社会全体の健康に収れんさせていく目標が設置された。衛生という社会規範の内面化、すなわち教え込みに成功すると、学校や企業で身体検査、予防接種などが行われ、予防の概念が医師や福祉国家の監視のもとで推進される。

　また、健康意識の高まりから、すなわち、自らの体の健康は、医師の知

見を借りて自らの手によって行えると信じる者たちが増えるにつれて、病院を訪れる者は増加し、潜在的な病人が本当の患者として認定される。言い換えれば、医師のお墨付きを得た者だけが、正規の患者となる。つまり、常日頃からの健康に対する規律・訓練から「脱落」すると「患者」になる。しかし、そこから脱するために、医師の指示を守れば、社会に復帰ができる。規律・訓練から逸脱したままでいると、フーコーの言う、「監禁と排除」が待ち受けていると言える。

　健康への一般的な技術としての医学・医療は、その社会的浸透のために政治権力と結びついていく。あるいは、政治権力が、人々の身体や健康を管理するために、医学・医療が使われていくという側面があった。19世紀には、国家が人口を把握し、福祉政策の名のもとに人々の健康に気を配るという行為そのものに政治的意図が見受けられる。健康であること、それは、国力、労働力のメタファーである。国家が国民を統制するために、健康の教え込みは不可欠で、健康のシステムを推進させる医師と病院、それが行われる医学・医療の存在を大衆に認知させることが必要であった。人々は、近代医療とそれを行う医師に絶大な信頼を寄せるようになり、医師業の専門職化は促進され、医療の場としての病院は定着し、人々は一連の医療における変化を当然のことと見ている。また、前述のパーソンズの言う、「病人役割」の観点から考えると、医療を受ける大衆が医療化することは、「病人役割」が量的に増大することに他ならない。

　19世紀を通じて新聞・雑誌など定期刊行物の誕生と浸透した活字文化により、知識や情報が共有され、また、公教育の誕生によって、教育を受けることができるようになるものの、そこには、第2章で述べた「隠れたカリキュラム」――つまり、内容を教えるだけでなく、その取り組み方まで教えてしまう――といういわば副作用もある。学校教育、とりわけ、教員に従順で、学校の規則正しい生活や試験勉強に取り組む姿勢など様々な規範を内面化する必要があったからである。20世紀には、70年代にはブルデューが、『再生産』の中でこれを指摘し、また、ボウルズとギンタスは、その著書『アメリカ資本主義と学校教育――教育改革と経済生活の矛盾』において、「学校は貧者のためにもなるが、貧者を従属させる場でも

ある」と述べた。これらは、学校教育の中だけでなく、医療の受け手の従順さそして、それを受容する積極さを生み、これら一連の現象を、イリッチは医療化と呼んでいるが、「現代の医療が生活のあらゆる局面に拡大し、それを自発的に受け容れる」こと、さらに、医療（特に医師）が権力をもち、私たちの生活に多くの影響を与えていると指摘している¹⁸⁾。ここまでの医療化の四要素が有機的に作用しあうことで、医療化自体は推進され、社会の構造となっていく。

　また、健康について考え、自らの身体をケアする。これが現在の私たちの理想の姿であると思われ、前近代のように、強制されたものでもなく、自らの意志で医療を選択していると考えられている。しかし、医師が権威を持ち、健康の「基準」が定められている今日、個々が異なる身体であることを捨象してある「基準」に当てはめられ、ジャッジされてしまうゆえに、いわゆる「健康」でいるためには、医師の助言通り、「規則正しい生活」を送り、健康であることを自らが確認し続けなければならない。一方、それは、そのようなシステムの中にあるにもかかわらず、あたかも自らが選択したように見える。それは、人々は、健康でいることが至上命題になっているので、自らの身体を人質に取られた形で、あなたのためという前提で健康基準を提示されているがゆえに、自由な自己決定の結果、強制されたのではない形でその健康基準を守っている・守ろうとしており、あたかも、自分の身体に責任を持っていると思っているからだ（実は思い込まされているのだが）。

　つまり、科学的基準は個別具体を捨象しているので、実際は自らに合っていないかもしれない健康基準を示され、その限られた選択肢の中での選択を迫られているのかもしれない。しかし、それにもかかわらず、自己責任という考え方を内面化しているため、自らの意志で「その健康」を選んでいると思い込んでおり、治癒がうまくいかなければ、それに自らを合わせられなかった己の「自己責任」とみなし（あるいはみなされ）てしまう。

6．医療化過程における身体とこころの交差点

①ジェンダーと医療

　かねてから、女性、男性といった性別は、文化的、社会的な性差としてのジェンダーの問題として語られることが多い。それは、どちらかの性に生まれつくことを自明視する社会規範によって、その規範に当てはまらない人や規範そのものが窮屈だという人もいるだろう。あるいは、2章の3項で示したように、そもそも、生まれたときからどちらの性にも当てはまらない人などがいるだろう。そのようにインターセックスと呼ばれる場合は、医師が性別を決める。また、性同一性障害においては、医師二人の判断によって、性別適合手術を受けることができるし、性ホルモンを投与して、そのなりたい性に近づくことができる。このように、生まれついての生物学的性別だけでなく、生まれた後の性別にまで、性にまつわることは、「自然」なことでもなければ、「みんな」同じように感じ、考えるもの／ことではなく、そこに、医療が介在することで現代社会に合った生活が送れるようになると思い込んでいることなのだ。ジェンダーの医療化は、そのやり方に合っていれば、非常にその人にとって生きやすいものとしてサポートされるのであろうが、一方で、性分化疾患と診断され、生物学的性別に適合した治療を受けたとしても、そのことによる身体の変化に戸惑い、治療継続が難しくなることがあるという。たとえば、成人になってから、その診断を受けた場合、治療を開始することによって身体に起こる変化は、思春期の年代に近い者たちが一斉に起こる変化とは違い、その身体的変化とともに、社会的／文化的な意味付けに戸惑うこともあるのではないか。

　たとえば、精巣の働きに関する脳の視床下部や下垂体からのホルモン分泌が十分でないために二次性徴や精子形成ができなくなる疾患「低ゴナドトロピン性性腺機能低下症」である。男性としての身体的な変化が少ない、声変わりがないなどあるが、若年のうちは、見過ごされることが多く、不妊をきっかけに発見されることが多いという。声変わりもひげもなかった

O氏は大学生の時に診断を受け、「原因があった。治療すれば治る」と肯定的に受け止めた。週1回腹部に自己注射するホルモン注射を始めると数か月で変化が表れた。声が低くなり、ひげが生え始めた。筋肉質になり、鏡を見ることが楽しくなった。しかし、ある時、「これは望んでいたことか」と自問した。「普通の男性」になることを望んでいたが、突然、出現した「思春期」に戸惑い、「何かが違う」と感じ、治療を始めて1年9か月で治療をやめた。O氏によれば、「自分は男である」という性自認は揺らいだことはないが、「自分が自分でなくなることが嫌だ」と述べている。医師の池田稔氏によれば、「治療を開始した年齢によって、治療の継続期間が異なるが、それは、思春期にその性ホルモンが低い状態で自己を確立した人は、成人後に治療でホルモンを平常値にしても、自分でないような感覚になるのではないか」と仮説を述べる。性ホルモンこそ、その性らしさを決定していると思われがちだが、個人によってその発現状況が異なるのであれば、その身体の状況とこころの状態は不可分であるがゆえに、急激な（ホルモンによる）変化は、「その人らしさ」を否応なく変化させ、戸惑いを生んでしまうだろう。

②社会のあらゆることが「こころ」の問題に：「こころ化」する社会

・社会の問題が個人のこころの問題へ

　感情は、人間一人ひとりが何にもとらわれず、自然に出てくるもの、個人的なものと思われがちだ。しかし、世界のさまざまな文化を眺め渡しても、ある場面でどのような感情が惹き起こされ、それを表出させるかは、文化ごとに異なる。過去を振り返ってみれば、適切な感情表現は、時代、地域、そして身分ごとに異なっていた。このように一人ひとりの「こころ」を表わしているとされる感情は、個人的なもの、自然発生的なものとは言い切れない。その一方で、「現代は、こころの時代と呼ばれている［斎藤環 2009：9］[20]。とくに、動機のはっきりしない事件が起こったとき、事件についてコメントを求められる対象が、斎藤によれば、「心理学者や精神科医」になり、「『誰が人間の専門家か』という意識が変わったのではない

か」[同:11] と述べている。また、教育の現場においても、1995 年には、当時の文部省が始めた小中高におけるスクールカウンセラー設置事業と臨床心理士養成体制拡充のため、大学院の重点化などが行われ、子どもたちにとってカウンセラーの存在は身近なものとなり、たとえば、「いじめや不登校」は、スクールカウンセラーを通して、「その子どものこころの問題」として顕在化することも少なくない。しかし、いじめや不登校の問題を「こころの問題」として取り扱うことに反対の意見もある。というのは、本来、それは、「その子どもの個人の問題」ではないことである場合、その外側にあるはずの社会の問題を不可視化あるいはなかったことにしてしまうからである。カウンセラーなど第三者に話を聞いてもらえることで、落ち着くこともあるであろうが、そもそも、外側にある問題を「個人の感情、考え方、心の問題」として個人に帰せられ、問題自体を縮減してしまうことにもなる。それによって、全て感情コントロールができない、「本人の未熟さが原因」とみなされる。このように、こころに照準を当てる「こころ化」する社会では、カウンセリングなどは、場合によっては、外部にある問題を個人の内面の問題にすり替え、問題を個人に還元させてしまう。[21] たとえば、2020 年 2 月頃から日本において感染爆発的に増えたと認識される新型コロナウイルス感染症だが、この感染拡大により、世界各地でも学校や会社に行くことが制限された。日本においても、年度末と年度初めの 3 月から 4 月にかけて行われる卒業式や入学式も従来通りには実施できなくなり、また、2020 年度、21 年度の学校における行事や登校授業も制限されたり、通常の学校生活においても、おしゃべりが禁止されたりするなど、学校生活に多大な影響を与えている。一方で、このような制限、縮小、中止、禁止においては、その対象となった児童・生徒・学生（もちろん成人）にも多大な影響がある。しかし、そのことによって、学校生活を従来通り送れなくなったその児童・生徒・学生に対しては、もちろん、学校を従来通りの活動に戻すことはできないため、たいていの学校では、前述のスクールカウンセラーがその児童・生徒・学生の「こころの声」を聴き、主体の外部の事柄が原因であるにもかかわらず、主体の内部の問題であるかのようにして解決することにしていくことが主流だ。しかし、こうした

ことがらは、外側の問題を個人の能力の問題にすり替えるだけでなく、常に自己を振り返り、コロナ禍のような社会的困難に適応できない自分自身に問題があるとして、ともすると自罰的に自己を振り返る主体を作り出し、その過程で社会の要請に従順な心身を作り出す効果がある[22]。つまり、不要不急の接触を回避することが至上命題となったコロナ禍では、断絶を尊び、その結果、自罰的になったとしても、当初の目的である非接触は死守される。このような状況について、宮台真司は、「共同身体性に支えられた共通感覚が、中身がある共同性を育み、この共同性が倫理を与え、やがて倫理ゆえに共同体の範囲が創造的に拡張される」［宮台真司 2020：66］と述べ、これができない現状を憂う。なぜなら、「生まれたときから共在もキスもハグも知らない新世代はそのことが痛みにならない」［同：69］からだ。共同体感覚によって、こうした「緊急事態」がいかに心にとって問題であるか思いを馳せることもなく（できず）、個人と個人の分断と自罰は継続される。この一連の流れ——外部の問題を個人の内面の問題にすり替え、内省を促し、その時々の「規格」に合った「こころ」を作り上げること——を仮に、「こころ化」と名付けて考えてみたい。

・自己コントロールの要請——個人化する社会におけるこころと内面管理の重視へ

　上記のような社会の様々な事柄が個人に帰する社会は、個人化として、たとえば、80年代にドイツの社会学者ウルリッヒ・ベックによって、「『個人化』の傾向が先進国で見られるようになった」と言われていることからも明らかである。それだけでなく、ベックは、「社会問題が、直接、心的性向の問題へと変えられた。つまり、個人レベルにおける満ち足りない気持、罪の意識、不安、葛藤、ノイローゼの問題となった。……ここには、現代の『心理学ブーム』の根もある」［ベック 1986 ＝ 1998：193］[23]と指摘し、個人化する社会で「こころ化」が進行していることに言及している。個人化の特徴は、前述のように、社会の問題を個人の問題として引き受けさせることに都合よく、感情は、社会によって統制されているにもかかわらず、相変わらず、個人的な固有のものと思われているので、個々のものとして

処理されることによって、共通のものとしてとらえにくくなる。そのため、個別に対処するべきこととみなされてしまい、社会的な問題としてとらえる局面をさらに失いがちになる。

　教育現場において起きている「こころ化」の流れは、成績評価の対象にさえなっている。1989 年の「学習指導要領」の改訂で提起された、いわゆる「新学力観」を受けて、1991 年「指導要録」の改訂の際、「関心・意欲・態度」といった成績評価の対象として、内面にかかわる事柄が重視されるようになった。それは、旧来の学力観が知識の習得に偏重しているから、今後は、対応力の育成を重視するという考え方から始まったと言われている。しかし、この意欲という抽象的ともいえる学習への態度で評価されることは、意欲的に見せればあるいは見えれば、成績評価が上昇するということを示す。よって、その科目への「純粋な」意欲よりも、先生の評価基準を内面化するための自己コントロール能力を付けることに長けていくだろう。いわゆる隠れたカリキュラムもその一助となっている。

　感情資本について第 1 章で扱った社会学者のイルーズも、感情資本主義社会において感情は、「心理学的モデルのもとに考慮され、表現され、議論され、話され、交渉され、正当化される対象となる」という。とりわけ、企業の要請によって、「臨床心理学は、マネジメント理論を作り上げ、臨床心理学とマネジメントは別の領域ではなく、密接に重なり合っている」と述べている。また、文化的な側面においても、イルーズによれば、「現代科学は、心理現象を知ると同時に形成することもできると主張」していて、臨床心理学を通して「治療学の語彙がセクシュアリティや親密性、教育、対人関係の言語のなかにいち早く広がることとなった」と指摘する。そして、現代において、感情は、「感情が表現されたという事実によってその感情に絶対的な正当性がある感情主義」になっているとしている。「ポジティブ心理学[24]」の出現や「レジリエンス[25]」といった概念の心理学における出現とその要請は、さらにこれらの傾向が見られることを示している。

　第 1 章の「感情労働」の項で述べたように、感情の表出は、感情自体をそのまま見せることが良しとされているのではなく、その時の文脈に合致させるよう「ニュートラルにさせるよう従属させる」ことが求められてい

て、そのようないわば、感情コントロールがその人の中心的な能力とみなされている。よって、望ましいコミュニケーションは、①自らの感情管理を行う、②他者の感情について共感し、理解を示しつつも、③それに振り回されないということが求められていて、これらが十分に行えることで、つまり、自他ともに感情を管理し、場合によっては操作することが、他者を支配することにもつながる。感情が資本と呼ばれる所以^{ゆえん}の一つであろう。「こころ化」する社会では、その一つの流れは、感情労働と感情資本主義として認識され、また、他方では、「あるべきこころの姿」をセルフケアの名のもとに自己管理あるいは所属する組織の中で観察され、管理されていることになる。

　また、2022 年 4 月から 40 年ぶりの学習指導要領の改訂で、「精神疾患の予防と回復」が盛り込まれるようになった。精神科の医師で都立松沢病院の院長、水野雅文[26]によれば、「精神疾患の 75％は、20 代前半までに発症すると考えられており、若い人がうつ病やパニック障害であることをさほど抵抗なく言うようになるなど、問題を口に出しやすくなっていると言えるのではないか」と述べている。それは、若年者が問題を抱えたときにまず、個人のこころの問題として取り上げることが自明となり、その解決は、次に述べる医療化によって行われることが浸透していったからだと思われる。

③こころの医療化：メンタルは、ヘルスの視点でケアすべきことに（メンタルヘルスケア）

　メンタル、すなわち、精神の状態を常に、自己で観察しながら、平常に保つこと、これが、現代人に求められる姿だ。フーコーの言う、新自由主義的社会では、まず、「自分自身が自分の企業家」にならなくてはならない[27]。人的資源とは、人がモノのように消費され、商材化する中で行われ、人の物象化の一プロセスである。人的資源、人的資本としての己を自覚し、それが、医療化することで、メンタルの問題をヘルスの問題としてとらえ、所属する学校や企業においても、問題として取り扱うようになる[28]。メ

ンタルの問題をヘルスの問題としてとらえることによって、メンタルの不調は、本人にとってだけでなく、所属する組織にとっても何らかの問題ととらえられているということである。その問題を拾い上げ、可視化し、取り除くことが必要だと考えられているのだ。そうでなければ、感情資本を持って働いている人的資源であるがゆえに、「不適切な感情」［ホックシールド 1983 ＝ 2000］が仕事において発現してはマズいからだ。

　厚生労働省は「労働安全衛生調査」として、メンタルヘルスに取り組んでいる事業所の割合、ストレスチェックを実施した事業などを毎年発表しているが、精神障害に関する労働災害の申請件数の増加などを背景に職場には、身体面での健康だけでなく、メンタルの不調がリスクとなると認識され、2011 年には、「心理的負荷による精神障害の認定基準」が示され、労災案件の精神障害や自殺の認定基準となっている[29]。従業員のメンタルヘルス対策は、以下に示すような行政の動きと連動して 2006 年には、「事業所における労働者の心の健康の保持増進のための指針」において、「4つのケア」[30]すなわち、（1）セルフケア、（2）ラインによる（上司や管理職による職場の）メンタルヘルスケア、（3）事業場内産業保健スタッフによるケア、（4）事業場外資源（外部の専門家）によるケアが提唱され、産業医による診断などを含め、事業場において予防と対処の両面で行う環境が整うこととなった[31]。このように、労働環境の網の目の中で、働く者は、人的資源としてモノ化され、そのコンディションを整えることが本人にもその所属・管理する組織にいわば義務付けられ、それが不調とみなされると、医療の中に投入されて疾患をもつと認定されることで労働が起因していると医療が認定し、ケア・管理の対象となり、労働が免除されるという仕組みが出来上がった。逆に言えば、不調があり、それが業務に甚大な影響を与える状況になること（休職や自殺などの場合も）は、医療的な文脈で、業務や労働環境が理由と考えるようになったということである。

　これが、教育対象者であれば、学校では、スクールカウンセラーの設置➡事件が起こるとスクールカウンセラーの出番➡学校に適応しない子どもは、発達障害などと考えられることもあり、最終的には医療の管理下に置かれるのだ。

179

身体とこころが科学の対象物になり、管理される。それは、宗教の範疇
にあったものが医療へと移行した過程でもある。医師に不調（何が不調で
あるかは、個々人が決めるというより近代医療によって決められているの
だが）を訴え、治療を受けるといったことは、かつて、カトリックにおけ
る信者の罪の告白すなわち告解で神父に行っていたことである。現代にお
いて、宗教と縁が無くなった人々は、病気という説明を与えられることで、
腑に落ちていくようになったのである。[32]

7. 生の医療化：先端医療とは何か——ロングフルバース・ロングフルライフ [33]

　本項では、「生」に焦点を当てて、何が重要視されているのか、また、
その理由が何であるかを考えることで、どのような社会から現在のような
社会に推移したのか、考えてみたい。
　フランスなど、西洋社会において、誕生に際しての医療においても宗教
的な影響が強かった時代は、今日と考え方が異なった。出産の事例を挙げ
てみたいと思う。母体を助けるか、赤子を助けるかの二択の場合、伝統的
に産婆は母体を救うが、17世紀以降登場する男性外科医は、器具を用い、
赤子の「生きたまま」取り出すことを優先、母体は後回しにするという。
それは①未洗礼の赤子は天国と地獄の間を霊となってさまようから②死産
（＝未洗礼）はプロテスタントの嫌疑をかけられる恐れがあるからである。
つまり、いずれも生命＜信仰を重視していたことが分かる。
　一方、現代においては、生殖医療から死を延長する技術まで、医療技術
の発展によって、選択肢が増えたとも言えるが、生と死のあり方をあらた
めて考えさせられるようになった。倫理的な問題だけでなく、中絶やロン
グフルバース訴訟・ロングフルライフ訴訟に見られるように、患者の権利
をどう捉えるかによって、生まれる価値のない生命と判断されることもあ
る。また、1997年に施行された臓器移植法は、「臓器提供の場合に限り、
脳死が人の死」と位置づけられるなど、医療が介入することによって人の
死の時期が変化するという事態をもたらし、人の死も医療化した。もっと

言えば、人の死を第三者である医師が決定することによって、死に瀕していた生が、生者のなかに戻るという効果もある。本項では、誰が、いつ何の資格（たとえば社会的合理性）でその生を、その死を決めるのか、何のために死なせるのか、何のために死なないようにさせるのか、生かすのか、事例から考えていきたいと思う。

・「生―権力」と中絶――フーコーと中絶解放運動

フランスにおいて、中絶を合法化するか否か、社会を二分する大きな社会問題となっていたころ、フーコーの『性の歴史』第 1 巻『知への意志』が出版された。フーコーは、ここで、人間の生と身体に介入する権力の動きを初めて「生―権力」と呼んだ。倫理学研究者の相澤伸江は、フーコーが中絶解放運動に身を投じていたことを紹介しながら、「避妊や人工妊娠中絶など、女性の身体こそは生―権力の働く場である」［相澤伸江 2021b：148-9］[34]と指摘する。性は「政治的操作のテーマ、経済的介入のテーマとなり（生殖への唆しあるいは抑制によってである）、また、教化あるいは責任賦与のイデオロギー的キャンペーンのテーマとなる」として、「性の政治が前進する」［フーコー 1976 = 1986：184］[35]と述べた。また、女性においては、「その身体と性の綿密な医学への組み込みを必要としたわけだが、それは、彼女らがその子どもたちの健康に対して、家族制度の堅牢さに対して、社会の安寧に対してもつはずの責任の名においてなされ」［同：185］、女性が医療化されることが、妊娠・出産する性である女性を――たとえばその妊娠が本人の意思に基づくものではない性的暴力によるものであったとしても――拘束し、その責任を一手に背負わせていることを指摘する。1975 年に時の保健大臣、シモーヌ・ヴェイユの名を取って「ヴェイユ法」とも呼ばれる、正式名称「意志に基づく妊娠の中絶に関する 1975 年 1 月 7 日法」が成立する中絶の合法化まで、1970 年代前半には特に、中絶解放運動が活発化した時期である。フランスでは、ヴェイユ法以前も母体救命を理由とした中絶は、「治療的中絶」として認められていた。中絶が社会問題として解放運動が広がりを見せる中、政府は、この治療的中絶を拡大することで対応しようとした。しかし、解放運動家は、

このような解決に納得せず、「条件も理由も問わないという意味で自由かつ安全な中絶の合法化を目指した」[相澤伸江 2021a：339]。それは、女性のリプロダクティブヘルスライツと呼ばれる権利擁護のための解放運動であって、政治的な判断で治療的「中絶を拡大する」と言うことは、その逆もまた存在し、「政治的な理由で」このタイプの「中絶が縮小」されることを容認することになるからである。日本においては、中絶に関する法律は、「母体保護法」であるため、その条件下においてのみ、中絶が実施されているゆえに、フランスの中絶解放運動が示す「女性の権利擁護のための中絶」、すなわち、いわゆる自由な中絶は存在しないことになる。ヴェイユ法の第四条「困窮状態（situation de détresse）にある妊娠した女性は医師に妊娠中絶を求めることができる。この中絶は、妊娠 10 週の終了以前にのみ、なされることができる」としているが、この「困窮状態」に明確な定義はなく、妊娠した女性による自己決定となる（ただし、中絶手術実施までに家族計画専門家の助言を受ける等の要件はある）。生の医療化と性の医療化が女性の身体の上で同時に起きることによって、それが政治権力の問題すなわち、生—権力の証左となるフーコーが示す事例である。

・ロングフルバース訴訟・ロングフルライフ訴訟[37]

　フランスにおいて、妊娠中の医療過誤により、先天的障害児が出生した際、障害のある生を損害とする賠償請求が認められ、医師側が有罪となった通称ペリューシュ事件（2001 年）がある。1982 年、母親は妊娠中に風疹に罹っているかどうか検査をし、罹っていた場合は、障害のある子の出産を回避するために、中絶する予定であった。検査では、陰性と出たため[38]、妊娠を継続し、出産。ところが、生まれてきた子どもは、重い障害を持っていた。そこで、ペリューシュ夫妻が、二つの裁判を起こした。それは、検査を担当した病院に対して、損害賠償請求を行ったのだが、両親に対しての賠償と子ども自身への賠償である。前者は、「子が先天的障害をもって出生した場合に、『もし医師が（間違いなく異常を発見するなど）過失を犯さなければ、その子の出生は回避できたはずである』として親が提起した訴えなので、Wrongful birth 訴訟といい、後者を子自身が『自身の出

生は回避されるべきであった』として提起した訴えであるから Wrongful
life 訴訟」という。一審と二審判決では、病院の過失を認め、両親に対す
る賠償を命じたが、障害を持つ子ども本人に対しては、認められず、破毀
院に不服申し立てをし、子ども本人への賠償も認められた。ロングフルラ
イフの意味するところは、「誰かが生まれことによる他者の損」ではなく、
「自身が生まれたことによる自己の出生」が問題なのであり、「存在自体が
損害と言えるか」が焦点である。また、これは、安楽死などの「死の希求」
ではない。生存させられたことに対する損害賠償つまり、生まれるべきで
はなかったという主張である。こうした主張に関しては、ペリューシュ裁
判以外にも、アメリカでは、浮気の結果生まれた非嫡出子としての自身の
生を訴えた裁判、インドでは、自身の意志で生まれたのではないので、親
孝行の義務は存在しないといった議論もある。しかし、ペリューシュ裁判
は、「産んだ親」ではなく、親が妊娠継続、出産を決断するような意思形
成の元となった診断を行った医師・医療機関を訴えたという点でそれらと
は異なる。つまり、妊娠、出産が医療化したことによって、はじめて、こ
の訴えは成立したということである。

　日本においても、2013 年から血液検査によって診断ができる新型出生
前診断（NIPT）が行われるようになり（長らく、羊水穿刺によって行わ
れていた）、胎児の状況が母体へのリスクが少ない状況で分かるようになっ
た。そのため、開始以降、多くの人が検査を受け、中絶する判断を行って
いるという。本書は、その是非について問うものではないが、医療がその
知見や技術、経験を活かして、さまざまな胎児の段階から医療的介入をす
ることができるようになった変化は大きいであろう。また、このような知
見や技術があることは、医師などの専門家ではない者たちにとっても、出
産の前から人の生のあり方について考えさせ、さまざまな選択肢を与えて
しまう。これらの出生前診断以外にも、胎児の段階で受ける CT 検査にお
いても、胎児の状態を診断できることから、妊娠中の検診は医療的な介入
の可能性をもたらす。このように医療化は、人としての誕生以前から人々
の生に影響を与えている。

8．死の医療化——死の延命と死の隠蔽

・死の受容と安楽死

　1948 年の世界医師会における「ジュネーブ宣言」では、「患者の不利益を行うな」が採択された。一方、古代ギリシャでは、場合によっては、不治の患者の死の選択（安楽死）がなされていたし、医師が毒薬を渡すこともあった（自殺ほう助）。かのヒポクラテスも、「医術とは、およそ病人から病患を除去し、その苦痛を減じることである。そして、病患に征服されてしまった人（不治の患者）に治療を施すことは、医術の及ばぬことである、そして、病患に征服されてしまった人（不治の患者）に治療を施すことは、医術の及ばぬところと知って、これを断れ」と言っていたという。つまり、逆説的であるが、臨終において、宗教的なものではなくて、医術の診断を優先していた。治癒の見込みのない者には医療を施さず、死を医術の外に置いたのだ。

　古典時代の医師が病気をあくまで医学的に捉えたことに対し、中世、キリスト教の医師は、「宗教的な理由から」病人に接した。キリスト教は、死を受容したが、医学が追いついていなかったともいえよう。

　一方、啓蒙主義時代の医師は、脱宗教化を図りながら、たとえば、パーシヴァルは、「不治の患者をその死に至るまで見守ることが医師の責務」（1827）として看取った。フーフェラント（1839）も「たとえ、救えなくても死を和らげることは可能」と述べた。フランスでは、神父の臨終間際の祈りである「終油の秘蹟」や最後の罪の告白である告解の際には、それが終了するまで医師の立ち合い＝医療は禁止するべきものと考えられていた。

　1950 年代、社会学者のパーソンズは、「医師は、死に密接に直面している。しばしば、臨終の床に居合わせており、死の可能性をめぐる人々の不安と関連したその状況の解明を人々が期待する最初の人である。牧師がそこに入るとすれば、通常、医師より後である[42]」と述べた。

・「早すぎる埋葬」

　それは、まだ本当に死んでいないのに、葬られてしまった人々の話である。いわゆる仮死の状態を指す。市野川によれば、この現象は、1770年代のヨーロッパ、北米の記録がある[43]。1746年、前述のフーフェラントは、「人間の死とは、生命の活動している状態からそれが硬直した状態、あるいは、仮死の状態への段階的な移行であり、そうした過程を経て、初めて、完全なる死へと移行するのである」と述べている。それゆえ、生と死は、最新の注意を払っても取り違えられることがあるのだ。1804年、フランケナウは、「心拍や呼吸の停止、身体の感覚機能や運動機能の消失、体温の低下、身体の硬直、各所の括約筋の弛緩、はいずれも蘇生可能な仮死状態にしばしば見られる徴候であるがゆえに、死の判定基準には、なりえない」とし、「最も明確で異論の余地のない死の徴候は、腐乱が全身に広がることだ」と述べている。よって、現在、いわゆる「心停止、呼吸停止、瞳孔散大＝対光反射喪失」を「死の三徴候」とし、さらに、以下に述べる「脳死」を「人の死」に決定したことは、19世紀の医師が、なるべく死を、時間をかけて看取って確実なものにしようとしたのに対し、現代の医師は、可能な限りはやめようとしているように思える。ゆえに、医師という同一の職業であっても、時代や地域が異なることによって、宗教的な理由だけではなく、同じ死に対する考え方なども異なることが分かる。

①脳死による臓器移植

　1967年、世界初の心臓移植が南アメリカで行われ、1980年代初頭には、免疫抑制剤シクロスポリンが臓器置換などの医療技術を支えてきた。『生命倫理をみつめて——医療社会学者の半世紀』を著したR.C.フォックスは、人工透析や臓器移植そして人工臓器などを臓器置換と称した。哲学者ジョン・ハリスは、これをサバイバル・ロッタリー／臓器くじと言い、一人の死が多くを救うと述べた。

　実際の脳死（判定が適切であれば）とは、全脳（大脳、小脳、脳幹）の不可逆的停止を指す（植物状態とは、大脳が麻痺した状態であり、自立呼

吸が可能）。これが、身体的な定義である場合、もう一つ、脳死について重要な定義を加えるとすれば、それは、臓器移植のための臓器を取り出すために設定された死の基準であるということである。つまり、臓器移植の実施を考えなければ、脳死という判断が難しい死の基準を作る必要もなかったということだ。たとえば、交通事故などで脳死状態に陥っていると思われる（心肺停止以上に判断が難しいと考えられるが）状態で病院に運び込まれたとしよう。その人は、「原則」は「生かす」ために救急医療を受けるであろう。しかし、治療が難しいと判断されれば（これは、あくまでもこの時点の判断なのだそうだが）、脳死の判断を受けるために、「生かさない」ままで置かれることになり、脳死による臓器移植制度のない時代とは、まったく異なったルートに進んでいく。これも死が医療化したことの証左であり、人間は自然に死んでいくのではないのである。もちろん、通常（と言ってよければ多くの場合）の心肺停止においても医師による死亡診断書が必要であり、それがないと、現行の法律では、死が認められない。たとえば、不治の病を持ちながら生きている人にとって、生を伸ばすことにそれほど意味を持てなくなっていると言われていることも事実である。しかし、日本に安楽死という方策は認められていない。一方では、臓器移植のために「新しい死」である「脳死」が発見されたが、これは、死を早めることを示す。ことほどさように、死は医療化している。前述のように、人間の生だけでなく、死も医療の中でコントロールされている。

　そして、現代の医療化は、医療によって克服できない死やその痕跡を日常生活の外部に排除・隠蔽してきた。臓器移植もその一つであろう。臓器移植には、様々な人の「死」や「苦しみ」の結果、産まれている。前述のフォックスは、臓器置換に関わる人々の間に広まっていた「失敗を恐れぬ勇気」は、「古典的なアメリカ開拓精神」であり、そのことが、冒険的で楽観的にさせ、と同時に、どんなことをしてでも、死を拒絶しようとする好戦的な態度は、それが、人間の身体を使っているという点において、「患者たちが苦痛や苦悩へと追い込まれるのを見て心はかき乱される」と述べている。脳死による臓器移植は、生を縮めて（あるいは、終わったと人が判断することで本当に終わる）他方の死が延命される。フォックスは、「臓

器置換による人間の修理と改造に対して、医学界や社会があからさまに熱狂して肩入れしている事態」の結果として、「社会的・文化的・精神的な害悪」をもたらしたという。死の医療化は、人々の倫理観、生命観を変え、実際の生や死をも変えていくことになるのである。移植された身体の持ち主は、免疫抑制剤を手放せず、どのような臓器であるのか、元の持ち主については知らず、自分の体内に取り込まれても、自分のものではない。薬によって生かされる存在となり、その生は、医療化されていると言えよう。

　また、エイドリアン・オーウェンは、その著書、『生存する意識』において、植物状態＝大脳死と診断された患者が問いかけに yes と no で答えたと記している。「意識がない」はずの人たちの認識はどのようなものなのか、あるいは、意識のグレイゾーンとはどのような状態を指すのであろうか。おそらく、医師たちが、そう（この場合、大脳死と）定義していることは、大脳の機能の停止なのであろうが、通常、すなわち、生きている人とは異なる手段で、意思疎通を図ろうとして、それが可能であったということであろう。であれば、医師以外の私たちが、死と名づけていること、医師が死と判断することは、必ずしも一致することではなく、むしろ医療の中でのみ、死が判断されることの意味を常に私たちは、考えていなければならないのではないか。

②自殺の医療化

　従来、自殺は本人の意志、故意によるものだと見なされていたが、先の6の②、③でも述べたように、まず、こころが何らかの社会的問題の原因となっていることが認識され、それを医療の対象としたことで医療化されてきた（自殺そのものは、疾病ではない）。こころが社会においてさまざまな行動の要因としてクローズアップされるようになったことと、自殺の原因が「こころの問題が引き起こしたこと」と位置付けられることによって医療化したのだ。とくに、こうした「こころを問題化したこと」による自殺の医療化は、社会保障制度の中で誰の人生においても起きうる「疾病、加齢、障害、失業、労働災害」などのようなリスクととらえることを可能

にした。そして、うつ病など、何らかの精神疾患のゆえに自殺が生じたという文脈で、職場なら業務、学校ならいじめなどに起因する「うつ病のために正常な判断力がなかったから」ことから自殺したという自殺観が生じる。よって、仕事をしている中での自殺は、社会保障制度の中にも組み込まれ、それは、過労死⁴⁴⁾として労働災害とみなされる。⁴⁵⁾厚労省の「精神障害等の労災認定に関する関係通達」の「精神障害による自殺の取扱いについて」は、「第 6　自殺の取扱い」において、「ICD-10『疾病及び関連保健問題の国際統計分類 10 版』[WHO 1990] の F0 〜 F4 に分類される多くの精神障害では、精神障害の病態としての自殺念慮が出現する蓋然性が高いと医学的に認められる。それゆえ、業務による心理的負荷によってこれらの精神障害が発病したと認められる者が自殺を図った場合には、精神障害によって正常の認識、行為選択能力が著しく阻害され、又は、自殺行為を思いとどまる精神的な抑制力が著しく阻害されている状態で自殺が行われたものと推定し、原則として業務起因性が認められる」こととなった。⁴⁶⁾つまり、最初から自殺が医療の対象ではなかったということである。

　自殺が医療化することによって、医学的根拠という言説の大きさを知ることができる。たとえば、業務上の災害と認められることによって、その自殺が個人的な行為ではなく、業務上そうせざるを得なくなったという文脈に帰すために、医師の診断などを積極的に採用するということである。それは、自殺の原因を外在化させることも意味し、自殺が病死の一つととらえることにもなる。これらのことは、多様な意味世界の中を生きる私たちにとって、今後一切、それを証言したり、解明したりする当事者が——自死によって——不在のまま、その自死の意味を変容、縮小、拡大などするのであろう。一方で、何をしても、確からしい当事者からの答えの得られないままの死に何らかの答えを与える作業ともなるのだろうか。

　医療化によって、さまざまな社会問題が個人の問題に帰せられることが多くなり、——日本のいわゆる自己責任論などがそうだが——問題の社会的解決、社会環境の改善に目を向けるよりも、個別の病気の治療にシフトしているという。よって、自殺が企図されるような社会環境はなかなか改善されない。たとえば、日本で言えば、学校におけるいじめの構造がネッ

188

ト社会の広がりによって、第二の世間である、ソーシャルメディアの次元にまで広がり、リアルな社会だけでない場面で苦しむことになるが、ソーシャルメディアにおける、——多くの場合匿名の——人物たたきは無くならない。また、労働環境は、有給休暇の消化や残業の禁止など、一見、良くなっているように見えるが、実は、減らない業務のために、隠れて残業をしたり、新型コロナ感染拡大によるテレワーク要請によって、24 時間働いていたりするような、オン／オフの切り替えが難しくなるなどの問題も出てきている。

③在宅死とその捉え方

「畳の上で死にたい」と在宅で最期を迎えたい人は 7 割に上るのに、1950 年代には、80％以上だった「自宅死」は、2000 年代に入って 10% 代にまで落ち込んだ。この半世紀の変化によって、在宅での看取りの記憶が継承されなくなり、『死を生きた人々——訪問診療医と 355 人の患者』を著した医師小堀鷗一郎は、「自分や家族がいずれ死ぬという実感が無くなってしまった」と述べている。[47] たとえば、令和元年に『神戸新聞』が報じた須磨区に建設を構想していた「看取りの家」が建設を断念したことからも明らかである。また、火葬場の順番待ちなどで、遺体を一時保管する遺体ホテルの建設も住民の反対に遭って、建設を断念しているという。小堀自身もその母の希望で在宅死した際、近所の人に「お医者さんの家なのに入院させなかった」とネガティブな声（＝医療化を自明視している声）があり、また、実際に、在宅診療の患者の賃貸住宅では、その部屋から出棺することを忌避する大家のエピソードがあり、社会的に病院以外での死はタブー視されている。大家にとっては、その物件は、事故物件として家賃の値下げや評判の悪化といった社会的な禁忌が経済的な問題にも直結する。小堀医師は、全てが在宅死を迎えるべきという考えではなく、本人や家族の状況や希望に応じてその時々において対応することが必要と考えているが、2025 年には、800 万人の団塊世代が後期高齢者になる。在宅診療が推進されているが、地方都市など過疎地であっても対応ができるのか

難しい。

　これまで述べてきたように、死は個人の死であっても、社会的・文化的なものであり、自由にそれを考えることはできない。思想史研究者の前川真行は、その論稿「生権力と福祉国家——ミッシェル・フーコーの70年代」において、近代的な医療がいわゆる社会医学として立ち上がっていく様子について、次のようなフーコーの引用を示す。「私の仮説は次のようなものです。つまり資本主義とともに、わたしたちは集団的な医療から私的な医療に移行したのではなく、事態はまったく逆であったということです。資本主義は、18世紀の終わりから19世紀初頭にかけて進展しますが、まずその第1の対象、身体（corps）を社会化し、その生産的な力、つまり労働力を介してそうしたということです。個性にたいする社会のコントロールは、たんに意識やイデオロギーによって行われるのではなく、身体において、その身体とともに行われるのです。資本主義的社会にとっては、生＝政治（bio-politique）こそがなによりも重要だったのです。つまり生物（学）（biologique）かつ、身体的（corps）［＝物体］は生物（学）的現実であり、医療とは生＝政治（学）的な戦略なのです」［前川真行 2020：424］[48]。つまり、近代医療が施策としてまた知の技術として拡散していく目的は何であるのか指摘し、国民の個人の生活に寄与するというよりも、労働力として国家に貢献し、また、政治上の管理のしやすさのために組み込まれていく身体の様子が語られている。さらに、人々の身体を、フーコーは、「生産的身体であると同時に、隷属身体でもある」［フーコー 1977 ＝ 2020：30］と規定する。人間の身体の能動的側面と受動的側面をとらえ、その両者を管理するには、医療という手段を用いることで——一方では、福祉的な側面を見せながら——行うことができるからである。

　次節では、医療の科学的側面に立ち戻って見ることで、それらがどのような意味あるいは価値を持つのか、とりわけ、新しい技術と見方が登場することによって、人間の身体の一部の価値を高め、そこから新たな富を調達する術とそれらが世界にもたらす意味について考えてみたい。

第３節　科学資本と医療化

１．象徴資本としての「科学資本」

　本章の第１節４項でも見てきたように、科学的な知が出現するまでの知というものは、神の真理であった。だからこそ、それは、唯一無二であった。一方、科学は、「仮説」を立てることから始まり、実験や観察といった人間の手によるものであり、行った者によって差がある。神の真理から比べて不確かさを持っているということだ。つまり、それがどんなに通説とみなされても、仮説の証明である。それにもかかわらず、今日においては、全世界的に共有できる、正しいとされることは、それぞれが信仰する宗教ではなく、科学と考えられている。仮説の検証にすぎないことが、世界共通の知とされているのだ。そして、先述の大澤によれば、何千年もの間、真理とされてきたそれぞれの宗教、すなわち、「自らこそは真理であると豪語してきた知は、すべてローカルな知の体系」[大澤真幸 2021：327]としてしかとらえられなくなっているのだ。

　さて、その科学だが、今日、価値のある知識の体系として、日々、それは研究という形で量産されている。科学は、今まで知られていなかったことを何らかの形で知り、それを積み重ねることによって、世界がどのようにできているのか、世界の確からしさを人間なりに理解しようとする試みである。そこで得られた知は、分類され、すでにある知の体系の中に位置づけられたり、新たな体系を形作ったりする。そのため、蓄積されていくことで、その確からしさは、増し、また、すでにある知が新たなより確かな知へと更新されると考えられる。

　近代科学という知は、その不確かさゆえに、増殖し、増殖することによって、次なる科学的知が生み出され、さらに、その不確かさゆえに、また新たな知を生み出そうとする[大澤 前掲書]。次に示すのは、ブルデューの象徴資本としての科学資本についてであるが、象徴資本としての科学資本、

とりわけ、バイオ・キャピタルについてその増殖ぶりとそれが何を意味するのかについて考えてみたい。

・科学資本と権威

　ブルデューが科学資本概念を用いて指摘したことは、「科学的力関係はとりわけ認識・コミュニケーション関係をとおして成立し行使される力関係」［ブルデュー 1982 ＝ 2001］だということである。「科学的象徴権力は、その権力を認識し認知するのに必要な諸知覚カテゴリーをもつ行為者たちにのみ作用する」［同：2001 ＝ 2010：136］。つまり、それが分かる人にしかわからないことで優位に立つ権力である。ブルデューいわく、「この科学資本は、身体化した文化資本を十分に所有している者たちのみがアクセスできる」。そのような意味で、医療化と科学資本は大きく結びついている。権力作用を受ける者たちの信用を前提にしていることで、医師―患者関係が成立すると考えられるので、一つの象徴権力としての両者の関係をとらえることができる。医療においては、科学の知見や技術が医師に独占されているため、それが、どのように使われるかを患者は理解することができず、また、そのことが、医師の権限を強化する。よって、医師の科学資本はより強化されるともいえる。

　たとえば、現在、マスメディアが、医療情報、健康情報を流すことによって、医師の言説は、権威を持ったものとして流通し、価値のあるものとなる（すなわち、科学資本として流通する）。それだけでなく、患者は、医療には素人であるがゆえに、その医師が示すところを理解し、自らの身体、病に適応できるかを判断できない。それによって、また、医師の権威と科学資本の価値が上昇するのである。それだけではない。こうした科学資本は、より巨大な資本へと具体的には、遺伝子組み換え技術などにより、肥大化していくのである。

２．科学資本としてのバイオ・キャピタル

　20 世紀にはじまった医療に直結するような生命情報科学によって、生

命や科学はもとより、その情報、技術、資本、社会的・文化的価値などが新しく書き換えられるターニングポイントに私たちはいる。その一つは、バイオテクノロジーがもたらす社会への影響であり、ゲノム情報科学者のカウシック・スンター・ラジャンは、その著書『バイオ・キャピタル　ポストゲノム時代の資本主義』を著した。このゲノム情報科学の視点とは、ゲノム学の生み出したものは、常に流動的で所有権と知的財産権についての制度と無縁でなく、であるからこそ、生物学は、ますます情報科学になるという点である［ラジャン 2006 = 2011：18］。そこでは、アメリカとインドのゲノム産業が、生命情報そのものについての検討をせず、ひたすら、テクロジーの論理を使ってバイオ・キャピタルを積み上げていく様子を述べている。ラジャンは、これがバイオテクノロジーによって突然出現した技術が富をもたらす錬金術になるとして「歴史をもたない資本主義」のスタートと呼び、フーコーとラディカル・フェミニストで科学史研究者のダナ・ハラウェイに依拠して、「生―資本」すなわち、「バイオ・キャピタル」とした。そこでは、ポストゲノムにおけるビジネスモデルの変化といったことをもエスノグラフィーの形を取って表している。

　今日、人間のゲノム解析は、インターネットで簡単に申し込め、検査方法も簡単（数滴の血液）であり、それほど高額とは言えないくらいにまでなった。これによって、患者一人ひとりに適した治療が可能で、遺伝性の病気を持つ場合、近親者にもその恩恵が見込まれる（一方で、父子関係の不在が判明したり、他人の病気を知ってしまったりすることも考えられるが）など、敷居が高いものではなくなってきたが、このようなゲノムの発見と技術は何をもたらしていくのだろうか。

　遺伝子組み換え技術の登場は、実験室でＤＮＡを切断したり、接合させたりする［同：21］ことで、生命を崇高な倫理的なもの、いわば人の一生という文脈から引きはがし、物質の一つとしてあつかい、それぞれコンテンツとして生命科学産業の舞台に引っ張り出したのである。それは、遺伝子組み換え（GM Genetic Modification）技術、正確に言えば、ＲＤＴ（Recombinant DNA Technology 組み換えＤＮＡ技術）の出現による。バイオテクノロジー企業では、遺伝子組み換え食品の開発と生産が行われ、

バイオ製薬企業では、生命体が持つ遺伝子情報をこの技術を使って産業化が行われ、新薬などが「開発」されていくのである。この産業に用いる素材は、資源として無限とも言え、それによって巨大な市場が出来上がる。効果のありそうな——価値がありそうな——分子、すなわち、リード分子（"lead compound"）を探し、それを取得して製品を開発し、その売り上げによって、資本を蓄積し、市場において交換可能な単位にしていくのである。たとえば、ベンチャー企業は、科学的分子のライセンスを大手ゲノム企業に売却する。その企業の命運は、この "lead compound" が何を生み出すのかにかかっている。薬品になりうる分子を発見し、同定する遺伝子組み換え技術の企業と薬品開発のプロセスから販売までのプロセスである。そして、これらのテクノロジーからパーソナル医療が可能となれば、社会のあらゆる場所で「待機中の患者」もしくは、「待機中の消費者」となるだろう［同：239］と述べている。つまり、パーソナル医療は、受ける者たちにとっては、希望である一方、人口遺伝学的な矛盾、レイシズムなどを内包した問題としても考えられる。

　普段、私たちは遺伝子コードなど意識しなければ、感じとることもない。それについての知識も特に持ち合わせていない。しかしバイオテクノロジーが取り出したSNPS（スニップス：単一ヌクレオチド多様体）やDNAチップはわれわれの生体にすでに、生まれたときから装備されていて、その情報は、私たちのどこかに埋め込まれている。しかし、人間を、生命を持つひとりの人格としてではなく、切り離すことで社会に新たな価値を作り出すという点で、バイオ・キャピタルは、フーコーが、「生—権力」や「生—政治」と呼んだものに近い。遺伝子組み換え技術による遺伝子組み換え食品に感じられる胡散臭さや危険性（現実にどのようなものであるかを今この時点で、知り得ないという意味で）を持ちながらも、そこでは、これまで人々が行ってきたさまざまな営為、たとえば、議論をして情報を共有し、法を策定するといった事柄すべてが封じこめられる可能性をもっている。生命を源泉としながらも人間や動物の本来の活動を明らかにするといったことが目的ではないこともその理由である。なぜなら、それは、資源としての利用が最優先されているからである。それは、ウォー

ル街の金融工学の世界と似ている。ラジャンがバイオテクノロジーの知識
や技術などを「生─資本」とみなすのは、その点においてなのである。

　ここで言う、「生─資本」とは、科学産業が創出されうる構造としての
資本主義について論じる中で提起された概念である。フーコーの「生─政
治」「生─権力」の文脈に依拠しながら「いかに近代性が、『生命』を政治
的な計算の中心に置いてきたのかを示す」［同：32］。つまり、生命科学
技術の分野を「認識論」として把握する試みと考えられる。それは、「生
命科学が『ポストゲノム時代』と呼ばれるようになり、グローバルな政治
的経済のシステムが明白に『資本主義的』であると呼ばれる時代におい
て、その両者のとる言説的な形式がどのように確立宣言を行うか」［同：
33-34］に注目している。というのは、ラジャンいわく、「ゲノム学が与
える知識の種類は、ある特定の方法で生命を『文法的に』概念化させるもの」
であって、「特定の疾病が発生する可能性を計算できる未来を持ったもの
として概念化するものである」［同］からだ。よって、それは、未来に向
けたあたかも 20 世紀初頭のドットコム景気の頃の投機的なアメリカ資本
主義の状況につながっていると指摘する。そして、「生─資本」概念から
ゲノム学の状況を考察することは、生命科学分野における資本主義、すな
わち、交換と循環をとらえることで、ゲノム学が行っている特定の型式で
の情報の物質化とその流通について論じ、それを、商品化、交換において、
「物神化」と表現し、その特異性を際立たせている。

　というのも、なぜかゲノム情報の所有権（一体誰のものなのか？！）が
やり取りされ、それによってゲノムがキャピタルとしての力を蓄えるから
である。そこで、ラジャンは、ゲノムが象徴性と物質性の両面をもつこと
によって、ゲノムの所有や私的領域とはいかなるもので、また、これから
どのようなものが出現するのかいった期待から、ゲノムが物神化していく
過程を明らかにする。「遺伝子的物神化」を最初に取り上げたのは、『猿と
女とサイボーグ』を著したラディカル・フェミニストのダナ・ハラウェイ[51]
である。ハラウェイは生物科学が遺伝子のセットを人間一人分ずつ解明し、
その遺伝子の一部にメスを入れて順序や組み合わせを変えることは、「遺
伝子が肉体的なものになる」のであって、遺伝化学が有機的人体を代替す

るシステムになろうとしていると予言した。

　また、ラジャンは、ウェーバーの『プロテスタンティズムの倫理と資本主義の精神』を土台に、生命科学と「(生命を救う)『奇跡の発明』を起こす薬品開発という概念が、どのようにその物語を敷衍させていくか、そして薬品開発の奇跡という物語が、その歴史におけるそれぞれの『革命的』瞬間においてどのようにして現れてくるのかを示すことから始めたい」［同：297］と述べ、薬品開発は、純粋な(というものがあるとしてだが)科学的進歩の結果や偶然の産物でもないことを示しながら救済論的科学としてのバイオテクノロジーの象徴性を論じる。いまやキリスト教に代わってバイオテクノロジーと製薬産業が、「約束の明日」を保証することの象徴的支配と欺瞞を明らかにできるからだ。さらに、製薬業界の持つ象徴資本［同：333］や遺伝性の難病患者の両親が立ち上げたバイオソーシャルな団体などが「公共性の構築の活動」を行うことでそれがもたらす「生—政治」の側面を明らかにしている。

　この科学資本の項においてラジャンの著す『バイオ・キャピタル』を取り上げたのは、以下のような理由である。それは、たとえば、用語、つまり分析概念の使い方そのものが、幅広く、たとえば、「負債(debt、indebtedness)」概念は、経済分野の「負債」の意味から社会的な文脈における「負い目」といった文化的、倫理的な文脈でも書かれており、ブルデューの資本概念の記述においても見られたような実体のある資本から目に見えないが存在する文化資本などの象徴資本へ融通無碍に論じる様子と同種のものが見られたからである。学術的な分野では、用語を厳密に論じることは自明のことであるが、一方で、実際の生活では、言葉は多義的であり、それらが混然一体となって日常生活が営まれていることを考えれば、ラジャンのバイオ・キャピタル概念によって、日常生活から最先端の研究分野までを説明できるだろう。というのも、『バイオ・キャピタル』は、文字通り、遺伝子組み換えが新しい分野として進展目覚ましく、それ自体がキャピタルとして機能するといったことがシンプルに書かれているのではないからだ。つまり、バイオテクノロジーによる製薬会社と富裕層患者のためのゲノムの利用は、治験という名のもとに「消費される」インドの

196

人々——その治験のための病院施設建設のために、土地と商売と暮らしを
追われた——が、グローバル資本主義の論理と回転（臨床治験の制度のよ
うなもの）に組み込まれるとき、この人口は、消費され、「労働者の身体は、
資本のシステムとして利用が可能なものとなる」[同:162]。そこでは、「科
学のシステムにとっても、価値創出と知識生産の資源として利用が可能な
ものとなる」[同]ことで、象徴資本としての科学資本は集積し、グロー
バル化することでそれは無限に広がり、国をまたぐことで、それは見えに
くくなっている。哲学者のジャック・デリダは、近代社会は宗教的なもの
を啓蒙の名のもとに科学と対置することで、理性によって世俗化され、縮
減されてきたと考えられているが、欧米列強は世俗化の見かけのもとに宗
教的伝統を背景にした融和の見せかけで平和を掲げながら国連が覇権主義
に基づき活動している実態を「世界ラテン化」と呼んだことともつながる
であろう。

　生命倫理学は、医学、生命科学そのものやそれをもとにした医療と倫理
（学）を架橋したものと考えられてきたが、現在の日本では、生殖補助医
療など医療補助学といった実践的な論考が多い中、フーコーとマルクスに
目配りする試みと「バイオ・キャピタル」概念の使用によって、生命倫理
の最先端で起きている現象が何を意味するか、また、社会において科学資
本がどのような意味を持っているのか理解することが出来るだろう。

3．終わりに：健康における存在論的共犯関係から戦略としての
　　被支配の受容：医療化のポリティクスへ

・「病気は治ったが死んだ」が意味すること

　Il est mort guéri.「彼は治って死んだ」（語順は、彼は　死んだ　治って）。
これは、中世フランスである患者家族が医師に言われた言葉である。つま
り、その対象とされる病自体は治っているのだが、その病自体とは関係な
く、死んだという意味である。「そんな、ばかな」。初めて読んだ時はそう
思った。その病気が治っていないから死んだのだろう、その医療者（ある
いは当時存在した、そう名乗る者）は、家族に対して、いい加減なことを言っ

て責任逃れしているのかもしれない、と。現代ではこんな言い方がまかり通るはずがない、そう思っていたが、21世紀の今日でもこういった場面は、無いわけではない、むしろ増えているのかも知れない。たとえば、2019年末に確認されて拡大していった新型コロナウイルスの感染拡大におけるエピデミックだが、それによって、入院した高齢者が、その感染症が「治って」退院しても、入院によって、経口での食事や寝たきりのために歩行が困難になり、衰弱して死亡するといった事例である。この事例は、フランスでも、日本でも耳にした。新型コロナ感染以外にもこうした事例は枚挙に暇がないであろう。それは、医療化によって日常の多くのことが、「病気」として切り取られ、医療が大衆化されたことで、人々は病院を訪ね、専門家の医師に身をゆだねる。初対面の「医師」に（自己の内面を確認した後に）自らの状況を説明し、心身をさらす。これは、医師の専門職化がなければあり得ないことである。

・健康と自己責任

　健康について考え、自らの身体をケアする。これが現在の私たちの姿であると思われている。それは、前近代のように、強制されたものでもなく、自らの意志で医療を選択していると考えられている。しかし、医師が権威を持ち、健康の「基準」が定められている今日、個々が異なる身体であることを捨象してある「基準」に当てはめられ、ジャッジされてしまうため、いわゆる「健康」でいるためには、医師の助言通りの生活を送り、たとえば、「規則正しい生活」「三食バランスよく食べて」など、人々は、健康な生活を送るために、健康であることを自らが確認し続けなければならない。健康診断では、適宜運動するように奨励され、予防接種も職場で受けるように、完全にはあらがえない仕組みのもとで働いている。しかし、それは、あたかも自らが選択したように見える。そして、自らのバランスは、個々で異なるのに、そのバランスの基準は数値まで事細かに決められていることの矛盾、そして、自らのことを確認するといっても何を基準に一般人が確認するのかといった素朴な疑問がある。私たちは、分かった（あるいは分からせられた）ようで、分かっていないのだ（あるいは分かりよう

がない、とも言う）。人々は、健康でいることが至上命題になっているので、自分が健康であるため、自らの身体に責任を負わなければならない。それゆえ、人々は、（あなたのためという名の健康基準を自らの身体を人質に取られた形で提示されているがゆえに）自由な自己決定の結果、強制されたのではない形でその健康基準を守っている・守ろうとしているので、自分の身体に責任を持っていると思っている（実は思い込まされているのだが）。それは、ブルデューの示す、誤認と再認による社会構造化が社会のジェンダー化においてだけでなく、社会の医療化においても行われていることの証左であろう。つまり、実際は自らに合っていないかもしれない健康基準を示され、その限られた選択肢の中での選択を迫られているにもかかわらず、自らの意志で「その健康」を選んでいると思い込んでいるが故の自己責任という考え方を受容し、内面化している。それが高じると自分が置かれた医療における選択肢が限定されていても、それに自らを合わせられなかった「自己の過失」という理由付けが生み出されてしまう。専門家と呼ばれる医師以外に現代医療の知識・技術は及ばないはずであるのに（なぜなら、それが専門化であるから）、人々が「自由な自己決定」という幻想の下で遂行されることで、医師の専門家支配はそれが始まった当初よりも自明に確実に継続している。なぜなら、その医師—患者の非対称性は自明過ぎであらためて気づかないので、指摘しづらいからである。もし、それを指摘したとしても、医師は患者のために行動しているという原理の下に、医師のパターナリズムは補強されていくのである。

　また、今後の課題として、医療費 40 兆円以上が毎年、費消される中で、人格としての患者、経験としての病はどこに見出したらいいのかについてはほとんど議論されていない。研究においても、アクターネットワーク理論研究のアネマリー・モル『多としての身体』が示す、「一つの病、たとえば、動脈硬化を西洋近代医学で見ていくのと人類学で語るのとでは何が見え、何が語られるのかといった研究」で、医学でしか病が語られない不自由さを考察したように、医療の枠組みであらゆることが語られる限界を考えていきたいと思う。

注

1) 四体液説は、体液バランスが崩れると病気になるとする伝統医療。1376 年の勅令によって、毎年一体の解剖が認められていた。佐藤典子『看護職の社会学』専修大学出版局、2007、PP.79-83。

2) 前掲書。

3) George Vigarello *Le propre et le sale*, 2014, Editions Points. 復刻版。

4) 2016 年、1 月 26 日法第 10 条を適用して、学校看護師が「医師、助産師、家族計画センター、教育センターにアクセスできない場合」例外的にそれを生徒に与えることが認められた。

5) 大澤真幸『〈世界史〉の哲学　近世篇』2017、講談社、P.146。

6) 症状に合わせて血液を抜き、体調を整える治療法。今日でも、ドイツなどの先進国でも医療用ヒルを使って行われることがある。

7) 剃刀でひげを剃り、瀉血も施していた床屋は、床屋外科とも呼ばれ、やがて、医療的処置を専門とする外科となった。英語で外科を表す surgery が、ギリシャ語の「手を使う仕事」に由来するように、実際に患者に触れる外科の地位は低かった。佐藤典子、前掲書、PP.83-84。中世には、床屋は髭剃りだけでなく、怪我の処置や四肢の切断や虫歯を抜くことも行っていた。

8) 積み重ねられた臨床経験により、修道院が医療の中心的な場となり、「病院学派」が誕生した。心身の異常は、病院で疾病とされれば、治療の対象になった。フーコーは、人々がこうして医療に信頼を寄せることで、医療とそれを施す医師に多くの権力が集まることを指摘した。ミッシェル・フーコー『臨床医学の誕生』神谷美恵子訳、みすず書房、1969 年。

9) 日本では、男色すなわち男性同士の性愛が女人禁制の場、戦場や寺院などでは、常態化していた。それが、江戸時代においては、武士社会の上下関係を維持するために、用いられ、ある時は出世の手段にもなっていたという（町人においては、通称「子ども屋」とよばれるところが男性売春婦つまり陰間を置いた「陰間茶屋」で男性を「買う」ことが出来たと言われている）。藩や地域にもよるのだが、武士が武士としていわゆる男性性を増進、維持するために、男性同士の性愛が容認というより、むしろ奨励されていることもあった。江戸時代鍋島藩の一人の藩士

の聞き書きを記した『葉隠れ』にもその記述がある。このように、同性愛が精神的な「病」か否かという点も、このような文化的な事例を見ることで相対化される＝病気ではないことが分かるであろう。

10)　発達障害当事者の研究については、綾屋紗月（編著）『ソーシャル・マジョリティ研究　コミュニケーション学の共同創造』（金子書房、2018 年）を参照のこと。

11)　たとえば、フランスでも一定年齢になると女性は婦人科の検診などの通知を受け、かかりつけ医を受診し、症状に合わせて薬が処方されるという。ちなみに、フランスは、国民皆保険であるが、自由診療をいとわない者以外、ほとんどすべての国民がかかりつけ医を持っていて（そのほとんどがいわゆる内科医）、それ以外の科を受診する際も、一旦、かかりつけ医を受診することになっている。それ以外の場合は、自費診療となる。

12)　イヴァン・イリッチ、前掲書、P.11。医療の目的達成は、自己否定的な営みであり、病を生産し続ける必要がある。たとえば、高血圧や人工透析などの慢性疾患で治癒は医療需要の喪失であり、慢性化により医療が継続可能となる。

13)　ミッシェル・フーコー『健康における政治』

14)　Annemarie Jutel. "Towards a sociology of diagnosis: reflections and opportunities". 2011 Sep;73(6):793-800. doi: 10.1016/j.socscimed.2011.07.014.

15)　タルコット・パーソンズ『社会体系論』佐藤勉訳、青木書店、1974、P.434。

16)　今日では、インフォームド・チョイスという言葉もある。

17)　また、日刊紙や月刊誌など、定期刊行物の存在は、紙面を埋めるためのテキストとして、ゾラやバルザックといった著名な作家が出現し、連載小説が生まれ、文学がサロンなどで聞くものから目で読むものとなっていった。また、出版の主導権は、何かを書きたいあるいは各材料を持っている著者から定期刊行物を発行する出版社に移ることになった。誌面を埋めるために、連載小説だけでなく、コラムや短編小説などのジャンルが生まれた。

18)　イヴァン・イリッチ『脱病院化社会』金子嗣郎訳、晶文社、1979。

19)　同性愛においては、ＷＨＯ（世界保健機関）の ICD（International Statistical Classification of Diseases and Related Health Problems、国際疾病分類）で 1975 年採択の第 9 版では「性的逸脱および障害」のひとつに「同性愛」という分類名が挙げられていた。しかし、1990 年の第 10 版で「同性愛」という分類は

削除され、「自我違和的性指向」という分類名が用いられ、同時に「性指向自体は障害と考えられるべきではない」との注釈も添えられている。

20)　斎藤環著『心理学化する社会』河出文庫、2003。

21)　中島浩籌著『心を遠隔管理する社会――カウンセリング・教育におけるコントロール技法』現代書館、2010。

22)　特に、2020年度に初めて義務教育を受けるようになった子どもたちは、学校が勉強と遊びをするところではなく、禁止事項を連発するところだと思いかねない。学校からの通信では、休み時間に友達同士でどう遊ぶかについてではなく、どう新型コロナ感染を防ぐかについてばかり書かれていて、子どもたちがこのようなまさに「緊急事態」において、いかに友達や先生と交流し、共同体感覚を涵養するかについては、書かれていないという。

23)　ウルリヒ・ベック『危険社会――新しい近代への道』法政大学出版局、1998年。

24)　イルーズによれば、1990年代以降に発展した「ポジティブ心理学」は、自負心（および自尊心を増進させる狙いをもった技術）と心の奥底に費用対効果を考えたものといえる。つまり、新自由主義的イデオロギーの影響を受けているのだが、それは、80年代以降、ミクロ経済学レベルで経済的効用を計測し、個人の趣味と嗜好の関係、そしてその利益を分析し、マクロ経済政策を決定するために「幸福」の指標が重要と見なすようになったからだという。そして、「自律的で、責任感を持ち、自由で戦略的で、自己の心理傾向と他者との関係を管理して、自分自身の利益を可能な限り追求し、幸福へ到達することのできる個人を想定している」[2017 = 2021：100]という。

25)　イルーズは、レジリエンスの適用分野は、経済学であり、「失業や雇用の解消によって生じる怒りや不安に抗して闘うことを可能にする」[前掲書：101]と述べている。

26)　水野雅文『心の病気にかかる子どもたち』朝日新聞出版社、2022。

27)　「新自由主義的人間は、フーコーの言うように、『自分自身に対する自分自身の資本、自分自身によって自分自身の生産者、自分自身にとっての［自分の］所属の源泉』として市場に赴く。彼が売っているのか、つくっているのか、消費しているのかにかかわらず、彼は自己に投資し、自己の満足を生産している。交換ではなく競争が資本と資本のあいだの関係を構築し、投資による資本の評価があ

らゆる資本体のそれ自身との関係を構築する」(p.87)。ウェンディ・ブラウン『い
かにして民主主義は失われていくのか』

28)　企業の健康診断で義務となっているストレスチェックなど。

29)　2020 年には、「心理的負荷による精神障害の労災認定基準」が改正され、「心
理的負荷評価表」の「パワーハラスメント」の出来事が追加された。https://
www.mhlw.go.jp/stf/newpage_11494.html（取得日 2022 年 4 月 15 日）

30)　https://www.mhlw.go.jp/file/06-Seisakujouhou-11300000-Roudoukijunkyoku
anzeneiseibu/0000153859.pdf（取得日 2022 年 4 月 15 日）

31)　事業所が行うことで、労働者が不利益を被ることがないかなど、労働組合は個
人情報の保護を訴える一方で、労働組合自体もストレスチェックの設計や実施の
主体となることが決められているため、この実施自体の是非は否定的とは限らな
い［根本 2016］。

32)　ハーバーマスの『コミュニケイション的行為の理論』では、「妥当性要求」を
キーワードに、誰かに何かを言う時、相手が自分の発言内容を受け入れてくれる
ことを期待し、それを前提にしてやり取りをする。一見、不可解なことであっても、
理由を示されれば、意図や内容を共有できなかったとしても、それを受け容れよ
うとする。

33)　「反出生主義」(antinatalism) と呼ばれる議論もある。反出生主義とは、子ど
もを産まないことが一番良い、人は生まれてこないことが一番良いと主張する哲
学・倫理学上の立場で、近年では、南アフリカの哲学者デヴィッド・ベネターの
著書『生まれてこないほうが良かった』がある。哲学者の森岡正博によれば、そ
れは、8 つの類型に分かれ、必ずしも統一見解があるわけではない。こうした主
張は、日本では、太宰治の「生まれてすみません」発言や『旧約聖書』の「コヘ
レトの言葉」には、「すでに死んだ人は生きている人よりも幸いである。だがそ
の両者よりも幸いなのは、生まれてこなかった者だ」とあり、決して目新しいも
のではない。

34)　京都大学人文科学研究所　人文研アカデミー『フーコー研究』出版記念シンポ
ジウム全記録＋プラス『狂い咲く、フーコー』読書人新書、2021。

35)　相澤は、近現代社会において、性は特権的に重要な位置を占めるとして、フー
コーの一連の叙述を「(再) 生産を至上命題とする近現代社会を特徴づけ、生に

介入する力が働く社会において、性は特権的に重要な位置を占めるのだが、それは、性が個人の身体と集団としての人口をつなぐものだからだ」と解釈している『フーコー研究』岩波書店、2021、P.338。

36) 同、P.339。

37) 1982 年に妊娠したジョゼット・ペリューシュは、長女が風疹に罹患し、自身もその徴候があったため、2 度の超音波検査を受け、異常があった場合、中絶も辞さない考えであったが、産科医、検査技師は「胎児に何ら問題はない」としたため、1983 年、長男ニコラを出産。数か月後、聴覚、視覚、言語障害を持った子であることが判明。原告をニコラ名義とし、母親を代理人とし、医師と超音波検査を担当したラボラトリー（フランスでは、多くの検査は一般に病院内ではなく、専門の検査所で行う）を訴えた。本田まり 2003「≪ Wrongful life ≫訴訟における損害（1）——フランス法を中心として」『上智大学法学論集』46（4）より pp.63-90。本書では、参照した当時の日本の法学文献に依拠し、障がいの語には「害」の字を用いている。

38)「意志に基づく妊娠の中絶に関する 1975 年 1 月 7 日法」第五条では、治療を動機としてなされる中絶として、妊娠の継続が母体の健康に害を及ぼす場合と胎児が思い疾患を持つ可能性高い場合は中絶が可能とされている。

39) これらは、反出生主義と呼ばれ、日本では、森岡正博が哲学の観点から反出生主義について論じた『生まれてこない方が良かったのか？』を著し、雑誌『現代思想』は 2019 年 11 月号で「反出生主義を考える」という特集を組んだ。

40) 新型出生前診断とは 無侵襲的出生前遺伝学的検査（NIPT Non-Invasive Prenatal genetic Testing）、あるいは母体血胎児染色体検査ともいわれる。妊婦の血液検査だけで胎児の障害の可能性が分かる検査。妊婦の血液中には、胎盤から漏れ出てくる胎児の DNA が含まれている。「次世代シークエンサー」といわれる高速で大量の遺伝子配列を読みとる機器を用いて、この DNA を調べることで、21 トリソミー（ダウン症）、18 トリソミー、13 トリソミーと いう 3 種類の染色体の変化の有無を調べることができる。妊娠 10 週という非常に早い時期から、相当高い精度での診断が可能だとされている。検査結果は「陽性」「陰性」で表される。ただし、偽陽性（本当は染色体に変化がないのに、検査では「陽性」と判定される）可能性もあるため、診断の確定のためには、羊水検査などの確定検

査を受ける必要がある。厚生労働省　冊子「みんなで話そう　新型出生前診断はだれのため」2019 年 8 月 11 日　https://www.mhlw.go.jp/content/11908000/000652443.pdf（取得日 2022 年 4 月 15 日）

41)　羊水検査は出生前診断の代表的な方法で、妊娠中の比較的早い時期に胎児の情報を知ることで、その病態を把握し、来たるべき分娩後の胎児の最も良い成育環境を整備するために行う技術で、主として胎児の染色体を調べることを目的に行われる。方法として、超音波断層法で胎児の位置、胎盤の位置を確認し、安全な部位から細い穿刺針を用いて羊水を吸引する羊水穿刺を行って検体を採取する。羊水は、胎児が羊水を飲み、排尿することで一定の量が保たれるようになっているが、その中に胎児由来の細胞が浮遊しており、羊水中の胎児細胞を回収し、培養したうえで染色体分析を行う。実施の時期は妊娠 15 ～ 18 週で、安全性は、その他の出生前診断法である絨毛採取や臍帯穿刺よりも高いが、なお、0.2% から 0.3% のリスクがある。慶應義塾大学病院「医療・健康情報サイト」https://kompas.hosp.keio.ac.jp/sp/contents/000379.html

42)　タルコット・パーソンズ『社会体系論』佐藤勉訳、青木書店、1974。

43)　市野川容孝「生─権力論批判」『現代思想　特集　病院都市』青土社、1993、P.169。

44)　上畑鉄之丞は、多数の労災申請や行政訴訟において医学的な見地から意見書を書き、過労が「業務上の災害」当たるとの認識を持ち、行政の認定基準を変える素地を作った。同時に、「過労死」という用語を、1970 年代の終わりに提起し、社会医学用語になるに至り、世界的に認知されるようになった。上畑によれば、「過重労働が誘因となって高血圧や動脈硬化が悪化し、脳・心臓疾患を発症し、永久的な労働不能や死に至ることを意味する」［上畑鉄之丞 1990：88］。上畑は、第 28 回東京弁護士会人権相を受賞した。https://www.toben.or.jp/message/libra/pdf/2014_04/p24-27.pdf

45)　労災保険は、「業務上の事由又は通勤による労働者の負傷、疾病、障害、死亡に対して迅速かつ公正な保護をするため、必要な保険給付を行うものである」（労働者災害補償保険法一条）。労働者のうつ病や自殺が、労働災害として認定されるのは、「心理的負荷による精神障害」が「業務上疾病」のリストに加えられたのは、2011 年である。従来、業務上の疾病は、身体的な疾患が中心であった。よって、業務に起因する精神障害の結果として生じた自殺であると医学的に判断さ

れた場合、自殺についても保険が給付される。https://www.mhlw.go.jp/bunya/roudoukijun/rousaihoken04/dl/120215-01.pdf（取得日 2022 年 4 月 15 日）

https://www.mhlw.go.jp/stf/houdou/2r9852000001z3zj-att/2r9852000001z43h.pdf（取得日 2022 年 4 月 15 日）

46)　心理的負荷による精神障害の労災認定基準の策定については、次のとおりである。https://www.mhlw.go.jp/stf/houdou/2r9852000001z3zj.html

47)　小堀鷗一郎のドキュメント NHK-BS1 スペシャル「在宅死 "死に際の医療" 200 日の記録」。2018 年第 7 回日本医学ジャーナリスト協会賞〈大賞〉を受賞した。

48)　前川真行他『フーコー研究』岩波書店、2001。

49)　ピエール・ブルデュー『科学の科学』藤原書店、2001、P.10。

50)　ピエール・ブルデュー『市場独裁主義批判』藤原書店、2000。

51)　ダナ・ハラウェイ『猿と女とサイボーグ』青土社、1991 ＝ 2017。

52)　PXE インターナショナルは、PXE：遺伝的な色素異常である弾性線繊維性仮性黄色腫を患う子どもを持つ親のネットワーク。アメリカを本拠とし、アメリカとヨーロッパにネットワークを形成する。患者支援団体としてスタートし、正式な交渉のための団体として活動することはなく、小規模で直接的な仲間からの要望に応えるコミュニティとして活動しているが、ラジャンによれば、「企業のように常に／既にそれ自体を枠づけている」［ラジャン 2006 ＝ 2011：305］。「消費者によるゲノム革命」を促進しているとラジャンは指摘する。

53)　科学論と人類学を基層低音に、フランスのポスト構造主義哲学を通してマルクス的な理論——それは、マルクス主義そのものや経済学の理論ではなく、その理論やそれについて語られた後世の理論を踏まえた上での社会科学的な理論だが——を会得し、さらに、フーコーらの現代思想を加え、インドとアメリカのフィールドワークを分析する重層的なものである。ラジャンの科学論では、科学者たちを何らかの社会的な文脈に埋め込まれた人々として分析対象とし、「科学（技術」の人類学」と言われている。それは、ダナ・ハラウェイまた、ブルーノ・ラトゥールなどによる人類学的なアプローチなどのような科学技術の社会におけるあり方を研究する手法にも通じる。その中でも、ラジャンの研究は、科学技術の発展、新分野の創出の政治的な側面にも視野を広げ、また、インドなどアジアのポストコロニアル研究からのフィードバックもあり、いかにしてこの技術を取

り巻く状況が生じているかといった現実のありのままを切り取ろうとしている。

コラム◆社会的交換と共依存

・社会的交換としての恋愛

　ここで考えてみたいことが、「性別役割の定着が何をもたらすか」である。つまり、性によって役割が割り振られ、定着した結果、役割はどのように意味づけられ、何が起きるのか。

　社会的交換について考えてみよう。交換と言えば、消費財の交換が最も一般的である。たとえば、経済学者で社会学者のソースティン・ヴェブレンは、「顕示的消費」について述べ、ただ、消費するのではなく、消費行動の（社会的）意味に着目した。また、リースマンは、社会学、社会心理学では重要な研究者で、彼が 70 年前に書いた『孤独な群衆』において登場させた「周りの目をうかがって行動する」"他者指向型" の社会的パーソナリティは、ソーシャルメディア全盛の今日こそむしろ当てはまっていると言える。当然、インターネットなどなかった時代に書かれているが、その研究の新しさを考えれば、今こそ読んでみる価値がある。私たちの多くが他者志向型の人間であるということは、「春巻きの皮一枚程度の大きさの世界（コラムニストのジェーン・スーの言葉であるが）」を写真に切り取って、インスタグラムに載せ、周りの人からの「いいね！」に一喜一憂して良くも悪くも何かと私生活を「匂わせ」て生きていることが「ふつう」になってきていることからもわかる。「他者のまなざし」が行動の基準になり、他者のまなざしを意識して行動するということは、相手からの評価を得たいということでもある。その一連のやりとりが「社会的交換」である。その過程にモノが介在するかどうかは場合によるが、「いいね！」を押し合うことも社会的交換といえるであろう。

　さて、恋愛は、社会的交換か？では、何を交換しているのか。もちろん、モノを貢いでそれによって相手への好意を示すということはわかりやすい例であろう。そのことをソーシャルメディアで顕示して炎上したタレントもいる。ほ

んの数年前にある女子学生がジェンダー論の講義中、ディスカッションで「私、結構相手に尽くすんだよね」→とある男子学生「へえ、そうなんだ」と嬉しそうに反応していて、「平成生まれでもこの反応か」と驚いたことがある。これどこで習うのだ？親を見て？と思ったが、現代のJ-POPの歌詞にもそういう、相手に「尽くす」言説はなくはないのである。具体的なモノのやり取りはなくても、こうした言説のやり取りによって、ジェンダー資本の交換は行われている。対人関係を対人魅力によって構築しようとすることなのであるが、それは、次のような危うさをはらんでいる。

　かつて社会学者のジャン・ボードリヤールが、「もはや現代社会では社会を組織する様式としての本来の交換はない」と断言して、もしそういうものがあるとするなら、きっと「人質交換などのテロリズムであろう」と予言していた。1976年に発表された『象徴交換と死』（ちくま学芸文庫）では、とくにこのことが強調されていた。市場における価値の等価交換などとっくに死滅していて、もしそういうものが残っているとすれば、おのれの死を差し出して相手の死を要求するという交換だけだろうと言っていた。死を差し出すことは直接にはなくても、恋愛において「相手に尽くす」ということが美徳と考える人が少なからずいる日本では、このような人間関係に交換価値を見出す人もいるであろう。それでは、次に、そのような価値観がもたらすことは何か考えてみたい。

・共依存とは

　ここで行うのは、社会的交換の良しあしではない。それぞれの文脈での社会的意義を考えてみたい。つまり、「それは、何を意味するのか」である。社会的交換は、コミュニケーションの手段でもあり、ポジティブな印象を持たれることが少なくない。しかし、社会学をいったん離れ、一般的な困りごとの目安として言うとすれば、「なんでここまでしなければいけないの？」「こんなに相手に対してやっているのに」同時に、「なんでここまでされなければならないの？」「ここまで干渉されたくない」など「この人と一緒にいると苦しい」という思いを抱いたら、ちょっと立ち止まって考えてほしいと思う。ギリガン、チョドロウの話から、親子間における共依存について想像を巡らしていた方もいるであろう。最近よく出てくる「毒親」、「毒母」の存在、そういった親のいる家庭で育っ

たことを「毒育ち」というようである。※ 前述のように人間関係（対人関係）を
対人魅力によって構築しようとしてばかりいると、それが「嗜癖（しへき）」に
なってしまう。嗜癖とは、強迫観念に取らわれて行うその人の快体験によるも
のを指す（快体験が伴わない場合が強迫神経症）。ここでは、人間関係そのもの
が依存的になる「関係嗜癖」について見ていきたいと思う。

　この問題の難しいことは、たとえば、毒親の例でいうと、①子育てという、
親が完全に保護する必要がある生まれたての赤子の時代、肉体的・物理的に親
は子の世話をしなくてはならない状態から始まる。②子がある程度自立しても、
ずっとそうなのでお互い、異常だと思わず、むしろ、一所懸命世話をしてくれ
る親は、「教育熱心」といってほめられ、子も親の言うことを聞くと「いい子」
といってほめられる。③多くの場合、その毒親自身も毒親に育てられていて、
苦しくてもそれが普通だと思っている、といったことが挙げられる。たとえば、
「頭のいい子の育て方」などというネット記事を読むと、多くの親が「勉強しな
さいなんて言わなくてもうちの子は一人でやっていた」と答えているが、これは、
実は、社会学者のディヴィッド・リースマンの言う、レーダー人間＝他者指向
型なのである。本当に好奇心の塊でどんどん勉強してしまう子もいるとは思う
が、たいてい、「お母さんに言われる前にしてしまおう」と知らず知らずのうち
に「お母さんの気持ち」を先取りしてしまっているのである（この場合、社会
的距離がうまく取れている場合とそうでない場合があるだろう）。

　これが行き過ぎて、つらくなってしまい、そのことで「共依存」となってし
まうこともある。これは、もともとアルコール依存症の言葉で、逆説的ではあ
るが、対象者つまり嗜癖している人をケアする人が「嗜癖者の依存心に応える」
ことによって、つまり、嗜癖者の依存心に依存するということなのである。ア
ルコール依存症で言えば、「あなたは飲むと暴れるけれど、飲んでいないときは、
とてもやさしい。私がいないとだめなのね」と、離れないでいることである。
ドメスティックバイオレンスも同じである。親子関係の共依存も同じである。「お
母さんはとても怒るけど、それは私がお母さんの言うことを聞かない悪い子だ
からだ、私がもっとお母さんの言うことを聞こう」といった具合である。

　実は、共依存の難しいところは、その人の問題というよりも、対人魅力をリ
ソース（武器）にしているので、自分の魅力によって、相手から引き出そう（主

に関心を）としていることである。自分の魅力（やさしさ）を差し出して、相手の言いなりになることによって、相手から自分への関心を引き出し、その人間関係が途切れないようにする、これが最終目的になってしまっている。いわゆる、一人になりたくない問題である。自分自身の内容をアイテム化、数値化して登録し、相手を探すマッチングアプリの隆盛もこの気持ちが後押ししているのではないだろうか。実はモノが介在している方が、「金の切れ目は縁の切れ目」で断ち切りやすいと言われている。感情のやり取りは、目に見えにくいため、援助のための第三者が介在しにくい。そして、それはこの関係が長くなるほど、断ち切ることが難しくなる。それは、その人の社会的性格の「クセ」になっていくからである。

※脳科学者、中野信子『毒親：毒親育ちのあなたと毒親になりたくないあなたへ』（ポプラ新書）。その他、佐藤典子編著『現代人の社会とこころ』（弘文堂、2009）の第 7 章「ジェンダーステレオタイプと恋愛・家族関係」を参照のこと。

第 **4** 章 管理社会の到来と全体主義化する民主主義[1]

はじめに

　第1章で提示した感情労働、感情資本、人的資本概念、第2章で提示したジェンダー資本概念、第3章で提示した医療化や科学資本概念は、何を意味しているのか。本章は、これらについて考えるために、第1節で、これら複数の資本概念がもたらす「力」、すなわち「支配」について考えてみたい。言説のあるところに常識が生まれ、その象徴性が、誤認と再認をもたらすプロセスを様々な事例を通して見てきたが、本節では、それらを「受け容れる」ことによってその「力」（すなわち「支配」）が完遂することを確認したい。

　第2節では、2019年末から広がった新型コロナ感染症パンデミックについて、多くの死者と感染者を出した国の一つであるフランスでどのような議論が起きていたかたどることで、第1節で見た「支配」のゆくえについて考えたいと思う。

第1節　力づくではない支配

　「支配」について考えていきたいと思う。私たちは、支配というと、他者を力づくで抑える強制力のあるものを想像しがちである。しかし、ブルデューいわく、「支配がうまくいくには、それが支配であると気づかせないことが重要」だという。「支配ではないと取り違えさせることによって、支配が可能になる」。それは、どのようなことなのであろうか。

1．ウェーバーの考える支配

　ウェーバーの『社会学の根本概念[2]』によれば、「ある社会関係において、自らの意志をたとえ抵抗に反してでも貫徹することのできるすべての可能性」つまり、抵抗があるかどうか、抵抗を押さえつける必要があるかどうかはそもそも問題なのではなく、抵抗や強制がなくても発生しうるものが「権力」であり、とりわけ、正統性、正当性を媒介にした「服従することの意志」によって裏打ちされる時、それを「支配」と呼ぶという。この服従することによって得られるメリット、服従に対となっている利害関心が支配関係に帰属していると述べている[3]。たとえば、職掌範囲を超えた命令をしてくる上司、同僚、就職活動中に理不尽な要求するOBの要求、突然、無理難題を吹っかけてくる友人・家族など、このような時、それに応じてしまうことが（たとえ、それが積極的に応じたのではなかったとしても、断らなかった、スルーしたという意味において）、服従ととられ、支配関係は完遂してしまう。第2章のマイクロアグレッションを思い出してほしい。

　一方、この意志そのものが、権力によって生み出される時、それを、ウェーバーは、規律訓育と呼んだ。たとえば、「食事の前には、手を洗いましょう」。「分かった人は、手をあげましょう」などである（ちなみに、ここで取り上げていることは、この命題自体の妥当性、合理性を問うているのではない）。規律訓育は、支配とは、厳密には異なるが、権力を持つ人の影響下（親や先生といった逆らえない人からの）であったとしても、最初から服従者の意志や意欲を前提としている。このようなことは、家庭などにおいて、第一次社会化としてなされ、「しつけ」の名のもとに、内面化されていく。そして、これは、生まれ育った「場（champ）シャン」にふさわしいハビトゥスとして、プラティックが行われ、文字通り、身についていく。

　支配と規律訓育の違いは、支配は、ひどい内容でも、服従する者は、しないことのメリット／デメリットを比較して、その「正当性」（たとえば、社会的に規定されている身分や性別、人種、世代、宗教、地域の文化など

を勘案してそれでも）服従することを選んでいるのだが、規律訓育という
のは、服従しないという選択が服従する側に想定されておらず、服従する
ことが唯一の選択肢のように見えていることが特徴である。規律訓育では、
権力は、服従する者の意欲や意志があらかじめ、服従へと条件づけられて
いる。たとえば、それは、親子関係であったり、学校での教員と子どもの
人間関係であったりするように、である。規律訓育は、多くの場合、主体
が未成立（未成年であるなど）な段階において、主体とその意志を服従に
向けて生み、育てる（知らない大人に、「お母さんの言うこと、聞きなさ
いよ」と言われる子どもの経験など。子どもが親の言うことは自明のこと
であるし、その親が虐待している親だった場合——虐待の環境に置いてし
まうかも——などは想定されていない）。その意志が権力の産物、つまり、
学校は 1 ＋ 1 を教えるだけでなくて、先生の示すスタイルで、答えたり、
過ごしたりしなければならない場所であるという意味において、ウェー
バーは、規律訓育を機械的な服従と定義した。それは、あたかも第 2 章で
述べた「隠れたカリキュラム」と同様に、教えられた内容だけでなく、先
生の教え方によって生徒の振る舞いが変わってくることを示す。

　では、ここで、ウェーバーの支配に関する概念を整理してみたい。

①広い意味での権力は、他者の抵抗を強制的に暴力などで排除すること
　も含む（たいていの人が権力をイメージするとこれだが、現代の先進
　国では意外と少ない）。
②支配：権力が正当性による（偉い人なんだから仕方ない等）「服従す
　る意志」によって裏打ちされている状態。
③規律訓育：②の意志そのものが権力の結果、生み出される時。学校の
　先生や親の意志に従うなど。

　このように、支配というのは、それに従ってしまうということ以上に、
そこに従ってしまう人の卑屈さもセットになっていることがポイントでは
ないかと思う。つまり、相手の「正当性」を認めるということは、こちら

にはそれがないことを認めていることになる。というのは、それそのものに単純に従うだけでなく、たとえば、パスポートコントロールで、パスポートを単に差し出すだけでなく、国籍、人種、出発国、到着国によって、私たちの態度が萎縮してしまうこともあるようだが、ただ、「パスポートを見せて、そこを通る」という作業の間に、同じ人間であっても、そこに、主（見て許可する人）と従（見せて許可をもらう人）の関係＝権力関係の磁場が発生してしまう場でもある。他にも、交通の取り締まりなどがある。たとえば、いつ通っても、警察官が物陰に隠れて一時停止を取り締まっている場所がある。先日も、停止せず、行き過ぎようとした車を発見。一時停止させ、免許証を出させる。警察官に言い訳して、ぺこぺこ頭を下げる運転手。なぜ、警官に頭を下げていたのであろうか？

　さて、ウェーバーは、権力を「自らの意志を貫徹することができる可能性」と定義したが、ウェーバーによる権力の考え方は、権力を行使する者が特定できる＝権力者の意志がわかるということである。しかし、常に、それは、見えているのであろうか。この点からジンメルの支配論を見ていきたい。

２．ジンメルの考える支配

　ジンメルは支配を、三つに分けた（内容は、ウェーバーの考え方とは一致しない）。それは、

①個人による支配：かつての（今もありうるが）絶対的な権力者による支配。
②集団＝多数による支配：議会制民主主義などの多数決など。
③原理（客観的な力）による支配→ウェーバーの合法的支配：速度違反の取締りなどである。

　③においては、それは、取り締まっている警官が禁じているのではなく、法律が禁止していると言えるだろう。ここで気づいていただきたいのは、①から③になるにつれて、その人に言うことを聞かせたい人（主体）＝支

配者の像はぼやけていくということである。後述するドゥルーズの「管理型社会の出現」にも似ている。ここでは、支配者に見える者自身が、服従者に転化していく過程が見える。[4]

　ここで、重要なポイントをまとめると、

①権力は、相手の自由を奪って振るわれることは実はあまりなく、大多数は、最終的には被支配者の自由意思により、服従に至る（もちろん、従わないことへのペナルティはあるが、それを天秤にかけられる＝選べるのは、被支配者だけ）である。マイクロアグレッションもそうである。言い換えれば、嫌であれば、そのペナルティも込みで、断ればいいだけなのである。よって、個人の服従する意志によって作られるものと考えられる。[5]

②権力は、ある特定の人に帰属するものと考えがちだが、もちろん、支配者が見える場合もあるが、実際には、さらに、その支配者を支配する（機能を持った）非人格的な存在があるということ。つまり、権力は、「支配する人―される人」の二項対立ではないということ。

　の２点である。法は当然、権力なのだが、その主体は見えてこない。また、第１章の感情資本や第２章のジェンダー資本など、人々を「そうした方がいい」と判断させ、ある方向へ向けさせ、何かをさせる・させずに自分の意志を貫徹できることから、支配の一つの形態である。

・小説『三つ編み』が映し出す女性と支配

　フランスの作家コロンバニが書いた『三つ編み』[6]という小説では、インド、イタリア、カナダの社会的階層の異なる女性が、女性の性別とその社会的出自によって抑圧されてきたさまざまな「らしさ」特に、「女性らしさ」を放棄して生きていく話であるが、ジンメルは、「支配―服従関係において、服従者の自由を否定するのは、物理的暴力を加えられた場合のみであって、きわめて抑圧的で残酷な従属関係においてさえ、なお依然としてかな

りの程度の個人的な（従うかどうかの）自由が常に存在するものである」[7]
［ジンメル 1994：150］と述べている。つまり、支配する（しようとする）
側のその支配的な文脈を受けなければ、その支配は、完遂しない。もちろ
ん、それによって、被るなにがしかの影響はあるのだが、それを受けるか
受けないかの選択権は、実はこちらにあるということを意外と私たちは忘
れがちなのではないか。この小説のインドの不可触民の場合、その支配的
な関係性を断って村を飛び出したことは、かなり、大変そうなことではあ
るのだが、それでも、そこを脱することをこの主人公は選んだ。逆に言え
ば、そうでもしない限り、不可触民としての奴隷的な生活を脱することが
できないということであろう。残念なことは、現実にこのような境遇の人々
がこれを読む機会がないということである。

　インタビューの中で著者は、病に冒されたサラが職場で直面する“差別”
（病気を理由に職を辞するよう圧力をかけられるいわゆるパワハラのこと）
は女性特有のものと言い切れないのではないかという問いに対してコロン
バニ氏はこう話す。「男性と女性では肩にかかっている重荷の数が違う。
男性は仕事にだけ注力でき、周りもそこだけで判断します。しかし、女性
は家族の面倒までみなければなりません。社会で生き抜くのは、男性より
難しいと思います」。一方、2020 年のとあるバラエティ番組では、「女性[8]
は結婚とか出産とかで、それを利用するわけじゃないけど家に入れますが、
男はずーっと（働きに）出続けないといけない」という発言があったそう
で、文脈や事の真偽はともかく、こうした発言は、大学の教員でも言われ
たことがあると聞くし、似たような経験はどこにでもあると思われる。

　上記のようなジェンダーによる差別だけでなく、現在の BLM 運動を見[9]
れば、自分たちに繰り返される差別ゆえに、自己嫌悪を繰り返し、何より、
上の世代たちが意思表示する（抵抗する）ことをあきらめて唯々諾々とこ
れに従ってきたことが、すなわち、支配への服従を行うことで、差別を助
長したことはよくわかるであろう。たとえば、BLM 運動が言いたいのは、
黒人だからと言って、すぐに逮捕されたり、誤認逮捕でも覆らなかったり、
その件で白人が罰せられないといったことを告発するということだけでは
ない。「自らの劣等感、無力感によって」「規律訓育」の形をとった権力が、「服

従することを黒人たち自身が自ら欲しているような事態」を問題にしているのであり、自分たち自身がその規範に従ってしまっていることなのである。

　第1章や第2章で論じた感情資本やジェンダー資本など象徴資本が資本化つまり力を帯びる所以は、幼少時からウェーバーの言う「規律訓育」が存在することで権力はいつでも服従する者のマインドを予め服従へと条件づけている。そこへその感情を持つ、あるいは、その「性らしさ」を表出させることのプラス面を教えこまれることで、その価値観への「服従」として支配を受容していると考えられるのではないか。

　それでは、次に、フーコーの生―権力概念とそれらが現代の思想にどのような影響を与えたかについてまとめてみたい。

3．フーコーの権力概念

　フーコーの大きな業績として挙げられるのは、19 世紀以降の近代国家で生きる私たちのなかに張り巡らされた権力関係を細部まで明らかにしたということではないか。そして、「真理や科学そのものが、じつは権力をはらむものであり、教育や医療など『社会の向上』を求める行為が同時に権力の網の目を構成するものであることを、白日のもとにさらした。そして権力の問題を、抑圧と禁止の問題のみに還元してしまってきた既成の権力観を、根底においてくつがえしたのである」[桑田禮彦ら 1984：1-2][10]。これまで見てきたジェンダー、医療だけでなく、人的資本という言葉を使って現代のネオリベラリズムにまで言及している。その中でも中心となる概念として、「生―権力」概念を挙げ、展開されうる諸問題について考察したい。

・「生―権力（bio-pouvoir）」とは

　「生―権力」概念が『知への意志』（『性の歴史』第 1 巻、1976 年）で初めて使われた概念であることは、第 3 章ですでに述べたが、それは、人口＝住民を「生きさせるか、死の中へと廃棄する権力」と定義し、これと

同年に刊行された『社会を防衛しなければならない』においては、「国家レイシズム」の定義として、「生きさせ、死ぬに任せる権力」と定義した。なぜなら、生―権力は、人間を労働力として生かして、利潤を生みだすことを目的とする近代的権力一般のことであり、18世紀以来の生政治の発展は大量虐殺と軌を一にし、健康への関心を高め、生命の格付けや選別を可能にする技術や概念装置によるものだからである。これを、哲学者の佐藤嘉幸には、「規律訓練とともに、集団としての住民＝人口に対して『コスト＝ベネフィット』の観点から調整し、最適化する権力メカニズム」［佐藤嘉幸 2021：360］であると述べた。ここで注意すべきは、フーコーの言う、規律権力が終わって次の時代として生権力の時代が展開されるのではなく、それぞれ、独立した層でありながらも、「別の次元、別の階梯にあり、別の対象を持ち、別の道具を利用して機能」する重層的、かつ相関的なシステムであると佐藤は述べている。

　生―権力とは、「生命に対して積極的に働きかける権力、生命を経営・管理し、増大させ、増殖させ、生命に対して厳密な管理統制と全体的な調整とを及ぼそうと企てる権力が社会を覆うようになった」ことで機能するとフーコー[11]は言う。それは、近代化の過程で、身体は政治の対象、自然の「生」が権力の対象となることである。かつては、人を殺す（ことさえ可能である）ことによって人を支配していたが、今日は、人を生きさせる「規律―訓練」によって、権力は機能するとされた。ディシプリンの権力：身体に対する調教⇐躾、訓練は、脱落した際の処罰（の可能性）とともに成立。監視は相手に見られずに可能。個人は宗教ではない――がそれと同等に機能する――医療や教育により「規格化」される。

　近代以前の封建的なくびきから解放された人々は、資本主義社会において、経済活動の自由およびその自由主義経済の中で労働者としての権利を望むようになる。それは、同時に、医師が人々の健康のために中心となって公衆衛生などの仕組みづくりに腐心し、国家としても福祉政策を実現するようになる。それは、人々の権利として機能する半面、実は、抑圧的な仕組みとしても機能するようになる。私たちは、医療に健康や生命を規定してもらう反面、自らの生を、病を、そして死をどのように生きるかを決

められなくなってしまっている。今は、その健康でいるための権利が抑圧の一つとして機能しているともいえる。すなわち、「科学的にも技術的にも最新の方法でわれわれを活かしておく。つまり、死への権利というものを一方的に医学の名において許与している[12]」という意味においてである。

　フーコーが18世紀から19世紀にかけて位置づけ、20世紀初頭を頂点とするこれらの社会では、ある種の監禁の環境を組織するもので、個人が閉じられた環境から別の閉じられた環境に移っていく様子を表している。たとえば、個人は、家族、学校、軍隊、工場、病院、刑務所など、ある「拘束の環境」から別の環境へと絶えず移動している。フーコーは、こうした監禁環境は、（その構成員である人々を）「集中させ、空間内に配分し、時間の中に秩序づけることだ」とした。これらのシステムはすべて、監視のための装置であり、従順な「身体」（人口動態、政治、賃金労働など）として構成され、「型」にはめ込まれた個人を統制するためのものである。

　学校や職場では健康であることが求められ、そこには、「規律—訓練（ディシプリーヌ）」型権力が常在している。フーコーは、その様子を『監獄の誕生』の中で、身体管理の一元化として、ジェレミー・ベンサムの考案した一望監視施設、「パノプティコン Panopticon」——Pan が「すべての」を意味し、opticon はギリシャ語源で「目」＝見ることを示すので、「全てを見る目」と言えるであろう——を例にして考えた。つまり、社会の一人ひとりを監視することはできない。しかし、社会が成り立つために、いかにして社会規範を守ることができるのか。そのためには、社会化する——社会規範を身につけさせる——必要があるのだが、それは、身体やその振る舞い方が文化ごとに規定されることで成立する。その習得過程が規律—訓練によって定められているのだ。第一次社会化によって規範を習得することで、その個別具体的な内容を習得するだけでなく、子どもは親や先生など大人の指導に従うこと自体も自動的に習得する。これが、フーコーの言う「権力のエコノミー化」「権力のオートノミー化」なのである。つまり、一人ひとりを監視するてまひまをかけずに済み、また、自分で自分をその社会に適合した人間となるよう合わせていく。その意味で、子供のための教育は、福祉的な側面に光が当たりながらも、実際は、集団で一気にその社会に適

合する人間を、規範を覚えさせるという形で養成しているのだ。

　それでは、次に、見えない権力であり、かつ福祉としての医療について考えていきたいと思う。ここでは、第3章で見てきたような医療化の過程が、もたらす、医療の「正常」と「異常」のスラッシュをどこに、誰が、どのような正当性を以って引くのか、また、そのことがもたらす影響について考える。

・医療化と生―権力

　医療化によって、人生の終わり、すなわち死の延長をもたらしていることをフーコーの生―権力概念は説明する。死は、確実に存在するにもかかわらず、社会的なフィールドから消えていくにつれ、たとえば、人を殺す前に眠らせることが可能になったり（1982年にアメリカで初めて鎮静剤による死刑が執行された）、ドローンを使って戦争をすることが可能になったり（死が完全に抽象化される）、高齢者やその人の人生の終わりの瞬間が継続的に延命（医療化）されていくことが観察される。この新しい生―権力が制度化された顕著な例として、老人ホームの医療化が挙げられる。また、高齢者への季節性インフルエンザのワクチン接種が計画的に行われるようにもなった。一言で言えば、今日、死は医学的に支援された場合にのみ許容されるのである。イリッチは言う。「伝統的に死から最もよく守られている人は、社会が死刑を宣告した人であった」なぜなら、社会は、社会によって取り決められた死の前にかの者が死ぬことで、社会の「権威はきずつく」からである［イリッチ 1976 ＝ 1979：162］[13]。今日では、死から最も遠ざけられているのは、危篤状態の病人である。たくさんの管につながれながら現代医療の威信をかけて延命され続けている。

　また、第3章で取り上げた、相澤伸江のフーコーの中絶解放運動の論考であるが、相澤は、フーコーが、この運動において「あることがないことにされる堪え難さ」を示しているとして、中絶非合法化のフランスにおいて、中絶はないことにされていたのだが、特に、以下の三つの「ないことにされた現象」を挙げている。それは、①ヤミ中絶が行われているのに、その存在やそこから生じる悲惨な事態、②効果的な避妊法についての情報

の流通、③女性たち自身による妊娠・中絶をめぐる堪えがたい現状、この
3 点である［相澤伸江 2021：150-1］。命を守るはずの医師たちが、警察
や司法の側とつながることで、女性の身体の健康がないがしろにされてき
た歴史でもある（これらは、現在も世界中で——たとえば、アメリカでは、
2018 年以降、再び、各州で医療的な事情以外の中絶が禁止されるように
なった——起きている問題である）これらが語られないことによって、な
いことにされる。それを実在する言説から掘り起こすことで、生—権力の
発生する磁場と中絶をとらえた。

・権力のいる場所

　蓮實重彦は日本のフーコー読者が陥りがちな誤解として、フーコーに次
のようにインタビューで尋ねている。「『権力』の一語がながらくそして今
日においても『国家権力』の同義語としてしか理解されていない点からく
るものです。それをめぐっては、あなたは、『性の歴史』の序文で充分な
配慮をもって語っておられる。ここでの「権力」とは、単なる上からの、
支配するものの抑圧的な『権力』ではないし、階層的秩序をもった『構造』
といったものでもない。制度的なものでもない（中略）つまり、誰かなり
一群の集団なりがそれを身にまとって統治するというかたちでの縦の力学
ではなく、入り乱れた力の場ですね（後略）」［フーコー・蓮實重彦 1977
= 2000：566］。これに対して、フーコーは、「フランスにおいても、『権
力』の一語は『国家』の存在、その統治機構のさまざまな顕現ぶりと深く
結びついたかたちで考えられている」［同］と述べているが、一方で、「そ
うした『権力』の概念は、すべてを『国家権力』に還元してしまった結
果、現実に存在している『権力』関係、たとえば一人の男性と一人の女性
との間に存在しているもの、知っているもの、つまり、『知』の所有者と
『知』の非所有者の間に存在しているもの、両親と子供との間に存在して
いるものを無視したり、二次的なものと考えてしまう。しかし、現実の社
会には、こうした『権力』関係、が無限に存在している。そこには、抗争
があり、ミクロの戦争がある。こうしたものは普通、大いなる『国家権力』
によって上から制御され、階級的支配に屈しているとされている」［同：

566-567］と述べ、国家だけが権力の当事者ではないものの、ここで言う、「ミクロの戦争」は、実は、「大いなる『国家権力』によって上から制御され、階級的支配に屈しているとされている」というよりも、［国家という構造や階級的支配はこうした小なる『権力』関係がない限り機能しない］［同：567］と指摘する。つまり、「兵役の強制」といった例をとっても、それまでの人生で、「両親とか、教師とか、上役とか、知識を吹き込んだものとかに各人を関係づける力の束のようなものがなかったら」それは、実現しないのだ。「『国家』なる抽象的なものが強制する兵役といった制度がこれほど隠微にしてかつ暴力的に堅持され続けてきたのは、それを強制する力が、さまざまな個体的で局部的な『権力』関係の内部に根をおろし、それを戦略的に利用してきたから」である。言い換えれば、国家といった抽象的なものが権力をもった存在として立ち上がり、機能し続けるのには、それまでに「形成されてきた人間関係の中にある力関係の網の目」が必要となってくる。漠然とした「国家」だけではそれは不可能なのだ。

　次に、フーコーが明らかにしようとしたのは、「時代と領域によってさまざまに異なる技術と方法とを活用しているということ」である。それは、「警察がどんなふうにその「権力」を活用しているのか？父親が子どもに権力を振るう場合も一連の手段というものがあるし、（中略）男性と女性の間にもそれなりの形態、そのテクノロジーといったものがあるはずだ。いずれにしても、そうした一連の手段なり形態なりは、上からの暴力的な支配、これをしないと殺すぞといった関係ではない。『権力』関係、それは力関係であり相互の抗争関係であって、きまって勝利するものの統治形態ではない」［同］。つまり、ここまで記してきたような権力は、日常の人間関係の中の小さな力関係の結果、誰かが誰かに従う、服従の意思を持つことで大きな権力に──それが何であるか、また、それが何のためであるかなど考えずに──従うマインドを育ててしまうというのだ。それは、ブルデューの誤認と再認によって、とある言説が常識になっていくように、大きな権力を構成する細い繊維のような役割をするのだ。そして、フーコーは、「こうした個体的、局部的な相互の抗争関係として『権力』をとらえることによって、人はどこにどのようなかたちでの抵抗が可能となるかを

その瞬間その瞬間に具体的に知ることができるのです。それは、大いなる「権力」として特殊の策略と手段にうったえる支配階級が是非とも維持しようとつとめている現実的な抗争の姿をも明らかにしてくれるでしょう。わたしが把握したいと思っているのは、だから、こうした多様かつ不断の抗争関係にほかなりません。『権力』関係はいたるところ、あらゆる瞬間に起こっている」。このようにフーコーは、日常の小さな権力に目を凝らすことによって、大いなる権力がもたらす「抗争」にも気づくことができると指摘する。権力は目に見える資本のように所有や委譲、委託されたりするものだという「経済主義的」な権力観は現代において目新しいものではない。しかし、感情資本やジェンダー資本などの象徴資本が資本化する過程を考えれば、むしろ、何かに働きかけ、作用することによってのみ成立していると言えるのではないか。「権力を行使しうる関係とは何か」という問いから出発すべきだということをフーコーの論考は気づかせる。

・新型コロナウイルスと司牧権力

　ところで、『文化の社会学』(2009) の「知識と権力」の中で富永茂樹は、「権力というものが必ずしも抑圧的・収奪的な性格を示しはせず、むしろ少なくても表面上は人間に対する保護や育成を企てうることを明らかにする点で、フーコーの議論は権力に関する理解に決定的な反転をもたらした」[富永茂樹 2009：112] と述べ、フーコーの権力論の多義性を指摘する。フーコー自身はこう言っている。「国家の成立に関しては、それは決して専制君主のような人物や、上位の階級にある人間が、裏からそれをあやつったとかいうことではなく、どうにもわからない大きな愛というか意志みたいなものがあったとしかいいようがないのです」[フーコー 1978 ＝ 2006：105][15]。実際、コロナ禍では、国家機関が「緊急事態宣言」を出すことで、国民の行動を制限はしたが、一方で、それは、国民の生活、生命を守るためであったことは否定できない。一方的な権力による有無を言わさぬ支配という言葉だけでは言い切れない何かがある。

　たとえば、18-19 世紀の社会は、国家を構成している人々の健康や安全を福祉という名で守り、現世での救済を保証した。その結果、警察機構な

ど官僚制の発達による人々の管理と、家族単位でなされる人々の自主的な国家規律の順守へ向けて家族観が再構成され、相互補完的に国家権力が維持された。フーコーが指摘するように、国家はそれ自体を形成する人々を人口として把握し、質量ともに管理・分析する「知」の技法を発達させた。それは、宗教が衰退する反面、社会が従来の宗教的な権力から逃れたのではなく、宗教に変わる別の権威に帰依するようになった過程であり、国家が、課長や修道院長、子どもや弟子に対する先生や親方のように衣食住の保証だけでなく、教育をはじめとしてさまざまなことで、個人一人ひとりの世話を焼くようになる状況を作り出したのである[16]。

　フーコーは、西洋キリスト教世界の権力のルーツを、司牧権力[17]すなわち、牧者が羊の群れを治めることで振るう権力の姿にたとえたが、通常、牧者は羊のメリットを追求している。それは、牧者の利益でもある。しかし、ひとたび問題が起きたとき、必要があれば、死ぬに任せたり、殺したりすることもある。たとえば、群れ全体の健康や安全を考える上である羊を犠牲にすることもあるかもしれない。こうした矛盾をフーコーは「牧者の逆説」[小泉義之 2020：226]と名付けたと哲学者の小泉義之は述べているが、これをどのように考えればよいか。実は、「人口を介入対象とする公衆衛生と市場を介入対象とする政治経済が結びついたこと」こそ、近代国家の知と権力において決定的であり、ここに逆説は解消されたと小泉は指摘する。そして、「公衆衛生は人間の群れ全体の『救済』を目指し、その『救済』は、公衆衛生が内省を通してコントロール可能と見なされる変数が最適値を取るようにすることである」とし[18]、「疫病にあっては、集団免疫の確立を通して感染症との『共生』を目指し、人間集団の『救済』を目指している」[同：237]。こうして、個々の人間の生命の「救済」は、医療によって目指されるものの、今度は、公衆衛生と医療の間の乖離が問題となってきているのだ。

・「生きるべき者」とレイシズム

　また、フーコーは、「生─権力」を「生命の領域に分断線を導入し、生きるべき者と死ぬべき者を分割する方法」としたが、医療現場の最前線、

エッセンシャルワーカー（その多くが先進国では移民や低所得者層を含んでいる）など、仕事内容や勤務条件を選択できない、選べる人間は、テレワークや「安全な場所」に避難する選択肢があるのにもかかわらず、である。前述の佐藤嘉幸によれば、フーコーは、「人間種の生物学的連続体において、諸々の人種が現われ、人種間の区別やヒエラルキーが設けられ、ある人種は善いと見なされ、ある人種が反対に劣るとされるなどして、権力の引き受けた生物学的な領域が断片化されていくことになるでしょう。人口の内部で、様々な集団を互いに引き離していくわけです。要するに、まさしく生物学的領域として与えられる一領域の内部で生物学的な切り分けを行うことになるのです。そのおかげで権力は、人口を諸人種の混在として扱えるようになります。より正確には、種を扱い、権力が引き受けた種を、まさしく人種という下位区分に分割できるようになるのです。断片化すること、生権力が差し向けられる生物学的な連続体の内部に区切りを入れること、これがレイシズムの最初の機能なのです」[佐藤嘉幸、前掲書：358]。そして佐藤はフーコーの「他者の死は、私個人の安全になるという限りで私の生であるというだけではありません。他者の死、悪しき人種の死、劣等な人種（変質者や異常者）の死は、生一般を健全に増進し純粋に増進するものなのです」との指摘をとり上げ、このような分断を正当化させ、見えなくさせる自由主義と生政治の関係について考察している。

　それは、ウェーバーやジンメルらと同様に、力づくではない権力が見えない形で日常的にそこに存在することを示す。もっといえば、イリイチが言うように、「医原病」の要素があっても、そこには頓着せず、万能と信じられている西洋近代医学の枠組みへの進行は揺るがない。むしろ、前述の桑田らのように、「教育や医療など『社会の向上』を求める行為が権力の構成要素である」と考えていた。つまり、それが何であると考えることもなく、自らが進んでその権力に身を委ねることすら行われているのだ。

　コロナ禍の生一権力は、感染拡大防止という「絶対善」と GPS のような監視技術が結びつき、感染防止を盾に、反対することはかなり難しい。初期からスマホの位置情報で感染者の行動を監視している国も少なくない。位置情報はプライバシーであるし、集会が禁止されれば、意見を表出

する術もない。世界は新型コロナウイルスの恐怖によって、自由や人権をトレードオフにしてもかまわないと思っているのかもしれない。

　新型コロナウイルスの世界的認知から 2 年以上経った今、この状況はしばらく続くであろう。しかし、その後のヴィジョンはいまだ見えず、特に語られることもない。「第〇〇波が来た」「緊急事態宣言だ」の繰り返しになるのかもしれない。しかし、その目の前の危機の果てにあるいは、もうすでに足元に何が来ているのか考えていかなければならないと思う。

4．ドゥルーズの管理社会論

・規律社会と管理社会

　フーコーは、「権力は、関係性の問題」であると述べた。つまり、支配は、所有されるものではなく、「巧みな配置や監視によって」実践されるものであるということである。それは、一方的に振るわれることはなく（前述のジンメルのところで、小説『三つ編み』を紹介したが）、権力は高いところから押し付けられるだけではなく、どこであれ、受ける人がいるから成り立つ。こうしたことを踏まえてドゥルーズを見ていきたい。

　ドゥルーズは、同世代で交流のあったフーコーを丹念に研究し、1990年の論文[19]で、フーコー自ら「規律―訓練」型権力のピークは、20 世紀初頭と述べていたとしている。そして、個人と集団の「支配体制の漸進的かつ分散的な設置」を喚起し、それを「支配の社会」と呼んだ。フーコーは『監視と処罰』で明らかにしたように、身体の活動を対象として、身体から時間や労働を抽出することを可能としたものが「規律―訓練」型権力だとした。工場労働をはじめとする時間制の賃労働など、規律社会の発展は、ドゥルーズが「集中、生産、所有の」資本主義として定義する産業資本主義の台頭に対応しており、「監禁の環境として工場を建てる」だという。一方で、かつての、閉じられた監禁状態すなわち、あるべき定型の鋳型に流し込む従来の「規律―訓練」型権力の下では、「監視カメラ」による監視に象徴されるような学校や病院は、などの組織は、危機に瀕しているのにもかかわらず、「当該部門の大臣は、改革が必要だという前提に立って、改

革の実施を予告するのが常だった。学校改革を行い、産業改革、病院、軍隊、刑務所の改革を行う。しかし、誰もが長期的な展望では、これらの機関自体がすでに終わっていることを知っているがゆえに、延命を図っているにすぎないのだ」［ドゥルーズ 1990 ＝ 2007：357］と述べた。つまり、新しいシステムが設置されるまで、ゾンビ的な諸システムを延命し、人々に暇つぶしの仕事を与えていくしかないというのだ。

　そこでは、大量の医薬品の生産、核兵器開発、遺伝子操作などは、たとえ、それが新しい時代に必要とされていたとしても、ドゥルーズによれば、「その一つ一つ取り上げるには及ばない。その体制の中で、どれが最もつらい体制であるか、最も許容できる体制かを尋ねる必要はない。なぜなら、どちらを選んだとしても、解放と隷属がせめぎ合っているからである」［同：358］として、どちらにしても、自由にはならないことを示す。たとえば、監禁そのものと言えるような病院の危機においては、「部門の細分化、デイケア、在宅ケアは最初に新しい自由を手に入れたかのように見えるが、家庭も監禁状態に延長線上にあることを意味するのであるから、結局は、ひどい監禁状態とそれほど変わりはしない」と述べ、いたるところに監禁が蔓延し、出口のない状況、自由になる場所がないことを指摘する。

　そして、ドゥルーズは、作家のウィリアム・バロウズから「コントロール」という言葉を借り、現代はこの社会に取って代わって、コミュニケーションを操る「管理 contrôle（コントロール）型」の新しい権力が出現しているとしていると述べる。思想家のポール・ヴィリリオもまた、家の外で行われている超高速形式の管理形態を分析し、従来の閉じられたシステムの中で作用した従来の規律―訓練社会に取って代わるだろうと述べた。

・管理の網の目

　コントロール「管理型」[20]社会は、「支配」とは異なり、今で言う、チェックを行っている。人々の行為や移動の間に「チェックポイント」を設けて、基準を満たした人だけが先に進める（未来を予測していたかのように、現在のスマホのアプリでも、パソコンでもすべてそうなっている）ので、「管理型」権力では、誰もが「不断の管理と瞬時に成り立つコミュニケーショ

ンによって動かされて」、「自分だけ取り残されたくない」という欲望を背景に、あらゆるチェック項目に自らを差し出し、管理が蔓延してしまう。規律社会では、人は（学校から兵舎へ、兵舎から工場へ）と鋳型が変わるようにやり直さなくてはならない。一方、管理社会では、人は何一つやり終えることはない。それは、教育が生涯学習になってしまったかのように、である。たとえば、規律社会のカギは、部屋ごとに違っていて、部屋ごとに違うカギを刺さなくてはならなかったがが、管理型社会のそれは、ホテルのカードキーのように、それ一枚で事足りて、どんなカギでも開けられる（あるいはどんなカギも開けられないこともある）、といった具合だ。それは、コンピューター・ネットワークを基盤とし、その時々によって「管理の網の目」すなわち、ルールが変わるがゆえに、結局何一つ終わらない「果てしない引き延ばし」をもたらす。その結果、個人のすべての情報が集められ、記録、蓄積され、流通する。会社、学校も、ボランティア活動も、「準安定状態」が続くと喝破した［同：359］。

　そして、「現在（1990年代）、私たちは、産業資本主義が「分散型」資本主義に変容し、過剰生産、すなわち『販売または市場のため』、『工場が企業に道を譲る』ような、こうした閉じ込めの環境の全般的危機を目撃している。この新しいタイプの組織は、技術的な進化と情報通信技術の発達を基盤としており、個人の行動範囲、よりオープンで柔軟な時間空間、より高い機動性を保証しているように見えるが、それは外見上だけである。なぜなら、強制と身体の集中によって進行する懲罰装置とは異なり、移動と移動の自由は、今や存在のあらゆる側面の『連続的コントロール』と『即時コミュニケーション』によって作動する権力の行使のための必要条件だからである」［同：363］。まるで、今日のビッグテック GAFAM[21] に生活の多くを依存しながら生きている現代人の様子が書かれているかのようだ。

　模倣し合うライバル関係にあるような、特定のイデオロギーと活動様式に基づく企業が中心的になって消費を喚起する役割、つまり、似たような企業が似たような宣言をして消費を促す。それは、「ますます洗練された技術によって消費者に影響を与え、ある種の行動様式を作り出し、心を形成することを可能にするマーケティングであり、それは、『今や社会管

理の道具』［同：364］である。これらの社会、すなわちコンピューター、遠隔監視装置、サイバネティックスの社会は、まだ以前のものを廃止していない、とドゥルーズは指摘する。しかし、学校制度がより柔軟で陰湿な服従のプロセスに分解されるにつれて、それらは出現している。そして、ドゥルーズは、公然の場で絶え間なく管理する形態が到来すると、最も過酷な監禁であってもありがたく、慈悲深いものに見えるようになるかもしれないと述べている。そして、「不思議なことに大勢の若者が『動機づけてもらう』ことをもとめている。もっと研修や生涯学習を受けたいという。自分たちが何に奉仕させられているのか、それを発見するつとめを負っているのは若者だ」［同：366］と述べ、管理型社会の若者が何を見出すべきか考えられなくなっている状態を指摘した。

第2節　コロナ禍の日常性と権力

　後半は、フランスやヨーロッパでの新型コロナパンデミックについての論考を紹介しながら管理社会について考えてみたい。それに関して、述べておきたいことがあるのだが、それは、フランスと日本におけるコロナ禍が始まった時点の社会的状況違いである。それは、単なる国の違い、文化の違い、感染者数の違い、ロックダウンの仕方の違いということではなく、新型コロナ感染拡大の前からフランスでは、ここ数年、都市部を中心に政策に反対する人々の運動「黄色いベスト運動」が毎週末のように起きていて、多くは、具体的な問題の提示（ガソリンの値上げや増税に反対するなど）であり、その発露としてのデモ行進なのであるが、一方で、これに乗じて、店舗の襲撃や放火など、本来の問題提起とは異なる暴力行為も相次いでいたことである（パリ市に20年以上住んでいる日本人は、一揆打ちこわしのイメージだと言っていた）。そのような騒動の渦中では、店舗を開けることすらできないでいたため、新型コロナ感染拡大の前にすでに生活を奪われていた人がいて、渦中の人だけでなく、国民の多くがその実態を知っているのだ。そこに、ロックダウンが始まったことを念頭において、

フランスに関しては読んでいただけたらと思う。

1. 皮下監視（ユヴァル・ノア・ハラリ）と監視資本主義

・監視社会

　私たちは、命として宿った瞬間（否、今日では、命として受精する前からも「不妊治療」という形でも）から病気の時は、医師の手によって、電車に乗れば、ICカードで、車に乗れば、ETCカードで、買い物をすれば、クレジットカードで常に監視されている。コロナ禍においては、学校もオンライン授業という形で、レポートの提出や受講状態を監視され、働く人間は、テレワークで——最近は、テレワークをどのように行っているか、インターネット上で監視・管理するシステムもある。ちなみに、その企業のCMでは、「社員の頑張りを見る」と言っていたが——、死ぬ間際には、病院のモニターによって一生、監視されている。

　前項では、支配や権力がどのようなもので、いかにしてそれが行使されるかということを述べた。現在、直接、人に支配しているところを目にすることは少ないように思える。しかし、自らの自由な（これについては、何を以って、いかにして自由と言えるのか、ということ自体が、他者との人間関係によって決定する部分もあるので大変難しいのであるが）意思が、教えられていない形で、また、気づかないうちに、損なわれていることも少なくない。その一つの形態として、「監視」が挙げられるであろう。おそらく多くの人は、「お前を監視するぞ」と言われたら、拒否反応を示すであろう。しかし、そこを「監視」といわずに、「安心」「安全」「保護」「警護」などの言葉によって、「あなたのためだから」という文脈によって行われたらどうであろう。あるいは、そこまでではなくても、コロナ禍の「ワクチンパスポート」のように、「それを常に携帯して提示することの意義」がそうしないことよりも多いように「思われる」のであれば、どうであろうか。

・日常の管理が常態化すること

　このパンデミックで強化され、正当化されていく「追跡・監視・操作」の方策をユヴァル・ノヴァ・ハラリは、「『体外』監視から『皮下』監視の劇的な移行」といったように、スマートフォンで、指の動きによってどのような情報を得て何をしているかだけではなく、人間の体温や感染の有無など、表面的には見えない身体の個人情報を合法的に得る昨今の動きを「皮下監視」と言った。それは、たとえば、人々の感情を予測するだけでなく、操作し、マーケティングにも流用され得る。また、方法の問題だけでなく、それが常態化することの問題の方が極めて重大なことである。しかし、これらの問題に対して、緊急事態においては、プライバシーよりも優先されることがあるとの考えもあろう。これに対して、ハラリは、全体的な監視体制を打ち立てなくても、国民の権利を拡大することで、健康を守り、流行に終止符を打つ選択ができると述べている。適切な情報を市民に与えることで、自発的で情報に通じた国民は厳しい規制を受けた無知な国民より、多くの場合、格段に効果的だという。二択、もしくは、二択以外の（人間の本来の可能性を最大限に善ととらえた）楽観論のどちらがありうるのか。歴史をたどってみれば、後者になることは極めて少なく、前者の二択は、抵抗した者たちの屍であふれかえっている。おそらく、現実的なシナリオはこうだろう。今にも死に至る危険が迫っている。どちらを選ぶか？　差し当たって命をとられない方になるだろう。しかし、その方向には、個人情報の筒抜け・管理が存在し、その一時的がいつまでなのかわからない。たとえば、「第○○波が来るかもしれない」という予測が立てば（実際、1922 年の内務省の報告によれば、日本におけるスペイン風邪の流行は三回あったという）、そのたびに、監視・管理は致し方ない、というメンタリティが醸成されてしまう。その都度、そのようなことが起きることで、思考が停止し、この方がデフォルトのような錯覚に陥ってしまう。これが洗脳状態というものなのであろう。いったん、政府が必要と判断してしまえば、その判断に至った経緯をどれだけの国民が検証しようとするだろうか。そこに恣意的な、権力による「一つしか選べないこと」と見せかけることの害悪を見出せるだろうか。こうして全体主義的な風潮は

作られていく。最も恐ろしいのは、それを選択させられていることに気づいていないこと、最初は仕方のないことという形で始まり、恒常化すれば、だれもそれを振り返らないことである。大きな災厄が個人に降りかからない限り、それは既定路線となる。ハラリの言うように、緊急事態宣言によって監視することの正当性は、始めることは容易でもそれを完全に解除することはとても困難である［ハラリ 2020：85］。なぜなら同様の危機は今後も起きるからである。

　たとえ、それが、感染症対策、医療政策上、必要だと考えられたとしても、その監視が独立した感染症対策機関のみがその情報を扱うのでなければ、それは、国民全体を統制するものとして機能することを危惧している。日本には、今のところ、それに該当する機関はないかもしれないが、一方で、同調圧力としての人々の監視によって何らかのネットワークが形成され、排除の論理が横行している。

・監視資本主義の到来
　ハーバード・ビジネススクールのショシャナ・ズボフは、ポランニの指摘通り、資本主義の進化が市場とは無縁だと思われていたものを市場に取り込むことで行われていると述べた。19 世紀には、森林が「天然資源の貯蔵庫」になり、川などの水源が「エネルギー源」、土地は、さまざまに「開発」され、「労働」や「貨幣」だけでなく、いわゆる「自然」が商品となった。Google のラリー・ペイジが、人間の経験が「手つかずの森林資源」と同じだということであると気づいたことをきっかけに、個人の情報や経験は「採掘」され、行動学的なデータとして売買の対象となったことを指摘する［ズボフ 2021：167］。どのようなものでも、市場に取り込まれると商品になって売買できるようになる。21 世紀には、グーグルのようなインターネット利用者の検索履歴などがデータとして利用しうると考えられるようになった。2001 年には、インターネットユーザーの行動履歴をもとにビジネスモデルが可能となると考え、グーグルの事業分野は、「個人情報」と創業者のラリー・ペイジは答えていた。そこでは、我々に関するデータは集められ、行動が予測され、それぞれのマーケットに情報とし

て流れている。これの興味深い点は、そのデータは、喜んでそして知らぬ間に提供されているということだ。私たちが何かを調べるたびに、そのデータは蓄積されるが、私たちは、Google の窓に検索ワードを打ち込むだけで、苦も無く何かを調べることができる。その意味で、私が欲しい情報を手に入れるために、喜んでそこに書き込み、知らぬ間にその「私の関心情報」を流すことに成功するのだ。お互いがお互いに依存しているといえる。そこには、当然、プライバシーの問題、情報漏洩の契機があるが、それ以上にそれなしでは、多くのことが出来なくなっていることも問題として日常的に浮上してきていないことについても考えたい。

2. イタリア人哲学者ロベルト・エスポジートの「コミュニティ、イミュニティ（免疫）論」から考えるコロナ禍

・コミュニティのあり方

　2019 年末からの世界的コロナ禍の中で、私たちはどのようにして生―権力の限界について考えることができるのか。イタリアの哲学者、ロベルト・エスポジート[24]はその著書で、「共同体」と「免疫」という言葉を対比させることで、必要と思われている免疫機構が限界を超えると防衛されるはずの共同体に敵対し緊張関係にもなると指摘してきた。彼は、予防接種制度が、場合によっては保護すべき人々の利益にならないと考えている。そして、コロナ禍にまつわる衛生的な封じ込め対策が多くの社会的な結びつきを断ち切ることにつながる中、異なる種類のコミュニティについて考える一助となっている。

　ここでは、比較文学研究者のティファイヌ・サモヨーらの論考[25]を参照していきたい。サモヨーによれば、エスポジートが、今日、政治家が戦争の語彙をテロリズムやウイルス対策に適用することは驚くべきことではないと考えている。現在の「戦争」は、医療的なものと軍事的なものが密接に混ざり合っているからである。また、ウイルスから身を守ることの意味を考えることは、私たちが直面している危機の中で、生と死の両方を再考することを可能にする。なぜなら、今日、死は私たちから隠されているから

である。これは病院で行われるもので、死者の周りに集まることは許されない。埋葬することも避けられており、新型コロナによる死者数を数えている。

　閉じ込められ、誰にもドアを開けられなくなると、人々とのつながりに意味を持たせるのは難しい。何もかもが不要不急と思えなくもない。国境やドアの閉鎖が、昨日まで望ましくないと考えられていた人々だけに影響を与えるのではなく、すべての人、絶対的にすべての人に影響を与えるのだ。親しい人々との分離とデラシネ（根こぎ）の病気は、何よりも病的で、ダメージを受け、時には死を招くようなコミュニティの病気と言える。免疫力を確保するために、時間的にもコミュニティや社会的なつながりをすべて停止してしまうと、敵は目に見えず、逆に、どこにでもいることになる。サモヨーは言う。「もうコミュニティはない。しかし、この例外的な状況は、通常の機能を持つ私たちの社会において、特に閉じ込めの犠牲になっている人々のための新しい行動モデルを考えさせなければならない。人々は、思いやりと連帯感に基づいた行動パターンを身につける必要がある」。

・免疫とは何か

　社会人類学者で鳥インフルエンザの研究をしているフレデリック・ケックは、エスポジートが、自己と非自己の関係、清浄な身体と危険な環境との関係としての免疫というメタファーが近代生物学によって取り上げられることで、共同体が外敵から守るべきものとして長い間考えられてきたことを指摘している。[26)]

　しかし、免疫系は病原体と出会う前から存在し、「自己免疫」という動きで自分自身に向かい合うことができることが自然科学や社会科学の進歩により分かり、この新しい免疫の定義の枠組みの中で、コミュニティを再考することをエスポジートは目的としているとケックは指摘する。エスポジートが、「共同体と免疫の語源が『"munus" ミュニュス』、つまり他者への捧げ物、贈り物であることを思い起こし、主権国家がこの欠如を悪として、共同体を非難するのであれば、哲学者の仕事は、この欠如への潜在的な批判を先鋭化させることである」と述べ、国家が、人々がワクチン接

種を忌避することへの批判こそ、あぶりだそうとしているのだ。

　免疫という言葉の成り立ちを考えると、自分たちがコロナ禍で置かれている状況がよく理解できる。トレードオフするものは何なのか。エスポジートの思想は、健康上の緊急事態が発生する人類学的・政治的なメカニズムを端的に示すことで、これらの疑問に答えようとする。彼は30年ほど前から、フーコーに倣って、近代国家による集団のビオ・ポリティックな管理、とりわけ、生政治の頂点においてその生産的な推進力と矛盾するような死をも生み出される理由といったアポリアを解読しようと努めてきた。彼は生そのものが最初からすでに政治を内包しているし、たとえば同じことを「出生」や「人口」という語で表すことを考えてみれば明らかだとして、そこから抜け出るパラダイムを「免疫」という概念で実現しようとしている。

　エスポジートの哲学は、「共同体」"communitas"とももと宗教的合意がありながら生命科学の語に転用された「免疫」"immunitas"という二律背反の上に成り立っている。先ほどの"munus"は、言語学者のエミール・バンヴェニストと人類学者のマルセル・モースが、インド・ヨーロッパ文化圏で共同体のメンバーを結びつける贈り物、誓約、負債、義務としたもので、この関係の二面性として理解されている。共同体は、その固有のものの共有に基づくものではなく、守るべきものであることを前提と考えられていて、20世紀の哲学者たち（ハイデガー、バタイユ、ゲーレン、サルトル、アーレント）を挙げ、共同体は独自の欠如の上に構成されているとエスポジートは主張する。というのは自己と他者を区別し、排除することを原則としながら（免疫作用）も、時には例外的に他者を受け入れる（自己免疫作用）ことによって、本来、自己を守る作用そのものが免疫の対象となり、当の自己を排除することで他者を受け入れるという循環を免疫のシステムと考えれば、フーコーのアポリアを乗りこえられると考えたからである。

　サモヨーは、エスポジートの考える共同体とは、この贈り物を欠乏として露呈させることであり、それは個人を空洞化させるものであると考えた。共同体のメンバーは、自律性を持つ人間とは正反対の存在である。

immunitas とは、この義務を免れることであり、これは法律的にも医学的にも意味のあることで、エスポジートは、ホッブズが近代政治を確立したことを、「人間は、主権者に生活を統治する権限を委ねることで本来の自由を放棄し、その代わりに主権者は自分を守る義務がある」という免疫パラダイムの発明とみなした。自然的自由が市民的自由になるのは、それが自律性や安全性と同義になったときであり、人間が主体になるのは、共同生活や不確定性・解散の力を自らに禁じたときである。そのような意味で免疫と自己保全の願望こそがリスクと言えるのだ。

エスポジートによれば、免疫が恐れるのは、死でもなく、悪そのものでもなく、伝染である。ウイルスの伝染（生物学的またはコンピューターによる）、テロリストの伝染、暴力の伝染、複数のリスク、これらは近代国家が絶対に許容できないものである。たとえば、国家は、大規模農業による農薬の使用、食品・化粧品産業による内分泌かく乱物質の使用、鉱業による微粒子の工業的排出など、がんによる大量死の原因となっているものを、経済効率の原則の名の下に死の拡散を平然と認めているが、安全保障の原則の名の下に史上最大の経済危機を引き起こすことになっても、全国民をウイルス感染回避のため閉じ込めるのは、このためである。

ワクチン接種による免疫は、病気の一部を患者の体内に植え付けることが基本である。エスポジートは、現代社会でも同じようなプロセスが働いていると述べている。それは、テロのリスクから身を守るために、反テロ法という例外的な体制のもとで、住国民は、テロの脅威に多少さらされることはやむを得ないと思わせているからである。同じように、ウイルスの拡大から身を守るために、自由を制限する規則や措置の不確定な拡大に同意させている。たとえば、軟禁、マスク着用の義務、抱擁、集会、パーティー、儀式の禁止、公共サービスの利用制限……、それは、死から身を守るために、少しずつ死を教え込んでいると言えるのだ。エスポジートは、ホッブズが主権者に託した「国民を守る」という使命を、「治す」「生かす」という義務に拡大した「政治の医療化」と、メディアの独占と政府の補助機関としての役割により、かつてないほどの支配力と規範設定力を発揮してコロナ禍は、医療を政治化させてしまったと指摘した。グローバル化の反動

として「共同体」は今、岐路に立っている。

３．フーコーの「刑務所の代替案」²⁷⁾

　コロナ禍のさまざまな権力──とりわけ国家による──を説明するにあたり、フーコーほど適任者はいないであろう。もちろん、21世紀のこのような様子を予想していたかのような考察を半世紀前に行っているのである。1976年に囚人週間の一環としてモントリオールでの講演に招かれたミシェル・フーコーは、「オルタナティブ」な制裁が刑務所の壁を社会全体に広げるものであると主張している。それは、刑を与える場所を刑務所に限定しなくなるということだ。しかし、スウェーデンとドイツのプログラムの例から考えて、これらは、一見、進歩的と見えるが、代替案というよりも、他の機関やメカニズムに刑務所の機能を引き継がせようとするものであることを示していると指摘した。

　この半世紀ほど前の彼の提言は、驚くほど、現代的である。たとえば、今日では、GPSの設置や移動する範囲の制限など一定の権利や自由を奪うと同時に、さまざまな再社会化機能──たとえば親権命令など──により、監視の機能を刑務所の外にも置いておくことが、一見、自由な生活が社会全体に広がっていくように見える。しかし、それは、刑務所という制度自体が縮小しているように見えても、刑務所の力が拡大化していると考えるべきなのだ。誰かが違法行為をした、誰かが犯罪行為を行った、など、一旦そうなると、私たちの体の自由は乗っ取られ、常に監視下に置かれ、行動パターンを細かく決定されるからだ。これらはすべて、今では新しい形をとっているが、19世紀から連綿と続く懲罰的手続きからなっていて、それらは、拡散した監獄の形でもあるという。

　広がりという点で言えば、もう一つの方法での広がりもある。というのは、前述の蓮實重彦とのインタビューで、「十九世紀いらい、犯罪者の処罰がその魂の変質、その身の感化にあるという意識が広まってもいた。だから、処罰は犯された罪への断罪にとどまらず、その犯罪者の変容を強制する操作原理でもあった」［フーコー・蓮実 前掲書：575］として、犯罪

者（もっと言えば、犯罪者と規定された者）自身に社会規範を内面化させることで、その後の人生においてずっと「自己処罰」させる意味である。それは、実際に再犯するかしないかの問題ではなく、常に自己の犯した罪を悔いることを自明視し、その後の人生で罪を犯さないように自己を監視し続けることが必要なのだと思わせることがある種の刑務所的機能だということなのだ。

　また、多くの学者が指摘するように、これらの代替案は、多く場合、大きな欠陥を持つ。というのは、代替案は、刑務所の使用を減らすように設計されているが、実際には、拘禁刑に取って代わるのではなく、むしろ、補完的機能にしかならない。たとえば、実刑判決の現象にはつながらず、むしろ、それまでは刑事事件の制裁を受けなかった人々が多くの小さな犯罪の対象者となり、網の目のように司法が広がる手段として機能するようになる。

　そして、フーコーは次のように問いかける。刑罰政策の機能は、犯罪を抑制することなのか、それともむしろ違法性を組織化することなのか。どちらにしても、刑務所は「重大な違法行為の最終地点」なのだから。社会の崩壊によって、多数の犯罪歴、不良グループの形成など、刑務所から出る時は、いつも入所時よりも悪くなって出てくると考えられる。なぜなら、刑務所という環境自体が「法の恐るべき例外」なのであるから。すなわち、刑務所は制度化された違法行為とも言える。

　また、哲学者であり、刑務所のカウンセラーでもあるトニー・フェリ（Tony Ferri）は、刑務所の問題に関するフーコーの研究についてこのように述べている。「ミシェル・フーコーは、私たちの社会は大部分が規律的であると見ている。何よりもまず、思考と行動の正常化を目指しているからだ。彼によれば、身体の変容、条件付けを生み出すために、コミュニティの中で、可能な限り身体に肉薄して、矯正、罰、強制の多くの技術を実施、開発することを意味する。"彼は、様々な電子監視装置がどのように機能するか、そして何よりもその結果について正確に説明している。"もっとオープンな言い方をすれば、電子監視下で軟禁状態に置かれ、追跡可能性を要求されたり、命令されたりすること、つまり、毎日監視されていると

いう感覚と、常に説明責任を負っているという事実（つまり、できなかったとき、もしくは、そのように認定されそうなときに、どう言い訳するかと言うことを含めて）が、自分の中や周囲に刑務所の壁を再び出現させることにつながるようだ。フランスにおいてコロナ禍におけるロックダウン時の外出許可やワクチンパスポートになっている"StopCovid"アプリに関しては、ドゥルーズなどを持ち出すまでもなく、「強化されたグローバルなコントロールのメカニズムによって人々の日常生活を植民地化するための最良の方法は、人々の承認だけはでなく、積極的な貢献を求めることが必要である」と述べている。

　また、モントリオール大学犯罪学部の教授であるアントニー・アミセル（Anthony Amicelle）は、フーコーが正確には定義しなかったものの、彼の研究の中心であった違法主義という概念を明らかにしている。それは、テロやウイルスから人々を守るという名目で、一時的な規定が恒久的なものになりつつある緊急事態宣言のように（緊急事態宣言だけでなく、蔓延防止法など）増殖している今、刑務所での管理という単独の問題を超えて、社会全体の刑務所化を問うミシェル・フーコーのテーゼは、その逆転の発想、つまり、物理的な閉じ込めからは解放されたことから、管理が緩くなったと思われるが、実は、管理の形態が変わっただけで、むしろ、広範囲な管理——しかもより確実なもの——に変わったことを示すものとなっている。

　多くの代替案は、規律と社会的規制を拡大する。刑務所の懲罰機技術を地域社会全体つまり、家庭、学校、職場に移転させる。親は子どもの門限を守るように監視する。フランスのロックダウン時は、家の外に出たらマスクをしなくては罰金刑が課されていて家族同士、職場の同僚同士、学校の教員、子どもたちでマスクの着用を確認し合っていた。このように、GPSの監視だけでなく、日本の「自粛警察」など社会の規範や法律に合うように、お互いチェックしあうことこそ、それが自明に日常生活に組み込まれることこそが権力であり、刑務所の代替機能の広がりの証左といえよう。

4．ジョルジョ・アガンベンが考える死の否定の不可能性

　イタリアの哲学者ジョルジョ・アガンベンは、イタリアだけでなく、ヨーロッパや世界を代表する知性であるが、この新型コロナウイルスによる世界的な感染の広がりに関しては、「この流行に関して人々が必要以上に騒ぎ立てている」「直観的に言って、この騒ぎは全くの無駄だと感じている。できるだけ明確にその問題点について考えてみたい」と述べた。

　それによれば、アガンベンは、当初は、この騒動——新型コロナウイルスの感染拡大による報道など——を静観するつもりであったが、同時代の人々が現在の流行の重大性を過大評価していることを非難していた[29]。彼は、各国のロックダウンのファシスト的なやり方を否定していて、人々を打ちのめす緊急事態の自由破壊的な手段の押し付けとその同意の強要を問題視していると述べて、たとえば、重傷者が誰にも看取られずに亡くなっていることやオンラインのコミュニケーションも否定する立場をとっている。一方、彼が新型コロナ感染の流行を否定する立場を取っていることを「今は、それどころではない」、「現状を把握していない」、などと非難し、その結果、ドナルド・トランプとすら同じだと言ってアガンベンの主張を批判する者もいる。

　しかし、アガンベンの取り上げるこうした一つ一つの細かい反証ではなく、その著書から考えることができる、普遍的な議論をここでは取り上げ、コロナ禍ではいかにその議論が本質を突いているか考察したいと思う。彼が主張したいのは、単に、死者の葬儀権の主張などではないのであるからだ。アガンベンは、その著書『ホモ・サケル』（1995 ＝ 2003）がよく知られている。「ホモ・サケル」とは、「聖なる人間」という意味である。ある種の違反を犯した者は、通常の司法による制裁を受けず、手続きなしに投獄され、その者は、法によって処罰されないが、何者かによって殺害されても殺人罪は適用されないというのである。このような存在を生産することを例外化あるいは締め出しという。主権的権力は、この例外化によって定義づけられるというのがアガンベンの趣旨である。主権的権力とは、

主権者が法によって行使する権力を指すが、それは、法学者で哲学者のカール・シュミットの議論を借りて、「例外に関して決定する」ことを意味する。というのは、主権者は、法権利から外れるものに対して何事かを決定する権力をもっているからだ。この種の権力は、自らの権威の及ぶところ、すなわち、法権利を任意に退却させ、その結果、主権者の法権利の及ばない地帯に置かれることになったものに対して、事実上、あらゆる暴力や排除が行使される。こうした議論からアガンベンは、近代の人民主権においても、主権的権力が存在することによって例外化は、作動し続けているという。主権的権力は、法権利を取り除き、むき出しとなった生に対して、あらゆる暴力行為を行う。それは、アガンベンによれば、強制収容所に送られた人たち（とくに人体実験の被検者とされた人たち）、脳死の人たち、難民などである。コロナ禍では、健康が第一とされ、すべてのものが停止された。それは人々の権利というよりは、国家のための義務であり、また。延命が求められていたことは、私たちの福祉のようにも思えるが、実は、個々がどのような生を求めるかというよりも、むしろ、「剥き出しの生」となって、単なる生物としての生を続けているに過ぎないとも考えられる。感染者が、魔女狩りのようにさらされ、重傷者や死者は、近親者の見舞いや弔いも受けられないのである。これらは、緊急事態宣言から始まったのだが、立法に先立って行われたこともアガンベンは否定的な文脈でとらえている。

　近代化以降の社会では、さまざまな事柄によって死は否定されている。フランスにおいては、フィリップ・アリエスの『西洋における死の歴史についての考察』（1975）と『死を前にした人間』（1977）、ミシェル・ヴォヴェルの『1300年から現代までの死と西洋』（1983）、社会学者のセリーヌ・ラフォンテーヌの『死後の社会』（2008）などからわかるように、死はタブーとなり、人間の日常世界から引き離されて医療機関の独占物となり、葬儀や弔いの儀式は社会的ではなくなり、個人的な領域のものとなり、消え去ってしまったようだと言われている。こうした「死の社会的な否定」は、近代化論、医療技術の発展に関する論考、社会の個人主義化の研究などでは珍しくない。死の否定は社会的事実であるが、それには、多くの説明が必

要である。その点で、アガンベンが、従来の論考、帝国構築の過程や「剥き出しの生」概念と結びつけようとするのは、当然のことであろう。

　ロックダウンによる社会への影響について、様々な方面から声が上がっている。心理学者で作家のマリー・ドゥ・ヘンネゼル Marie de Hennezel は、「コヴィド -19 の流行により、死を否定することが頭をもたげている」と述べており、「本来の居場所を持たない死は、すべての存在を侵してしまう。このようにして、私たちの社会はタナトフォビア（死恐怖症）である[30]」と述べ、歴史家のドミニク・カリファ Dominique Kalifa も同じことを言っていて、「死を連想させる許容範囲のしきい値が、異常なまでに低くなっていることに初めて気がついた[31]」と指摘している。このように、私たちが大勢の人が亡くなることを受け入れられなくなっていることを物語っている。第 3 章で述べたように、死が忌避されているのだ。哲学者のアンドレ・コント＝スポンヴィルは、「フランスの他の死因と比較した場合、癌による死亡者数は年間 15 万人、アルツハイマー病の新規患者数は年間 22 万 5 千人だが、治療法はない。それと比べれば……[32]」と述べている。

　今回のパニックに必要とされるのは、ロックダウンとの社会的な距離の取り方、つまり死を避けるための封じ込めとの距離の取り方だろう。というのも、各国の政府は、かつてないほどの傲慢さによって、数週間のうちに 40 億人の人間が、全く前例のない、社会的、健康的、政治的に完全に未知で予測不可能な結果をもたらすことに従事することになり、事前に何の準備もなく、具体的どうするか考える手段さえもなかったのであるからだ。

　アガンベンの論考も含め、これらは、2020 年の 5 月の時点で書かれたり、発言したりしているものであり、それから年月が経てば、彼らの発言内容は変わるかもしれない。しかし、各国のロックダウンによる大規模な社会的封鎖が新型コロナ感染拡大を受けて、社会的議論がなされないまま（もちろん、それが、緊急事態だからというエクスキューズがあるものの）なし崩し的に行われていることによる副作用が、感染が落ち着いたこののちの社会において、どのような（おそらく良くはない）影響を与えるのか、ここで発言や論考を紹介した人々は危惧している。国民的合意が形成され

ないまま、全体主義的な手法が取られたことが（全体主義政策をとるにあたって、正面から国民的合意がなされることは、まず、ないはずなので）、悪しき前例としてどのように後世に影響を与えるのか。おそらく、アガンベンたちは、一連の出来事、ロックダウンの決定に「何も考えずに」従っている私たちの「服従意欲」がもたらす結果を心配している。これまでの度重なるロックダウンによる都市封鎖に「服従」することによって、それらが前時代の「規律訓育」（ウェーバー）のように自明視されていくことに恐怖を感じているのではないだろうか。

5．管理社会の到来──知らないうちに加害者になり、自らも災厄の中にいる

　21 世紀の現在、高度化された医療技術によって、日本は、超高齢社会となり、第 1 章で明らかにしてきたように多くの医療が高齢者によって消費されている。また、第 3 章では、生と死の医療化について、述べてきた。障害の有無を出生前に見誤った医師を訴える「ロングフルバース」、「ロングフルライフ」[33]の概念は、患者の権利をどう捉えるかによって、生まれる価値のない生命と判断されることもあることを示し、生は医療化した。一方で、20 世紀の終わりには、複数の人の臓器維持を目的とした臓器移植のために、誰か一人の死が人工的に早められる（可能性のある）「脳死という新しい死」[34]を発明され、死が医療化され、複数のレシピエントの生を「引き延ばし」た。

　では、AI とビックデータを利用した医療[35]によって医師─患者関係はどのように変わるのであろうか。たとえば、医師の専門性を機械や設備の中に埋め込み、専門性は広く適応され、習得しやすく、価格も手ごろになり、医師の専門性がコモディティ化するかもしれない[36]。しかし、医療の目的が達成されれば、それは、自らの存在意義を失うことになるので、「予防医療」分野を出現させて「引き延ばす」。病院内のシステムの変化、IoT、インターネット、ソーシャルメディアを使った大衆化など、従来にはない医療における変化が生じる[37]時、目に見えなかった権力の行方はさらに分かりにく

なり、何に対して、何を抵抗すればよいのかもはや知ることができない。しかし、これについてドゥルーズは、「（これまでの思想家の）先達が苦労して規律の目的性を暴いたのと同じように、とぐろを巻くヘビの輪は、モグラの巣穴よりもはるかに複雑にできている」と述べ、それを明らかにするのは若者であるとしている。社会学は、すべてを覆う管理型社会の現状を、思考停止せずに明らかにしていく役割があるといえるであろう。

　私たちの働き方はどうか。たとえば、学生たちがゼミに来られなかったり、レポートが書けなかったりした場合、よく聞く理由が、「バイトがあったので」というものである。よくよく話を聞いてみると、自分の他にその仕事を代わってくれる人がいないなど交代勤務制が破綻しており、本来、主に取り組まなければならないはずの学業を犠牲にしてまで、バイトを優先しないわけには行かないのだという。それは、単に、気が弱くて店長の言うことを断れない、あるいは、ゼミを休みたいだけの言い訳の可能性もないわけではないが、一度、このようなブラックバイトの論理にはまってしまうと、「授業があるから休む」「レポートが大変なので辞めたい」とはなかなか言い出せないのだという。そうしたロジックはなぜ、成り立つのか。どうやら、金銭が関わっている話は、本業の学生生活よりも断りづらいと思い込んでいるようだ。それは、周りの大人たちも少なからず同じような働き方をしていて、働くこと＝無理を言われても断れないと思っているようなふしがある。つまり、第1章の看護職の過労の話に通じる、「（長時間勤務を）断れない雰囲気」の存在である。タイムカードを押させない。残業代を申告させない。それで成り立っている社会通念。人間の心身が壊れていくとしてもそれを放置して仕事を回そうとする。しかし、それを命じる雇われ店長もまた、ブラックな環境で就業している現状がある。しかも、学生のバイトの時点でそれを当然のことのように思っていて、授業に来られなくなる。単位を落とす、体を壊す、バイトを続けられなくなる、大学を辞める。大学に通うためのバイトがすべてを奪っていく。

　これら社会全体の仕組みを見直すことなく、コロナ禍でより厳しい状況の中、事態は悪化している。最も憂慮しなくてはならないのは、自己責任論が醸成されてきたことによって、個人の外側の問題であることを、各自

が自らの問題としてのみとらえてしまい、必要な援助・情報を受けられなくなっていることだろう。外側に原因があると分かれば、その対策も立てられるが、内側つまり自分自身にあると思い込んでいれば、できないということが、自らの努力の足りなさなどのせいになってしまう。しかし、自らの拠って立っているところは、気づきづらく、批判することは難しい。

　また、グレーバーはその著書『負債論』でこのような話もしている。IMF で働いているお人よしの女性がいて、貧しい人のために寄付をしている。しかし、一方で利子率を上げるのに加担し、それが何十万もの家族を路頭に迷わせている、というものだ。このようなことは、世界中で起きているだろう。グローバルな社会では、こちらで起きた小さいことが地球の反対側では大きな事柄となって影響を与える。逆もまたしかりだ。現に、新型コロナウイルスにおける感染拡大は、そのようにして世界に広がったのだ。しかし、最も大きな影響を受ける人々は、世界中で貧しい人たちであり、それをはねのける術も持たない。また、はねのけるという選択肢があることも知らないのだ。世界中では、各地で、当然のように違いを見つけて相手の優位に立とうとする闘いが繰り広げられている。それは、国ごとに、地域ごとに、民族ごとに、人種ごとに、宗教ごとに、部族ごとに、世代ごとに、性別ごとに、そして、それは、さらに細分化され、会社の中の、学校の中の小さな小さなコミュニティの中でも行われている。そこで排除されるのは、貧しかったり、それをはねのける手段を持たなかったりする人たちである。しかし、この問題について今回知ってしまった読者は、どうぞ、これらの問題が小さな渦となって、また黴のように、そこかしこに存在し、排除を生んでいることを知ってほしい。そして、願わくは、そうしたことに気づいたら、少しでも是正するように、少なくとも、不自由さや不平等に不本意ながらも同意（そこまでいかなくても）したり、それをスルーしないでほしい。そこから、排除しない社会学は始まっているのであるから。

注

1) ジョルジョ・アガンベンは、著書『ホモ・サケル』（以文社、1995 ＝ 2003、P.19）において全体主義と民主主義の接近の問題を「剥き出しの生」の生産という視点から提起していたことから第 4 章の内容とのつながりから問題意識を共有し、タイトルとして設定した。

2) マックス・ウェーバー『社会学の根本概念』岩波文庫、1972、P.86。

3) マックス・ウェーバー『支配の諸類型』創文社、1956 ＝ 1970、P.8。

4) ゲオルグ・ジンメルは、その決まりに服従しなければならないという「超―権力」は、現代でも、軍隊構成、資本家－労働者などすべてに見られると述べている。そして、ジンメルは、非人間的な社会システムに服従を余儀なくされていることこそ「規律訓育」と述べている。

5) しかし、あまりにも、幼少期に、ウェーバーの言う、「規律訓育」による関係性にはまってしまった場合、全ての人間関係に対して、拒否することができないと思い込むまで規律訓育が完遂されている場合もあるのではないか。特に、同調圧力の強い、日本の社会では、儒教的な道徳観もあり、目上の者には、逆らってはいけないという価値観の下に（実際に逆らわないかは別として）人々が生活しているようにも見える。学生の間は、学年や部活での上下関係、年功序列的な会社制度なども、年齢が上の者たちには逆らってはいけないと言った見せかけの主従的価値観があるのではないか。また、これは、年齢によるものではないが、女性と男性の優劣においても、頭の中では、「男女平等」とは理解していても、実際に存在する従来の男尊女卑的な「慣習」、「慣例」（たとえば、森喜朗氏の「わきまえない女」発言など）は、敢えて、是正しようとはしないでいることで、世代を超えて受け継がれているようである。

6) 出版社のサイト。https://www.hayakawabooks.com/n/nee3ade5e4558（取得日 2022 年 4 月 15 日）

ハフィントンポスト　https://www.huffingtonpost.jp/entry/mitsuami_jp_5df73e73e4b047e8889fd7e4（取得日 2022 年 4 月 15 日）

著者のインタビュー。https://toyokeizai.net/articles/-/285386（取得日 2022 年 4 月 15 日）

7) ゲオルグ・ジンメル『社会学　上』白水社、1908 ＝ 1994。

8)　7 月 12 日放送のフジテレビ系「ワイドナショー」での発言とされる。

9)　Black Lives Matter（ブラック・ライブズ・マター、BLM と略される）とは、アフリカ系アメリカ人に対する警察の残虐行為をきっかけにアメリカで始まった人種差別抗議運動のこと。BLM 運動のきっかけは 2012 年 2 月に米・フロリダ州で起きた、フードをかぶってお菓子を買いに出かけていたアフリカ系アメリカ人の高校生トレイボン・マーティンさんが、自警団の男性に不審者と見なされ射殺されてしまった事件で、当時、マーティンさんは武器を所持していなかったのにもかかわらず、自警団の男性は正当防衛が認められ無罪放免になったことがきっかけである。これに対して、米国の活動家アリシア・ガルザさんは、SNS に判決に対する批判を投稿。その最後に "Black people. I love you. I love us. Our lives matter, Black lives matter."「黒人の皆さん。私は皆さんを愛している。そして、私たちを愛している。私たちの命は大切です、黒人の命は粗末に扱われてはならないのです」）と記した。その後、2 人の活動家とともに、「#BlackLivesMatter」というハッシュタグをつけて発信していったのが Black Lives Matter 運動のはじまりである。運動が世界的なものになったのは、2020 年 5 月に米ミネソタ州ミネアポリスで、アフリカ系アメリカ人のジョージ・フロイドさんが白人の警察官に首を約 9 分圧迫されて死亡したいわゆる「ジョージ・フロイド事件」から全米に広がっていった抗議運動からである。

10)　桑田禮彦ら『ミシェル・フーコー 1928-1984』新評論、1984。

11)　ミッシェル・フーコー『知への意志』新潮社、1976 ＝ 1986、P.173。

12)　ミッシェル・フーコー、渡辺守章『哲学の舞台』朝日出版社、1978 ＝ 2007、P.165。

13)　イヴァン・イリッチ『脱病院化社会』晶文社、1976 ＝ 1979。

14)　蓮見重彦・渡辺守章監修『ミッシェル・フーコー　思考集成VI　セクシュアリティ／真理』筑摩書房、2000。

15)　ミッシェル・フーコー「世界認識の方法」『フーコー・コレクション 5　性・真理』ちくま学芸文庫、2006。

16)　ミッシェル・フーコー「主体と権力」『思想』4 月号、岩波書店、1984、PP.235-249。

17)　「牧人―司祭型権力」とは、フーコーが提示した概念で、司牧権力とも言い、司祭を牧人に、牧人に飼われる羊を民衆にたとえ、その関係性の中の主従関係を示したものである。教会において、司祭は所属する信者を救済するためにその内面を

知る必要があった。そのために、信者は、そのこころの内部を定期的に吐露すなわち、告解（告白の義務）をしなくてはならない。これには二つの側面がある。一つは、司祭に、信者の内部を知る上で観察と分析の手段が教義上、自動的に与えられていること。そして、二つ目は、信者自身が告解のために自己の罪を告白するということが、自身を主体化することによって可能となっているということである。

18）小泉義之「公衆衛生と医療」『コロナ後の世界　いま、この地点から考える』筑摩書房、2020。

19）ジル・ドゥルーズ『記号と事件　1972-1990 年の対話』宮林寛（訳）、河出書房新社、2007。

20）ドゥルーズによればフーコー自ら「規律―訓練」型権力のピークは、20 世紀初頭としていて、「管理社会」は、バロウズが提案した呼称だとしている。ジル・ドゥルーズ、前掲書、PP.356-366。

21）GAFAM とは、世界的なシェアを持つ IT 企業 5 社（Google、Amazon、Facebook（メタ）、Apple、Microsoft）の頭文字を取った呼び名。現代は、いいね！ボタンを押したり（自分で嗜好を登録）、いらない広告（嗜好性を鑑みて管理者側に提案してもらっている）や情報を事前に登録して管理したりすることで、管理者側に個人の嗜好が筒抜けになり、すべてオープンになる社会であるといえる。

22）ユヴァル・ノア・ハラリ『緊急提言　パンデミック』河出書房新社、2020。

23）ショシュナ・ズボフ「私たちの生活を採掘する『監視資本主義』」『不安に克つ思考　賢人たちの処方箋』講談社、2021。

24）ロベルト・エスポジート『コミュニタス コミュニティの起源と運命』。ナディーン・ル・リルザンがイタリア語から翻訳。ジャン=リュック・ナンシーによる序文。PUF, 15 €（1998 年出版、2000 年にフランス語翻訳）

　　エスポジト『コミュニティー、免疫、生―政治、政治の用語を再考する』。ベルナール・シャマユがイタリア語から翻訳。"Les Prairies ordinaires", 256 p., € 15.30,（2008 年に出版、2010 年にフランス語翻訳）。

25）Tiphaine Samoyault "Communauté, immunité" オンライン誌 Lundi matin. 2020 年 3 月 2 日号（取得日 2022 年 4 月 15 日）

26）Frédéric Keck. " « Communauté, immunité, biopolitique », de Roberto Esposito : protéger et punir" Le monde 紙 2010 年 4 月 13 日掲載、2021 年 3 月 22 日再掲。

27) Foucault.M. « ALTERNATIVES » À LA PRISON, Suivi d' entretiens avec Tony Ferri et Anthony Amicelle.

　Ouvrage dirigé par Sylvain Lafleur, Éditions Divergences – Paris – Janvier 2021

　Transcription d' une conférence donnée en 1976 au Centre international de criminologie comparée (CICC) de Montréal dans le cadre de la Semaine du prisonnier.

　www.editionsdivergences.com/livre/alternatives-a-la-prison（取得日 2022 年 4 月 15 日）

28) スウェーデンは、短期自由刑の代替措置及び受刑者の社会復帰の準備のための措置として、刑務所外で刑を執行する制度を有しているが、両措置の実施条件の一つに、外出制限（許可された目的や時間以外に定められた場所を離れることを禁止するもの）がある。電子機器を用いた位置情報確認制度は、その条件の遵守状況を確認する手段として用いられており、在所確認型無線電波（Radio Frequency）方式（以下この章において「RF 方式」という）によってモニタリングが行われている。1994 年、短期自由刑の代替措置である電子機器の装着を伴う緊密な監督が、パイロットプロジェクトとして一部地域において始まった。1997 年に は全国的に実施されるようになり、2001 年からは、受刑者の社会復帰の準備のための釈放措 置においても活用されるようになった。両措置とも、対象者を拡大しながら今日に至っており、今後も更に適用範囲を広げていくことが計画されている。藤原尚子「スウェーデン刑事司法制度」法務省ほかに、「諸外国における位置情報確認制度に関する研究：フランス、ドイツ、スウェーデン、英国、カナダ、米国、韓国」法務総合研究所編『法務総合研究所研究部報告』44、法務総合研究所、2011.12。

29) アガンベンによる新型コロナ感染についての論考「二つの悪名高い言葉」https://www.quodlibet.it/giorgio-agamben-due-vocaboli-infami、「顔のない国」l' article publié sur le site Quodlibet, le 8 octobre 2020.（取得日 2022 年 4 月 15 日）

30) Le Monde 紙、2020 年 5 月 5 日。

31) 2020 年 5 月 5 日に France Culture で放送されたインタビュー。

32) ピエール・タリボ（Pierre Taribo）のインタビュー、L@ Semaine de Metz Nancy Thionveille, 24 April 2020.

33) 人工妊娠中絶に関する考察は、リュック・ボルタンスキー『胎児の条件』（小田

切祐詞訳、法政大学出版局、2018）など。

34）1997 年に施行された臓器移植法は、「臓器提供の場合に限り、脳死が人の死」と位置づけられるなど、医療が介入することによって人の死の時期が前倒しになる事態をもたらした。

35）今日、画像データの読み取りのミスによる医療過誤がたびたび起きている。就労の構造的な問題もあるが、たとえば、従来の CT や MRI では、2000 年代では、16 枚程度の撮影だったところ、320 枚の撮影が可能になった。当然、従来と同じように人間が目視するのには、負担が増加しているが、今後は、ディープラーニングの活用が期待されている。

36）医療分野は、デジタル化による恩恵を受けやすいと言われているが、たとえば、「Apple Watch」などのウェアラブルディバイスやセンサーが発達すると、日常生活の中で医療情報を取得でき、高齢者の慢性病なども、在宅でのデータ送信により、低コストで管理できる（佐藤典子「看護師の過労と長時間勤務——サービス残業はなぜなされるのか」『日仏社会学年報』第 30 号、2019、pp.1-16）。また、IBM 開発のワトソンの正診率が、一般の内科医よりも高いなど、医師の診断スキルが特殊技能でなくなれば、患者が人工知能や民間サービスを使って自己責任で診断し、医師の処方ではなく、薬局などの市販の OTC（Over The Counter の略、対面販売の意）薬を自分でのむようになり、医師の処方権は減少し、医師―患者関係も変化すると思われる（「20 年後、医師はコモディティ化する？　若手・中堅座談会」『2035 年の医療医療を語る』Vol.2、「創造的仕事とルーチンの仕事で二極化か」2016 年 2 月 4 日 (木) 配信　m3.com ニュース医療維新 https://www.m3.com/news/iryoishin/396411）（取得日 2022 年 4 月 15 日）。

37）遺伝子操作、ゲノム編集、クローン技術などだけでなく、メディカル・ロボティクス（医学的情報を工学の機械にフィードバックし、医学と工学の融合を目指す分野）など、拡張する人間すなわち、「人の技能と心身機能を拡張する人間支援ロボットテクノロジー（RT）」は医療の在り方を根本的に変えてしまうだろう。

38）とぐろを巻くヘビの輪は「管理型」権力を、モグラの巣穴は「規律－訓練型」権力を示す。ジル・ドゥルーズ、前掲書。

コラム◆女性の権利は守られているか

　『地図とデータで見る人権の世界ハンドブック』（2018 ＝ 2021）で、女性の権利について書いた、フランスの人口統計学者のキャロル・ブリュジュイユ Carole Brugeilles は、「世界人権宣言から 60 年経った今も、どの国においても女性と男性の平等は完全に認められず、女性は差別の犠牲となっている」という。国連女子差別撤廃条約（CEDAW　1979）——女性に対するあらゆる差別の撤廃条約で 1999 年の選択議定書で補充された——では、特に、女性器切除の風習から女性を守る「マプト議定書」、「女性に対する暴力と家庭内暴力の防止と撲滅に関する欧州評議会条約」（2011）が重要であるが、187 ヵ国中、ヴァチカン、イラン、ソマリア、スーダン、トンガは批准しておらず、アメリカとパラオは、署名のみとなっている。選択議定書まで批准している国は、106 ヵ国のみだ。批准していない国は、その国の結婚や家族についての権利に関して——宗教や伝統文化を理由に——留保している。また、女性と男性の間の法律上の扱いに違いがないのは、18 ヵ国に過ぎない。ブリュジュイユによれば、女性の権利の制限は、多岐にわたるが、つねに根底には女性に劣等感をいだかせるプロセスがあり、彼女たちの可能性と自由をさまたげる差別の連続を形成している。ブルデューが示す象徴的支配（第 2 章参照）と同じ説明である。フランスでは、既婚女性が「法的無能力者」（単独である種の権利主体になれない）でなくなるのは、1938 年だが、19 ヵ国（たとえば、エジプト、マリ、モーリタニア、カタール、イエメンなど）では今も続き、妻は夫に服従する。37 ヵ国で女性は、パスポート申請ができず、11 ヵ国で女性は、身分証明ができない。他に、16 ヵ国（イラン、イラク、ヨルダン、クウェート、リビアなど）の女性は、法廷での証言が男性と同等と認められない。その他、女性が銀行口座を開けない国、相続法による女性差別がある国、夫婦間の財産継承で夫を亡くした女性が不利な国もあり、賃金格差なら世界中のどこの国でもある。女性が自由に移動できない国もあり、たとえば、イエメンでは、女性に自由を与えすぎるとのことで、自転車に乗ることが禁止（そもそも長い間、生殖に有害だと思われていた）されているが、サウジアラビアでは、2013 年から女性も乗れるようになったが、

ヴェールをかぶって、配偶者や血縁などの男性の付き添いがあることが条件だ。車の運転は、最近（2018 年）できるようになった。

　また、『女性の世界地図　女たちの経験・現在地・これから』によれば、「レイプハント結婚させる法律」がある国がある。言ってみれば、犯罪としてのレイプが結婚することで罪を免れるという意味なのだろう。パレスチナ、シリア、イラク、アンゴラ、リビア、赤道ギニア、カメルーン（被害者が成熟年齢を超えているときは逃れられる）、トンガ（被害者家族が同意している時……本人ではないところが、女性自身が婚資すなわち交換材であることの証左であろう→第 2 章ジェンダー資本を参照のこと）、バーレーン（2016 年に議会は廃止を可決したが、2017 年 7 月現在、政府は輪姦の場合に結婚という選択肢を廃止する意志を示すのみ……、つまり、女性の人権が全く考慮されておらず、婚資として女性を交換したのだから、社会的的制裁は免れてしかるべきという考えで、結婚はやはり合法的な選択肢の一つと考えられたままなのである）。クウェート（レイプ犯は、被害者の男性後見人から法的に結婚する許可を得て、その後見人が罰しないことを要求している場合に逃れられる……本人ではなく、しかも、男性、つまり、父親か兄弟か夫が認めることは、女性の意志は全く関係ないことになっている。男性同士の取引すなわち、人身売買の危険があると考えられる）。

　フェミニシッドなどと呼ばれる「女性が女性であるという理由で男性——夫やボーイフレンドなど——に家庭内暴力の末に殺害される・暴力を受ける」ことについて述べておきたい。この殺人は、先進国と呼ばれる国——たとえば、日本、フランス、ドイツ、アメリカ、カナダ、オーストラリアなど——でもこのような事件は起きている。日本やフランスでは、3 日に 1 人親しいパートナーに女性は殺されている。

　『ナショナルジオグラフィック　ジェンダー革命』（2017 年 1 月号）からいくつかの数字を挙げて女性の置かれている状況について見ていきたい。

・政治：世界中の国の半数で女性が首脳を務める。2006 年は 38％だった。
・HIV ／エイズ：世界中で新たな HIV 感染した十代の 65％が 15-19 歳の少女
　　である。

・教育：世界中の男子の 62％が中等教育を受けているのに、女子では 58％。
・自殺：世界中の 10-19 歳の少女が亡くなる原因のトップは自殺だ。
・児童婚：世界には現在、18 歳になる前に結婚した女性や少女が 7 億人以上
　いる。
・十代での妊娠：毎年、十代後半の少女 1600 万人が出産。世界の出産の 1 割
　を占める。
・企業経営：世界中の企業の 18％で、女性が経営トップや CEO を務めている。
・性的暴力：世界中の 1.2 億人の少女が性的暴力の被害を受けた経験がある。
・女性器切除：世界には現在、性器切除を受けた女性や少女が 2 億人ほどいる。
　そのうち 15 歳未満は 4400 万人とされている。

終わりに

　表面的には全く何の問題もなさそうなことに見出される違和感。そんなものばかりを集めた。

　私たち自身の情報や「生」は、「分け＝distinguer」られ、対象物＝objetとなり、それは、それぞれ、対等ではなく、そこに優先順位や序列がつけられている（それはたとえば、信用スコアがそうであろう）。そして、それを私たちは、モノのように、やり取りしながら、いわば人生言う「引き延ばし」ゲームを行っているともいえる。おそらくそこでは、モノやコトとともに、象徴資本（文化資本の上位概念）を、知らず知らずのうちにやり取りしているのである。だからこそ、それは、消費され、管理され、また生産されるのである。言ってみれば、私たちは、「資本化する社会・管理される社会」を生きていると言える。ドゥルーズの言う、管理社会において、今は、どのようなものも消費の対象となり、資本化しる。それは、誰のものでもなかったはずの遺伝子情報もそうである。「何かになりそうな」遺伝子情報は、切り売りされ、遺伝子組み換え食品や新薬の開発などによって巨利を生み出している。〈私〉も無料のコンテンツと思われているソーシャルメディアを通して、〈私〉の個人情報（詳細に言えば、生身の私＋私の文化資本）を（見る人が見ればわかる＝文化資本上の）"イケてる"私（この場合、文化資本が少ない人が見たら意味不明もしくはトホホな私に見えることもある）としてさらけ出し、「いいね！」をもらえることで少しばかり虚栄心が満たされていくる。その〈私〉は、また、ジェンダーとも無縁に生きているわけではない。長い人生から見たら、ほんの一瞬しかないような妊娠・出産といった生殖に関することが、ここまで私たちの人生を「らしさ」という虚像によって支配していると考えると気が遠くなる。ジェンダーという性の「らしさ」を（そんなつもりはなくても）

差し出しながら、差し出させることを（空気という名で）知らない間に強要されながら、私たちが「マイクロアグレッション社会」を生きることは続く。それが日常性の中の権力である。象徴的支配の正体である。それは、誰かが誰かをターゲットにして行うわけではなく、いわば、「空気」を介して行うような漠然とした緩やかなものだ。しかし、だからこそ、逃れられない。はっきりと否定しづらいからだ。ジェンダーというらしさも一つの消費対象物と考えることができるであろう。なぜなら、私たちはそれをやり取りしながら生きているのであるから。——ジェンダー・医療・働き方——これらは、全て、「対象物になって、消費されて、管理される」このサイクルの中にある。このように見ると、私たちの生活や「生」自体、いろいろなものが「モノ」になって消費され、「資本」として流通しているといえるであろう。

　現在、ウクライナにプーチン大統領率いるロシア軍が侵攻してふた月が経った。これが、どのような展開になるのかはまだ誰もわからない。
　世界は、コロナ感染拡大によるパニックも一旦落ち着き、今年こそは、この２年の停滞、後退、赤字を取り戻そうと歩き出したばかりの時であった。ウクライナ人の死者が、とりわけ、子どもの死者の数が増えていくにつれ、ほんの数日前まで何事もなかった平和な暮らしが変わってしまったことに驚愕する。しかし、次のことを思ってまた驚く。それは、私たちと地続きだと思っているいわゆる西側諸国（に該当すると思われる）の一つがこうもあっさりと戦いの中に放り出されてしまうということに驚いたこと、そして、１年前のちょうど今頃、フランスにいて（すでにフランスでは、大騒ぎになっていた）アメリカのアフガニスタン撤退による、アフガニスタン国民へのタリバン政権による蹂躙と同じことなのに、そのことをすぐに、——同等のこととして——思い出さなかったことである。私たちは、精神的に地続きと思われる地域のことには自分のこととして胸を痛めるけれど、取り立ててそう思っていないところには、かなり漠然とした平和への願いしか持っていない。
　今後訪れる混とんとした未来について何か述べるとすれば、第４章で書

いたように、フーコーが、国家による大きな権力も日常の小さな権力から始まっているといった趣旨のことを繰り返したい。あの日、あの時、スルーしてしまったことは、次の機会には、その「場」の空気に従わないことで——大きな否定でなくても——、必ずそれを自分の未来のために取り戻せる。第4章のタイトルは、「全体主義化する民主主義」と名付けたが、そもそも、民主主義は、全体主義化する可能性を秘めている。民主的であることが必ずしも、「曲がらない」訳ではないからだ。そこには、絶え間ない再帰的な一人ひとりの点検作業が必要となってくる。それは、日常の人間関係の（目に見えない「空気」レベルの）衝突であっても、国同士の大きな戦いであっても一つにつながっているからだ。

　終わりの始まりのように見える2022年の幕開けだが、恵まれた大学での研究環境のおかげで、一昨年から1年、在外研究でパリのフランス国立東洋言語文化学院に招聘教授として滞在することが認められたことが現在の研究に続いている。渡仏を援助してくれた友人のストラスブール大学日本語学科長のエヴリン・ルシーニュ・オードリーや現地で受け入れてくださった家族法学者のイザベル小沼教授、社会学者の徳光直子准教授（彼女は、私の中学高校時代の後輩であることが後に分かった）には、研究環境の援助や研究の助言だけでなく、ワークショップなどの参加、シンポジウムへの登壇させてくださったことなどについて感謝したい。また、ドフィーヌ大学のカトリーヌ・カヴァラン教授には、アンケート調査でお世話になり、EHESSの人類学者でケ・ブレンリ博物館館長であるフレデリック・ケック教授には、氏のワークショップに招いてくれたことを感謝したい。

　所属する千葉経済大学では、ことあるごとに研究について励ましていただく佐久間勝彦理事長、また、卒業式で偶然お会いできたことがきっかけで政治学を専門とする小滝敏之理事には、内容についての助言をいただいた。

　最後までタイトルが決まらず、悩んでいるところ、日仏社会学会で長らく助言いただいていた石丸純一先生にフランスの社会学について相談に乗っていただいた。学部時代の恩師である家族社会学の平野敏政先生にもタイトルだけでなく、構成についてもご助言いただいた。このことを深く

感謝申し上げたい。

　全体の内容に関しては、平野ゼミの後輩であり、また、私の講義を受講したこともある國井彰子さんにも助言をいただいた。最終局面においては、伴走者となってくれた。大変ありがたく思っている。何しろ、16時間時差のカリフォルニアで、調査会社に勤務している彼女は、忙しい仕事の合間を縫ってコメントしてくれたのである。まさに、二毛作状態で仕上げた本である。彼女には、GAFAMがなぜ皮下監視になると言えるのか、彼女自身がデータを扱う仕事をしているゆえに詳しく説明をしてもらうことができた。

　そして、この楽しい考える時間を与えてくれた専修大学出版局の上原伸二氏に感謝の意を伝えたい。氏は、2007年に『看護職の社会学』を出版するにあたり、その最初の段階を見ていただいていた。そもそも、氏が2002年に出版された『高齢社会と生活の質』の翻訳者の一人であった私の修士論文タイトルを見て、面白いと言って下さらなかったら2007年の出版もなければ、その後の研究も続かなかったのではないかと思う。恩人である。

　最後に、夫といろいろと我慢ばかりさせていた娘に感謝したい。夫には、書く環境づくりのために、娘を外に連れ出してもらうことも多く、大変ありがたいことであった。また、娘がこの本が読めるようになるころには、少しは生きやすい社会になっていてくれたらと思っている。現在の世界情勢を見る限り、大変難しい状況だと思う。せめて、絶望しないで、否むしろ軽々と乗り越えて生きていけるようなそんな大人になってほしいと思う。

　本研究は、科学研究費　基盤研究（C）「超高齢社会におけるケア：社会的包摂と支援に関する日仏比較」による。

佐藤　典子（さとう　のりこ）
　千葉経済大学教授。
　慶應義塾大学、お茶の水女子大学大学院、日本学術振興会特別研究員、フランス・パリ社会科学高等研究院、東京大学医学系研究科特別研究員等を経て千葉経済大学専任教員。博士。
　2020 ～ 2021 年フランス国立東洋言語文化研究所（INALCO）招聘教授。
　主な著書に、『看護職の社会学』専修大学出版局、編著に、『現代人の社会とこころ』弘文堂。

看護職の働き方から考える
ジェンダーと医療の社会学
—感情資本・ジェンダー資本—

2022 年 6 月 24 日　第 1 版第 1 刷

著　者　　佐藤　典子
発行者　　上原　伸二
発行所　　専修大学出版局
　　　　　〒 101-0051　東京都千代田区神田神保町 3-10-3
　　　　　株式会社専大センチュリー内　電話 03-3263-4230
印　刷
製　本　　モリモト印刷株式会社